U0211015

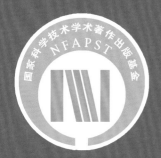

国家科学技术学术著作出版基金资助出版

肛周克罗恩病
诊断与治疗

学术指导·任东林

主　编·杨柏霖　李　毅　李　玥

副主编·陈红锦　廖秀军　李　静　王耀辉　竺　平

Perianal Crohn's Disease
Diagnosis and Treatment

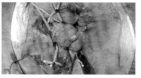 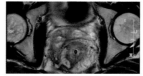 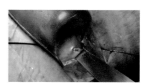

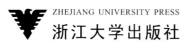
浙江大学出版社

图书在版编目(CIP)数据

肛周克罗恩病：诊断与治疗 / 杨柏霖,李毅,李玥
主编.— 杭州：浙江大学出版社,2023.10
ISBN 978-7-308-24054-3

Ⅰ．①肛… Ⅱ．①杨… ②李… ③李… Ⅲ．①克罗恩
病－并发症－肛门疾病－诊疗 Ⅳ．①R574

中国国家版本馆 CIP 数据核字(2023)第 145932 号

肛周克罗恩病：诊断与治疗

主编 杨柏霖 李 毅 李 玥

策划编辑	张 鸽(zgzup@zju.edu.cn)
责任编辑	张 鸽 殷晓彤
责任校对	季 峥
封面设计	续设计－黄晓意
出版发行	浙江大学出版社
	(杭州市天目山路 148 号 邮政编码 310007)
	(网址:http://www.zjupress.com)
排 版	杭州晨特广告有限公司
印 刷	浙江省邮电印刷股份有限公司
开 本	889mm×1194mm 1/16
印 张	20
字 数	480 千
版印次	2023 年 10 月第 1 版 2023 年 10 月第 1 次印刷
书 号	ISBN 978-7-308-24054-3
定 价	298.00 元

《肛周克罗恩病：诊断与治疗》
Perianal Crohn's Disease：Diagnosis and Treatment

编 委 会

学术指导　任东林

主　　编　杨柏霖　李　毅　李　玥

副 主 编　陈红锦　廖秀军　李　静　王耀辉　竺　平

编　　委　（按姓名拼音排序）

陈红锦　南京中医药大学附属医院　肛肠科

陈　焰　浙江大学医学院附属第二医院　消化内科

李　静　南京中医药大学附属医院　放射影像科

李文波　北京协和医院　超声医学科

李　毅　东部战区总医院　普通外科

李　英　南京中医药大学附属医院　肛肠科

李　玥　北京协和医院　消化内科

廖秀军　浙江大学医学院附属第二医院　大肠外科

鲁梦捷　南京中医药大学附属医院　肛肠科

强　也　南京中医药大学附属医院　超声医学科

乔立超　南京中医药大学附属医院　肛肠科

石钰洁　北京协和医院　消化内科

孙薛亮　苏州市中医院　肛肠科

王耀辉　南京中医药大学附属医院　病理科

王云山　南京中医药大学附属医院　肛肠科

吴　东　北京协和医院　消化内科

吴现瑞　中山大学附属第六医院　结直肠肛门外科
谢传高　浙江大学医学院附属第二医院　消化内科
徐民民　南京中医药大学附属医院　肛肠科
许奕晗　东部战区总医院　普通外科
杨柏霖　南京中医药大学附属医院　肛肠科
余　乔　浙江大学医学院附属第二医院　消化内科
周钟珩　南京中医药大学附属医院　放射影像科
朱庆莉　北京协和医院　超声医学科
朱以鹏　东部战区总医院　普通外科
竺　平　南京中医药大学附属医院　肛肠科

序 1

随着生存环境、工作方式、生活习惯和饮食结构等外界因素的改变,我国克罗恩病的发病率逐年上升,虽然其发病率不像胃肠肿瘤那样高,但由于缺乏诊断"金标准"和有效治疗药物、病情反复发作、致残率高等,目前克罗恩病的治疗效果不能令人满意,各级行政机构和专业领域对此病都高度关注。近年来,国内医学工作者投入了大量精力,在基础研究、临床诊断和治疗等相关领域取得了丰硕的成果,诊治水平迅速提高。

虽然克罗恩病的发病部位以肠道为主,但根据国外流行病学调查结果,病程 20 年的克罗恩病合并肛周病变者的比例达到 40%,亚洲克罗恩病人群合并肛周病变的比例则更高。肛周克罗恩病不仅治疗困难、致残率很高,致使患者承受沉重的心理负担,严重影响患者生活质量,而且给患者家庭和社会带来巨大的经济压力。克罗恩病患者大多为青壮年甚至青少年,是社会劳动力和生育的主体,提高肛周克罗恩病的诊治水平不但能够极大地改善患者的生活质量,减轻社会负担,而且对我国社会长远发展、对现代化强国的建设具有重要意义。

肛周克罗恩病表现多种多样,牵涉学科广,专业性很强,治疗困难,对患者身心的负面影响大。由于治疗具有复杂性,目前国内外缺乏系统、完整、包涵最新知识和理念的专业书籍,更缺乏来自临床一线年轻专家的第一手理论观点和临床经验。

该书三位主编均为国内炎症性肠病领域卓有成就的年轻专家,不但具有国内外长期专业化训练的经历,而且临床经验十分丰富。他们学风扎实、技术全面、经验丰富、成果丰硕。在他们的精心策划和组织下,一大批来自国内最高医疗机构的炎症性肠病领域最权威的中青年学者共同参与编撰此书,充分展示了当今国内炎症性肠病领域中青年骨干力量的风采。

全书系统阐述了肛周克罗恩病的疾病表型、临床特征、检查手段、诊断、治疗和护理技术,内容翔实,源于临床,观点前沿,大多数参考文献为近几年国际和国内刊物发表的权威文章。尤其难能可贵的是其中有大量的临床图片,绝大多数出自作者自己的临床积累,弥足珍贵。该书的出版必将促进国内肛周克罗恩病诊疗水平的提高,丰富我国炎症性肠病的知识宝库。

我有幸先读此书，非常感慨：年轻人年富力强，学习和工作效率高，而且敢想敢做，有创新精神。全书呈现给大家的是大量源于作者亲身经历的有中国特色的肛周克罗恩病临床治疗一手资料和知识经验，相信阅读此书一定会给各位读者带来耳目一新的感觉。

南京中医药大学附属医院/江苏省中医院炎症性肠病诊疗中心

解放军东部战区总医院普通外科，炎症性肠病治疗中心

2023 年 7 月 27 日

序 2（Foreword 2）

Diagnosis and management of Crohn's disease (CD), particularly CD with perianal diseases, have been challenging. The disease significantly affects patients' quality of life. A combined assessment of clinical, endoscopic, histological, laboratory and radiographic features is required for the diagnosis, differential diagnosis, disease monitoring, and surveillance. Management of perianal CD requires a multidisciplinary approach involving gastroenterologists/IBD (inflammatory bowel disease) specialists, colorectal surgeons, GI (gastrointestinal) pathologists, GI radiologists, clinical nutritionists, and clinical psychologists. Prof. Yang Bolin, Li Yi and Li Yue were able to assemble a panel of national experts from different subspecialties to prepare this comprehensive reference book entitled "Perianal Crohn's disease: Diagnosis and Classification". The book covers anatomy, epidemiology, pathogenesis, diagnosis, differential diagnosis, medical and surgical therapy, and advances in management. To my knowledge, this is the first, long-waited reference book on the topic in China, and it would provide clinical guidance for practicing gastroenterologists, general surgeons, colorectal surgeons, medical students, residents, fellows, and nurses in the diagnosis and treatment. The book is well-written and structured with state-of-the-art contents and excellent illustrations. I truly enjoyed reading it through and highly recommend it to our medical, endoscopic, and surgical community.

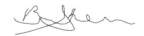

The Edelman-Jarislowsky Professor of Surgical Sciences
Columbia University Irving Medical Center
New York Presbyterian Hospital
New York, NY, USA
2023. 8. 1

前　言

　　随着我国经济社会和城市化的迅速发展,人们的生活习惯和饮食结构发生改变,克罗恩病发病率也急剧上升。肛周克罗恩病是克罗恩病患者伴发肛周病变的总称,该病病程迁延难愈,是疾病长期预后不良的高危因素。研究显示,我国克罗恩病患者的肛周病变发病率为33%～60%,显著高于欧美国家。肛周克罗恩病复杂多样的临床表现给临床医生诊断与治疗带来极大的挑战,严重影响患者的生活质量,显著增加家庭和医疗卫生系统负担。

　　20世纪90年代以来,克罗恩病临床诊治一直在迅速发展,与之相关的医学著作不断问世。这些著作更多由消化内科医生撰写,主要注重对克罗恩病肠道病变的阐述。关于克罗恩病肛周病变的论述在综合著作中仅占极小部分章节,缺少对其核心理论和技能操作的系统阐述。如何管理肛周克罗恩病不仅具有重要的临床意义,而且充满挑战性。为确保患者得到正确、一致、高质量的临床诊治与管理,需要肛肠外科、消化内科、医学影像科、病理科等专科医生良好协作。然而,目前国内外尚未有专门针对肛周克罗恩病的著作出版,各医疗中心医护人员对肛周克罗恩病临床诊疗的认识也存在极大差异,除个别三级转诊中心外,多数医务工作者对肛周克罗恩病的认识尚不足。

　　多年来,南京中医药大学附属医院肛肠外科一直专注于肛周克罗恩病的临床诊治与研究,通过与国内著名炎症性肠病诊治中心良好合作,积累了大量临床病例和丰富的临床经验。此次,在"爱在延长炎症性肠病基金会"(The China Crohn's & Colitis Foundation,CCCF)的支持下,以南京中医药大学附属医院多学科协作团队为主体,联合国内炎症性肠病领域具有丰富临床经验的一线中青年学科带头人和技术骨干,通过广泛阅读国内外文献和最新研究成果,结合具体病例的诊治经验,共同撰写本书。我们努力跨越专业界限,分享肛周克罗恩病不同主题的前沿知识、专业技能和临床经验,通过系统阐述肛周克罗恩病常见、少见病变,对肛周克罗恩病的临床诊治提供清晰思路和丰富的临床素材,希望能够为致力于克罗恩病临床诊治的肛肠外科、消化内科等医务工作者提供宝贵资源,帮助他们认识和了解肛周克罗恩病并做出正确的临床诊治策略,为患者提供恰当、可靠的治疗方案。

经过三年不懈写作与反复修订，本书终于成稿。感谢为本书做出巨大贡献的每一位编者，在完成繁重临床工作的同时，为本书花费了大量时间和精力；感谢 CCCF，特别是陈焰理事长（同为 CCCF 医师，理事长也许更能体现她的感染力）和郑晶晶女士的支持；同时，感谢浙江大学出版社张鸽女士在本书审编过程中提出各种建议和意见，有效提高了本书的质量。

期待本书的出版能够为提高我国克罗恩病诊疗水平与促进其发展做出些许贡献，这无疑是每一位编者的心愿。然而，由于我们的知识和实践能力有限，部分观点出自临床医生的经验总结，书中不可避免会出现不当之处甚至可能错误之处，诚恳希望读者提出批判性的建议。本书所有编者会虚心接受读者的意见，不断完善修订，与广大医务工作者共同提高我国克罗恩病的诊治水平。衷心感谢每位读者的支持与宝贵建议，希望本书能成为克罗恩病肛周病变诊治的有益工具书。

南京中医药大学附属医院 肛肠科

解放军东部战区总医院 普通外科

北京协和医院 消化科

2023 年 9 月

目 录

第 1 章　肛管直肠周围解剖 …………………………………………… 001

　1.1　肛　管 …………………………………………………………… 001

　1.2　盆　底 …………………………………………………………… 004

　1.3　直　肠 …………………………………………………………… 004

　1.4　肛管直肠周围肌肉 ……………………………………………… 008

　1.5　肛管直肠周围间隙 ……………………………………………… 011

　1.6　肛管直肠周围血管、淋巴和神经 ……………………………… 013

第 2 章　肛周克罗恩病流行病学与疾病进程 ……………………… 018

　2.1　流行病学 ………………………………………………………… 019

　2.2　解剖与病理基础 ………………………………………………… 020

　2.3　肛周克罗恩病疾病进程 ………………………………………… 022

　2.4　肛周病变是克罗恩病的侵袭性表型 …………………………… 025

第 3 章　肛周克罗恩病病因与病理 ………………………………… 028

　3.1　病因及发病机制 ………………………………………………… 028

　3.2　病　理 …………………………………………………………… 031

　3.3　病理鉴别诊断 …………………………………………………… 037

第 4 章　克罗恩病临床诊断与评估 ………………………………… 044

　4.1　实验室检查 ……………………………………………………… 044

　4.2　电子结肠镜与胃镜 ……………………………………………… 050

4.3　小肠镜 ⋯⋯⋯⋯⋯⋯⋯⋯⋯⋯⋯⋯⋯⋯⋯⋯⋯ 058

4.4　CTE/MRE 影像诊断与评估 ⋯⋯⋯⋯⋯⋯⋯⋯ 065

第 5 章　肛周克罗恩病检查与评估 ⋯⋯⋯⋯⋯⋯⋯⋯⋯ 081

5.1　肛周克罗恩病分类与常用评估量表 ⋯⋯⋯⋯⋯ 081

5.2　肛周克罗恩病 MRI 检查 ⋯⋯⋯⋯⋯⋯⋯⋯⋯ 093

5.3　直肠腔内超声检查 ⋯⋯⋯⋯⋯⋯⋯⋯⋯⋯⋯ 101

第 6 章　肛周克罗恩病常用治疗药物 ⋯⋯⋯⋯⋯⋯⋯⋯ 106

6.1　5-氨基水杨酸及其药物前体 ⋯⋯⋯⋯⋯⋯⋯ 107

6.2　抗生素 ⋯⋯⋯⋯⋯⋯⋯⋯⋯⋯⋯⋯⋯⋯⋯ 107

6.3　免疫抑制剂 ⋯⋯⋯⋯⋯⋯⋯⋯⋯⋯⋯⋯⋯ 108

6.4　生物制剂 ⋯⋯⋯⋯⋯⋯⋯⋯⋯⋯⋯⋯⋯⋯ 109

第 7 章　肛周克罗恩病临床护理 ⋯⋯⋯⋯⋯⋯⋯⋯⋯⋯ 119

7.1　住院期间一般护理 ⋯⋯⋯⋯⋯⋯⋯⋯⋯⋯⋯ 119

7.2　饮食护理 ⋯⋯⋯⋯⋯⋯⋯⋯⋯⋯⋯⋯⋯⋯ 119

7.3　鼻饲管护理 ⋯⋯⋯⋯⋯⋯⋯⋯⋯⋯⋯⋯⋯ 120

7.4　用药护理 ⋯⋯⋯⋯⋯⋯⋯⋯⋯⋯⋯⋯⋯⋯ 120

7.5　肛周皮肤护理 ⋯⋯⋯⋯⋯⋯⋯⋯⋯⋯⋯⋯ 122

7.6　术后护理 ⋯⋯⋯⋯⋯⋯⋯⋯⋯⋯⋯⋯⋯⋯ 123

7.7　康复指导 ⋯⋯⋯⋯⋯⋯⋯⋯⋯⋯⋯⋯⋯⋯ 124

7.8　造口护理 ⋯⋯⋯⋯⋯⋯⋯⋯⋯⋯⋯⋯⋯⋯ 124

第 8 章　肛周皮赘 ⋯⋯⋯⋯⋯⋯⋯⋯⋯⋯⋯⋯⋯⋯⋯⋯ 128

8.1　流行病学 ⋯⋯⋯⋯⋯⋯⋯⋯⋯⋯⋯⋯⋯⋯ 128

8.2　临床表现 ⋯⋯⋯⋯⋯⋯⋯⋯⋯⋯⋯⋯⋯⋯ 129

8.3　治　疗 ⋯⋯⋯⋯⋯⋯⋯⋯⋯⋯⋯⋯⋯⋯⋯ 130

第 9 章　痔 …………………………………………………………… 133

9.1　流行病学 …………………………………………………… 133

9.2　临床症状和分期 …………………………………………… 134

9.3　治　疗 ……………………………………………………… 135

第 10 章　肛管直肠溃疡 ……………………………………………… 141

10.1　流行病学及临床病程 ……………………………………… 142

10.2　病因病理 …………………………………………………… 142

10.3　临床表现 …………………………………………………… 144

10.4　诊断标准 …………………………………………………… 146

10.5　治　疗 ……………………………………………………… 148

10.6　克罗恩病肛管直肠溃疡诊治策略 ………………………… 151

第 11 章　肛周脓肿 …………………………………………………… 155

11.1　流行病学 …………………………………………………… 155

11.2　病因病理 …………………………………………………… 156

11.3　临床表现 …………………………………………………… 156

11.4　影像学检查 ………………………………………………… 159

11.5　治　疗 ……………………………………………………… 161

11.6　克罗恩病合并肛周脓肿病例分享 ………………………… 163

第 12 章　肛　瘘 ……………………………………………………… 167

12.1　流行病学与自然进程 ……………………………………… 167

12.2　病因病理 …………………………………………………… 168

12.3　临床表现与分类 …………………………………………… 169

12.4　影像学检查 ………………………………………………… 172

12.5　治　疗 ……………………………………………………… 175

12.6　克罗恩病肛瘘诊治策略 …………………………………… 186

第 13 章　直肠阴道瘘 ··· 193

13.1　流行病学 ·· 193

13.2　病因病理 ·· 194

13.3　临床表现与分类 ·· 194

13.4　影像学检查 ··· 196

13.5　治　疗 ··· 197

13.6　克罗恩病直肠阴道瘘诊治策略 ···················· 203

第 14 章　直肠尿道瘘 ··· 207

14.1　流行病学 ·· 207

14.2　病因病理 ·· 208

14.3　临床表现与评估 ·· 208

14.4　影像学检查 ··· 209

14.5　治　疗 ··· 209

14.6　克罗恩病合并直肠尿道瘘病例分享 ··············· 211

第 15 章　肛周瘘管型克罗恩病癌变 ··································· 216

15.1　流行病学 ·· 216

15.2　病因病理 ·· 217

15.3　临床表现 ·· 219

15.4　影像学检查 ··· 222

15.5　治　疗 ··· 225

15.6　筛查与监测 ··· 227

第 16 章　女性外阴转移性克罗恩病 ··································· 231

16.1　流行病学 ·· 231

16.2　病因及发病机制 ·· 232

16.3　临床表现 ·· 233

16.4　影像学检查 ··· 236

16.5　治　疗 ··· 237

16.6　女性外阴转移性克罗恩病诊治策略 ··············· 241

第 17 章　肛管直肠狭窄 ……………………………………………… 243

17.1　流行病学 ……………………………………………… 243

17.2　病因病理 ……………………………………………… 244

17.3　临床表现 ……………………………………………… 244

17.4　临床分类与评估 ……………………………………… 245

17.5　影像学检查 …………………………………………… 247

17.6　治　疗 ………………………………………………… 249

17.7　克罗恩病肛管直肠狭窄诊治策略 ………………… 255

第 18 章　化脓性汗腺炎 ……………………………………………… 260

18.1　流行病学 ……………………………………………… 260

18.2　病因病理 ……………………………………………… 261

18.3　临床表现 ……………………………………………… 262

18.4　影像学检查 …………………………………………… 266

18.5　治　疗 ………………………………………………… 267

18.6　克罗恩病合并肛周化脓性汗腺炎诊治策略 ……… 273

第 19 章　肛门失禁 …………………………………………………… 278

19.1　流行病学 ……………………………………………… 278

19.2　病因及发病机制 ……………………………………… 278

19.3　临床表现 ……………………………………………… 280

19.4　辅助检查 ……………………………………………… 282

19.5　治　疗 ………………………………………………… 284

第 20 章　粪便转流及直肠切除治疗复杂性肛周克罗恩病 ………… 291

20.1　粪便转流治疗复杂性肛周病变 ……………………… 291

20.2　直肠切除治疗复杂性肛周病变 ……………………… 294

第 21 章　溃疡性结肠炎相关肛周疾病 ·························· 301

　　21.1　溃疡性结肠炎合并肛周病变的流行病学特点 ·········· 301

　　21.2　溃疡性结肠炎合并肛周病变的病理生理机制 ·········· 302

　　21.3　溃疡性结肠炎合并肛周病变的危险因素 ············· 302

　　21.4　溃疡性结肠炎合并肛周病变的预后 ················ 303

　　21.5　溃疡性结肠炎合并肛周病变病例分享 ··············· 303

第1章 肛管直肠周围解剖

吴现瑞 插图:王云山

盆底的生理学在本质上与其解剖结构相关。尽管肛管直肠的解剖学概念早在1543年就由解剖学家安德烈·维萨里(Andreas Vesalius)首先描述了,但肛管、直肠和盆底的解剖结构与其生理学有着内在的联系,在很大程度上只有通过活体才能正确认识。因此,与解剖学家不同,外科医生通过手术过程的理解、生理评估和内镜检查,往往更加熟悉和了解局部解剖。

1.1 肛 管

肛管是消化道的末端。根据研究角度不同,肛管有两个概念,即解剖学肛管和外科学肛管。解剖学肛管上自齿线,下至肛缘,长约2cm,管腔内覆以移行皮肤;外科学肛管指肛管直肠环上缘平面至肛缘的部分,长约4cm,范围较解剖学肛管更广,包括直肠末端和解剖学肛管。

1.1.1 肛管的分界

肛管外口处皮肤薄,近端是移行上皮,远端是鳞状上皮,没有腺体和毛囊;肛缘以外,被覆上皮明显增厚,色素沉着重。肛管壁的结构由内向外共有5层,依次为黏膜/肛管上皮、黏膜下层、肛门内括约肌、联合纵肌、肛门外括约肌。肛管内皮肤黏膜由下到上有4条标志线(见图1.1)。

(1)肛皮线:通常称肛门口、肛缘,是消化道的最低界限。

(2)肛白线:又称Hilton线,为肛门内括约肌下缘与肛门外括约肌皮下部的交界处。该处指诊可触及一个明显的环形沟,即括约肌间沟,临床上可以此沟界定肛门内、外括约肌。

(3)齿线:又称梳状线,距肛缘2～3cm,是肛管皮肤与直肠黏膜交界处形成的一条锯齿状环行线。齿线是内、外胚层的移行区,其上下方的上皮、血管、淋巴和神经来源完全不同(见图1.2)。

①上皮:齿线以上是直肠,肠腔内壁覆盖黏膜,为复层立方上皮;齿线以下是解剖学肛管,

内壁覆盖皮肤,为移行扁平或复层扁平上皮。

②神经:齿线以上的神经为内脏神经,无痛觉;齿线以下的神经为躯体神经,痛觉敏感。

③血管:齿线以上的血供来源于直肠上动脉,其静脉回流至门静脉;齿线以下的血供来源于直肠下动脉,静脉回流至下腔静脉。

④淋巴:齿线以上的淋巴液向上回流汇入内脏淋巴结;齿线以下的淋巴液则向下回流至腹股沟淋巴结。

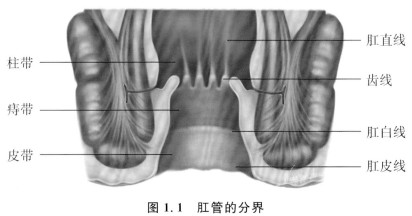

图 1.1　肛管的分界

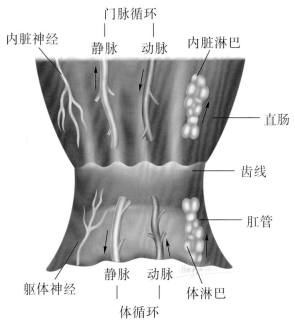

图 1.2　齿线上下方结构

（4）肛直线:亦称 Herrmann 线,是肛柱上端水平线,在齿线上方约 1.5cm,在肛管直肠环平面,是肛提肌的附着点。

1.1.2　肛管的分区

依据上述 4 条标志线,肛管内面从上到下分为 3 个区(见图 1.1),即肛柱区(柱带)、肛梳区(痔带)和肛皮区(皮带)。

（1）肛柱区：指肛直线与齿线之间宽 1.5～2.0cm 的环状区。该区黏膜呈紫红色，表面有纤细的横行皱襞，亦常被称为痔区，内含大量小动、静脉吻合支和位于肛门内括约肌表面的一层特殊纤维-肌性组织，称为 Treitz 肌。Treitz 肌的起源呈多元性，主要来自联合纵肌的上部和最下部纤维，上部纤维穿行于肛门内括约肌近侧端肌束之间，随后斜向内下进入肛垫黏膜下层；下部纤维则穿行或绕过肛门内括约肌的远侧端，呈"U"形绕行进入黏膜下层，与上部纤维来源部分汇集于肛门内括约肌的表面，共同构成弓状结构。此外，Treitz 肌还接纳来自肛门内括约肌、肛门外括约肌、直肠纵肌、直肠黏膜肌的肌纤维以及弹性纤维等，共同构成一个纤维复合体，能悬吊和支撑肛垫，具有向上回缩肛垫的作用，将肛垫固定于肛门内括约肌上。

（2）肛梳区：指齿线与肛白线之间的肛管上皮，宽约 1cm，表面为未角化的复层扁平上皮。该区包括肛瓣、肛窦、肛乳头和肛腺。

（3）肛皮区：指肛门缘与肛白线之间的肛管上皮，宽约 0.5～1.5cm，皮薄而致密，色苍白而光滑，表面覆盖角化的扁平上皮。

1.1.3　肛管的形态结构

肛管的形态结构见图 1.3。

（1）肛柱：指直肠下端因肛门括约肌收缩而缩窄，肠腔内壁的黏膜折成隆起的 8～10 个纵形皱襞，也称直肠柱。

（2）肛瓣：指相邻肛柱底部之间形成的半月形黏膜皱襞，为角化上皮。

（3）肛窦：是肛瓣与相邻肛柱底之间形成的凹陷隐窝，呈漏斗状，又称肛隐窝。肛窦向上开口于直肠内，窦底伸向外下方，是腺导管开口。

（4）肛乳头：在肛管与肛柱连接部位沿齿线排列的三角形上皮突起，基底部发红，尖端呈灰白色。

（5）肛腺：是肛窦下方的外分泌腺体。连接肛窦与肛腺的管状部分为腺导管，肛腺开口于窦底，平时分泌腺液储存在肛窦内，在排便时可起润滑粪便的作用。

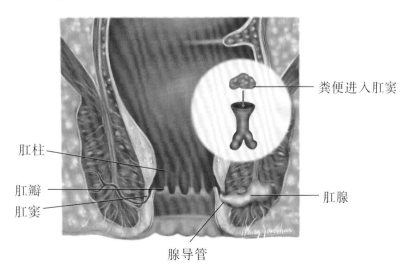

图 1.3　肛柱、肛瓣、肛窦、肛腺

（6）肛垫：指位于肛梳区内厚而柔软的血管性衬垫，由扩张的静脉窦、Treitz肌、弹性组织和结缔组织构成，表面为单层柱状上皮和移行上皮，起到诱发排便感觉、闭合肛管和控制排便的作用（见图1.4）。

1.1.4 肛管的毗邻

肛管两侧为坐骨肛门窝；其前方，男性为尿道和前列腺，女性为阴道；其后方为尾骨。

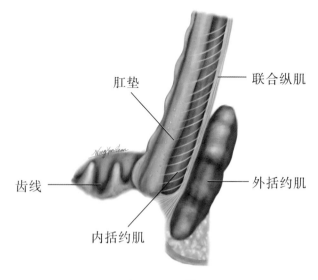

图1.4 肛垫

肛垫　联合纵肌　齿线　外括约肌　内括约肌

1.2 盆 底

盆底是封闭骨盆下口的全部软组织，有解剖学盆底和临床盆底两种概念。其中，解剖学盆底指的是盆膈，由肛提肌、尾骨肌及覆盖其表面的筋膜共同构成一个漏斗形肌板。临床盆底包括自盆腔腹膜以下至会阴皮肤的全部肌肉筋膜层，范围较广，由上而下依次为腹膜、盆内筋膜、盆膈、尿生殖膈、肛门外括约肌和浅层的尿生殖肌群。

会阴体亦称会阴中心腱，是一个坚固的锥体形纤维肌性结构，是盆底支撑组织的"瓶颈"，长约1.25cm，呈楔状，尖向上，底向盆底，深约3～4cm，是来自各个方向的盆底筋膜肌肉相互交织的结合点，也是肛门外括约肌与尿生殖肌群附着固定点。在男性，会阴体位于肛管与尿道球部之间；在女性，则位于肛管与阴道之间。成人会阴体极富弹性，并与肛门、阴道活动相一致，神经调节丰富，活动性与顺应性强，在支撑盆腔脏器中发挥重要作用。

1.3 直 肠

直肠位于盆腔内，固定在盆腔腹膜的结缔组织中，长约12～15cm，其上端在第3骶椎平面与乙状结肠相接，下端在齿线处与肛管相连（见图1.5）。直肠与乙状结肠之间无确切的分界线，存在过渡区，临床上称之为直-乙结合部，通常位于骶岬至第3骶椎平面。自直-乙结合部以下，肠腔逐渐扩大成直肠壶腹部，是粪便排出前的暂存部位。

直肠在临床上被分为上、中、下三段。

上段：距离肛缘 12～16cm,位于骶岬至第 3 骶椎上缘。

中段：距离肛缘 8～12cm,位于第 3 骶椎上缘至腹膜反折。

下段：距离肛缘 8cm 以下,位于腹膜反折至耻骨直肠肌附着部上缘。

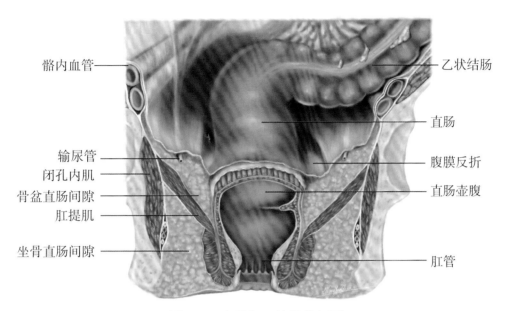

图 1.5　直肠与肛管冠状切面

1.3.1　直肠的形态结构

(1)直肠曲:直肠的行程并非笔直,在矢状面和冠状面上都存在一定程度的弯曲。矢状面上,直肠有 2 个弯曲:直肠沿骶尾骨盆面下降,形成一个向后的弓形弯曲,称为直肠骶曲;直肠末端绕过尾骨尖转向后下方,形成一个向前的弓形弯曲,称为会阴曲。在行直肠或乙状结肠镜检查时,应注意这两个弯曲。

(2)肛直角:指直肠下段与肛管轴线形成的夹角,由"U"形的耻骨直肠肌向前、向上悬吊而成。耻骨直肠肌收缩时,直肠角减小,造成局部机械性高压,能有效地阻止粪便下行,从而起到控制排便的作用。

(3)直肠瓣:又称 Houston 瓣,指直肠壶腹内呈半月形的黏膜横皱襞,由直肠黏膜、环肌和纵肌共同构成,数目不恒定,多为 3 个。上、中、下三个直肠瓣位置排列大致为"左—右—左"。中间的直肠瓣称为 Kohlrausch 瓣,是直肠瓣中最大的一个,位置恒定,位于腹膜反折位点水平。直肠瓣具有阻止粪便排出的作用,在直肠扩张时可消失。

1.3.2　直肠的毗邻

直肠前方与全部盆腔脏器相邻,直肠肿物可直接向前伸展,累及邻近器官或腹膜腔。在男性,腹膜反折线以下的器官由上到下依次为膀胱壁、输尿管、输精管壶腹部、精囊腺和前列腺；腹膜反折线以上隔着直肠膀胱陷凹与膀胱底上部和精囊腺相邻，回肠襻和乙状结肠有时可沿直肠壁进入直肠膀胱陷凹（见图 1.6）。在女性，腹膜反折线以下，直肠直接位于阴道后壁后方，腹膜反折线以上隔着直肠子宫陷凹与阴道后穹窿及子宫颈相邻，回肠襻和乙状结肠也可进入直肠子宫陷凹（见图 1.7）。直肠后面，借疏松结缔组织与下 3 个骶椎、尾骨、肛提肌和肛尾韧带相邻，骶丛、交感干、骶中血管、直肠上血管和骶淋巴结等分布在疏松结缔组织中。

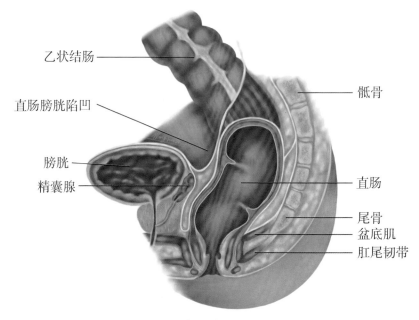

图 1.6　直肠的毗邻（男性）

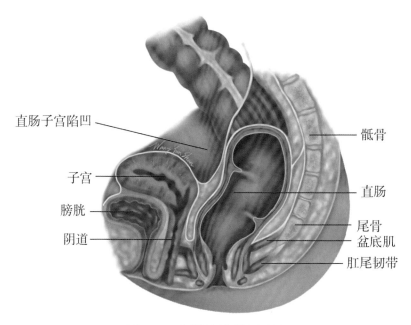

图 1.7　直肠的毗邻（女性）

1.3.3　直肠的腹膜、筋膜和韧带

（1）直肠与腹膜的关系：直肠上 1/3 段前面和两侧有腹膜覆盖（腹膜内直肠），中 1/3 段仅前侧直肠存在腹膜（腹膜外直肠），然后腹膜向前反折覆盖于膀胱（男）或子宫（女）。腹膜反折部距离肛缘约 7～9cm，与直肠瓣平齐，肛镜的长度一般为 8～10cm，即据此设计而成。腹膜反折形成直肠膀胱陷凹（男）或直肠子宫陷凹（女），即 Douglas 陷凹，该陷凹是腹腔的最低点，如该陷凹存在积液，或恶性肿瘤细胞脱落种植转移至该陷凹形成肿块，直肠指诊常可扪及。直肠下 1/3 全部位于腹膜外，故直肠是腹腔内外各半的肠襻（见图 1.6 和图 1.7）。

（2）直肠周围筋膜：包括直肠固有筋膜、直肠系膜、Denonvilliers 筋膜和骶前筋膜（见图 1.8）。直肠周围结缔组织中的筋膜、韧带具有固定直肠的作用，其内有血管、神经和淋巴管通过。

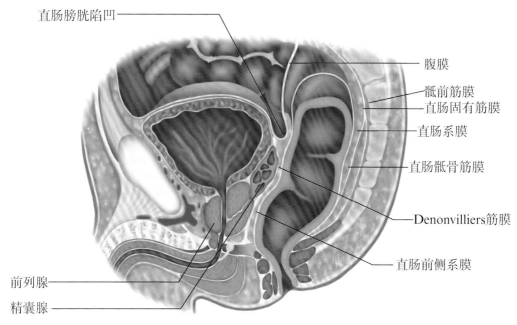

图 1.8　直肠的筋膜（男性）

①直肠固有筋膜：又称直肠筋膜囊，是由覆盖髂内血管的筋膜分裂包围而成的。腹膜内直肠的固有筋膜不明显；腹膜外直肠的固有筋膜清晰，其内含有血管、神经和淋巴结。直肠固有筋膜后层与骶前筋膜直接构成直肠后间隙，内有疏松结缔组织。

②直肠系膜：直肠无真正系膜，只在直肠后上方有腹膜包绕直肠上血管和其他软组织，称为直肠系膜，内含丰富的神经、血管、淋巴组织和脂肪组织。直肠及其系膜组成一个完整的解剖单位，直肠癌区域性播散（邻近器官受累除外）一般限制在此解剖单位内。

③Denonvilliers 筋膜：也称腹膜会阴筋膜或尿直肠隔，下起会阴中心腱，向上与 Douglas 陷凹处的腹膜相连，然后向侧方与环绕血管和腹下丛的结缔组织融合。在男性，该筋膜分为两层，较厚的前层附着于前列腺及精囊表面，后层与直肠间有一层薄的疏松结缔组织。

④骶前筋膜：盆腔内骶骨的盆壁筋膜增厚部分，覆盖骶前静脉和腹下神经。在骶前筋膜

与直肠固有筋膜之间为无血管间隙，是直肠手术游离直肠后壁的最佳间隙。保留骶前筋膜的完整可以防止手术导致骶前出血的可能性。

⑤Waldeyer 筋膜：也称直肠骶骨筋膜，为直肠系膜筋膜和骶前筋膜在 S_4 椎体水平融合向前下方延伸，包绕直肠末端系膜，并止于肛提肌裂孔。

（3）直肠的韧带：包括直肠骶骨韧带和直肠侧韧带。

①直肠骶骨韧带：是直肠末端朝向前下方增厚的筋膜反折，从骶前筋膜第 4 骶椎水平到达肛门直肠上方的直肠固有筋膜，是直肠后壁远端游离的解剖学标志。

②直肠侧韧带：尽管外科医生经常提到直肠侧韧带，但是关于直肠侧韧带，目前仍然有两点不太确定。首先，直肠侧韧带是否存在？其次，直肠侧韧带包含什么组织结构？Miles 在 1908 年报道腹会阴联合切除术时描述了直肠侧韧带，同时在其中发现了直肠中动脉（痔中动脉）的存在，但很少需要结扎。现代研究显示，直肠侧韧带位于直肠下 1/3 段前外侧，在腹膜与肛提肌之间，周围充满纤维脂肪组织，这些纤维由直肠外侧壁连至盆壁形成直肠侧韧带。尸体解剖研究发现，仅 22% 的标本有直肠中动脉，这可能是手术时该区域很少出血的原因。

1.4 肛管直肠周围肌肉

肛管直肠周围肌肉主要有肛门内括约肌、肛门外括约肌、耻骨直肠肌、肛提肌和联合纵肌（见图 1.9）。除肛门内括约肌是不随意肌外，其他均为随意肌。但联合纵肌既含有随意肌也含有不随意肌，以后者含量为多。以上肌肉既能维持肛管的闭合，又能在排便时开放肛管。但某些肌肉损伤可影响肛管的括约功能，导致肛门失禁。

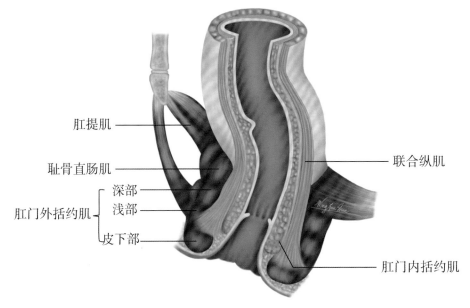

图 1.9　肛管直肠周围肌肉

1.4.1　肛门内括约肌

肛门内括约肌是由直肠远端内环肌延续到肛管增厚变宽而成的,肌束为椭圆形,属于平滑肌,为不随意肌。其上起自肛管直肠环平面,下达括约肌间沟,高约 3.0cm,厚约 0.5cm,具有内在肌源性和外在自主神经源性质,平时处于持续的最大收缩状态。

1.4.2　肛门外括约肌

肛门外括约肌被直肠纵肌和肛提肌纤维穿过,分为三部分,即皮下部、浅部和深部,属于横纹肌,为随意肌。其在静止时呈持续性收缩,闭合肛管;在排便时松弛,协助排便。外括约肌肌纤维在前侧穿入会阴体内,部分肌纤维与会阴横肌融合延续。女性外括约肌前部相对薄弱。

皮下部:是环形肌束,位于皮下,环绕肛管的远端,上缘与肛门内括约肌的下缘毗邻,肌纤维间有联合纵肌纤维穿过,附着在肛管皮肤。

浅部:位于皮下部稍外上方,在外括约肌深部与皮下部之间,通过向后方延续的肌纤维和结缔组织附着于尾骨形成肛尾韧带,向前围绕肛管止于会阴体,是肛门外括约肌中收缩力最强大的部分。

深部:位于浅部的上方,呈环状肌束。深部肌束在肛管直肠后方与耻骨直肠肌合并,两者不易分开;前方游离,部分肌纤维与会阴深横肌合并,止于坐骨结节;大部分肛门外括约肌深部肌纤维在直肠前壁构成肛管直肠环的前部。

1.4.3　肛提肌

肛提肌是组成盆底的主要肌肉,四边形薄扁肌,为随意肌,呈左右对称性排列,在中线相连成漏斗状,对承托盆腔内脏、协助排便和括约肛管都有重要作用。肛提肌由三组横纹肌组成,包括耻骨直肠肌、髂骨尾骨肌和耻骨尾骨肌。组成盆底肌的第四个部分是可变的,可以是坐骨尾骨肌或者尾骨肌。耻骨直肠肌和耻骨尾骨肌主要受阴部神经分支支配,而髂骨尾骨肌主要受骶神经 S_3/S_4 支配。

耻骨直肠肌:起于耻骨联合的背面和尿生殖膈筋膜的浅层,大部分肌纤维沿肛门直肠交界处外侧向背侧延伸,紧邻直肠后方与对侧耻骨直肠肌连接形成"U"形吊索。耻骨直肠肌位于耻骨尾骨肌内侧面,联合纵肌的外侧,肛门外括约肌深部上缘,与肛门外括约肌深部紧密融合形成尖顶襻。耻骨直肠肌收缩协助关闭骨盆膈膜,提拉肛管,缩小肛门直肠角,使肛管紧闭。

髂骨尾骨肌:起自坐骨棘和闭孔内肌筋膜的盆面,向下、向后和向内延伸,插入 S_4/S_5 骶骨、尾骨并止于肛尾缝,组成盆膈的前部。髂骨直肠肌与耻骨尾骨肌一起收缩提升盆底。

耻骨尾骨肌:起于闭孔内肌筋膜前半部和耻骨后部,两侧肌纤维向下、向后并向中间相互交联形成肛尾缝，是肛提肌中最大、最重要的肌肉。其位于髂骨尾骨肌的内侧，分为提肌板和肛门悬带。提肌板分为内外两部，内侧称为提肌脚，提肌脚的内侧缘呈"U"形，形成提肌裂隙，内有直肠和泌尿生殖远端脏器通过。提肌板在提肌裂隙处急转向下形成的垂直肌袖称为肛门悬带，它穿过肛门外括约肌皮下部，止于肛周皮肤。提肌板收缩时，悬带相应地向外上方收缩，上提并扩大直肠颈和肛管，外括约肌皮下部被拉至内括约肌下端的外侧，肛门张开以利排便。

1.4.4　联合纵肌

在肛管直肠环水平，直肠纵肌与部分肛提肌纤维、耻骨直肠肌纤维融合，形成包围肛管的一个纤维肌性鞘。联合纵肌平均厚度1.6mm，形成后在肛门内、外括约肌之间下行。部分联合纵肌纤维向下穿过肛门外括约肌皮下部并止于肛周皮肤，形成肛门皱皮肌；部分肌纤维横穿外括约肌，形成坐骨肛管间隙横隔；部分肌纤维向内穿过内括约肌，止于肛管皮肤及齿线附近的黏膜，有固定肛管及防止直肠黏膜和内痔脱垂的作用。联合纵肌发出的大量放射状纤维将肛门内、外括约肌联系在一起，形成一个结缔组织网状结构空间，在维护肛门自控功能和防止肛周感染扩散方面发挥重要作用（见图1.10）。

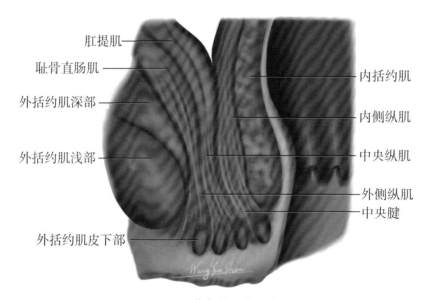

图1.10　联合纵肌和肌间隔

1.4.5　肛管直肠环

肛管直肠环是围绕肛管直肠交界部的肌肉环，由耻骨直肠肌、肛门内括约肌上部、肛门外括约肌浅部、深部和联合纵肌形成。肛管直肠环后侧较前方发达，前部比后部稍低，具有括约肛管、控制排便的功能，这在肛周脓肿和肛瘘的治疗中至关重要。

1.5　肛管直肠周围间隙

　　肛管直肠周围有许多蜂窝组织间隙,间隙内含有较丰富的血管、淋巴、脂肪和结缔组织,神经分布少,易发生感染而形成脓肿或肛瘘。肛管直肠周围间隙以肛提肌为界,分为肛提肌上间隙和肛提肌下间隙两大类(见图 1.11 和图 1.12)。

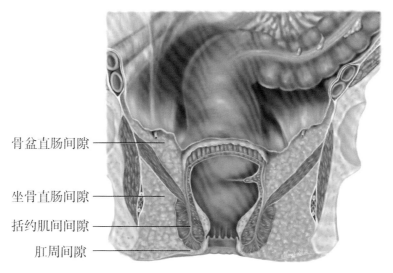

骨盆直肠间隙

坐骨直肠间隙

括约肌间间隙

肛周间隙

图 1.11　肛管直肠周围间隙(冠状面)

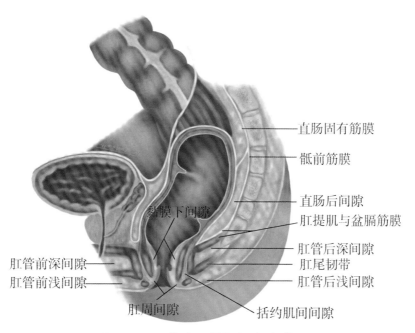

直肠固有筋膜

骶前筋膜

直肠后间隙

肛提肌与盆膈筋膜

黏膜下间隙

肛管前深间隙

肛管前浅间隙

肛周间隙

肛管后深间隙

肛尾韧带

肛管后浅间隙

括约肌间间隙

图 1.12　肛管直肠周围间隙(矢状位)

1.5.1　肛提肌上间隙

(1)骨盆直肠间隙：在直肠两侧，肛提肌之上，盆腔腹膜之下，外侧是闭孔筋膜，左右各一。骨盆直肠间隙位置较深，处于自主神经支配区，痛觉不敏感，顶部和内侧都是软组织。因此，发生脓肿后易被忽视。

(2)直肠后间隙：又称为骶前间隙，位于直肠固有筋膜与骶前筋膜之间，上为腹膜反折部，下为肛提肌，前为直肠，后为骶前筋膜。间隙内含有骶神经丛、交感神经支和血管等。直肠后间隙头侧与腹膜后间隙相连通，两侧与骨盆直肠间隙相通。

(3)直肠黏膜下间隙：位于齿线上的直肠黏膜下层与直肠内环肌之间，内有痔静脉丛、毛细淋巴丛和直肠上动脉终末支等。

1.5.2　肛提肌下间隙

(1)坐骨直肠间隙：在肛管两侧，左右各一，其上面为肛提肌，内侧为外括约肌，外侧为闭孔内肌及其筋膜。间隙内有脂肪组织、直肠下血管和神经通过。

(2)肛管后间隙：位于肛门及肛管后方，以肛尾韧带为界分为浅、深两个间隙。

①肛管后浅间隙：位于肛尾韧带的浅面，常是肛裂引起皮下脓肿的位置，一般不会蔓延至坐骨直肠间隙和肛管后深间隙。

②肛管后深间隙：即 Courtney 间隙，位于肛提肌的下方与肛尾韧带之间，与两侧坐骨直肠间隙相通，为左右坐骨直肠窝脓肿相互蔓延提供了有利通道。

(3)肛管前间隙：位于肛门及肛管前方，可分为肛管前浅、深两个间隙。

①肛管前浅间隙：位于会阴体的浅面，与肛管后浅间隙相同，一般感染仅局限于邻近的皮下组织。

②肛管前深间隙：位于会阴体深面，下为肛门外括约肌浅部附着于会阴横肌和中央腱处，上界可伸展于直肠阴道膈，后为肛门外括约肌浅部，前侧为尿生殖膈。此间隙后侧可与两侧坐骨直肠间隙相通。

(4)括约肌间间隙：位于肛门内外括约肌之间并与肛周间隙相连的潜在空间。肛腺感染往往始于该区域，并蔓延至其他间隙形成各种肛瘘。

(5)黏膜下间隙：位于肛管黏膜与肛门内括约肌之间，向上与直肠的黏膜下层连续，可借穿过肛门内括约肌的联合纵肌纤维与括约肌间间隙相交通。

(6)肛周间隙：位于肛门外括约皮下部与肛周皮肤之间，内侧邻肛缘内面，外侧为坐骨直肠间隙。皮下间隙借中央腱的纤维隔向上与括约肌间间隙相通，向外与坐骨直肠间隙直接相连续。

1.6　肛管直肠周围血管、淋巴和神经

1.6.1　肛管直肠周围血管

（1）动脉：肛管直肠的血供来自直肠上、中、下动脉和骶正中动脉 4 支，其动脉之间存在丰富的吻合支（见图 1.13）。

①直肠上动脉（痔上动脉）：是肠系膜下动脉的终末分支。该动脉的起点多数平第 1 骶椎，主干经乙状结肠系膜的两层间进入盆腔，行走至第 3 骶椎高度在直肠后壁的中部分为左、右两个分支。终末分支穿直肠壁达黏膜下层，垂直下降供应直肠远端和肛管，在直肠柱水平的分支聚集成毛细血管丛分布在右前、右后和左侧位置。

②直肠中动脉（痔中动脉）：由髂内动脉前干或阴部内动脉分出，可以在直肠的一侧或两侧，通过直肠侧韧带进入直肠，与直肠上动脉在齿线上下存在吻合。研究显示，并不是所有人都存在直肠中动脉。

③直肠下动脉（痔下动脉）：起源于阴部内动脉的分支，左右各一，通过坐骨直肠间隙，供应肛管和括约肌，并与直肠上、下动脉相吻合。

④骶中动脉：发自腹主动脉分叉点上方后壁，于骶骨前面下降，发出分支供应直肠肛管交界处和肛管后壁，与直肠下动脉吻合。该动脉在成人后多已闭合。

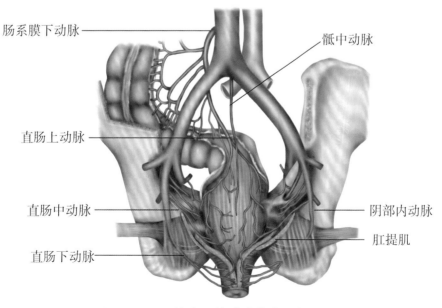

肠系膜下动脉

骶中动脉

直肠上动脉

直肠中动脉

阴部内动脉

肛提肌

直肠下动脉

图 1.13　肛管直肠的动脉供应（后面观）

（2）静脉：肛管直肠静脉与动脉并行，以齿线为界分为直肠上静脉丛和直肠下静脉丛，两个静脉丛在肛白线附近有许多吻合支。直肠中静脉和直肠下静脉通过髂内静脉汇入下腔静脉，而直肠上静脉通过肠系膜下静脉汇入门静脉系统（见图1.14）。

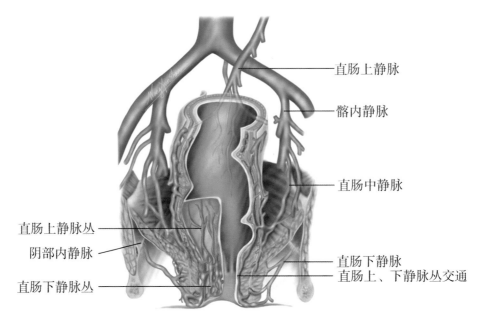

图1.14　肛管直肠的静脉回流

①直肠上静脉丛（痔内静脉丛）：位于齿线上方的黏膜下层，汇集成数支小静脉，穿过直肠肌层成为直肠上静脉，这些静脉无瓣膜，不能阻止血液逆流。

②直肠下静脉丛（痔外静脉丛）：位于齿线下方的肛管皮下组织中，与肛管周围及其肌间的静脉共同汇集成直肠中静脉和直肠下静脉。

1.6.2　肛管直肠周围淋巴

肛管及肛门周围的淋巴主要流向腹股沟淋巴结，再回流至髂外淋巴结；直肠的淋巴引流主要向上汇入肠系膜下淋巴结和髂内淋巴结。肛管与直肠淋巴组织在齿线处存在广泛吻合支，直肠恶性肿瘤发生部位越靠近肛管，淋巴转移途径越复杂（见图1.15）。

（1）肛管淋巴：肛管的淋巴回流以齿线为界，分为上下两组。

①上组：在齿线上方，起于肛管上部，流入腰淋巴结。汇集肛管上部淋巴管，向上与直肠淋巴网相连，向下与肛门

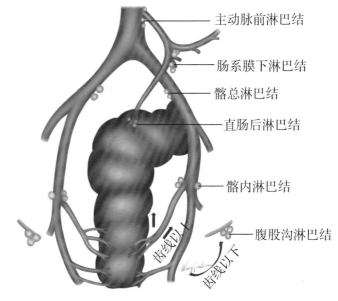

图1.15　肛管直肠淋巴及回流

周围淋巴管网相连。引流方向有 3 个。

- 向上：肛管上组淋巴结大部分沿直肠下动脉经肛提肌汇入髂内淋巴结或髂总淋巴结。
- 两侧：沿骶外侧动脉向外上方回流至骶淋巴结，或直接汇入髂内淋巴结。
- 向下：齿线稍上方的肛管黏膜的少数集合淋巴管，沿直肠下动脉经坐骨直肠窝，回流入阴部内动脉分布的臀下淋巴结，最后汇入髂内淋巴结或髂总淋巴结。

②下组：在齿线下方。起于肛管和肛门，流入腹股沟淋巴结。汇集肛管下部、肛门和肛门内外括约肌淋巴结。引流方向有 2 个。

- 周围：穿过坐骨直肠间隙，沿着闭孔动脉旁回流至髂内淋巴结。
- 向下：经会阴及大腿内侧下注入腹股沟淋巴结，最后回流至髂外或髂总淋巴结。

（2）直肠淋巴：直肠的淋巴器官或组织包括管壁内淋巴组织和管壁外淋巴结。前者包括黏膜层、黏膜下层、肌层的毛细淋巴管和淋巴管，后者则包括直肠旁淋巴结、直肠上淋巴结、骶淋巴结与臀下淋巴结。管壁内淋巴管网在直肠管壁外相互吻合、交织成丛，汇入直肠周围淋巴结，最后通过下列 4 条途径引流至腹主动脉周围的淋巴结或髂内淋巴结。

第一途径：收集直肠上、中、下三段淋巴液，是直肠淋巴回流的最重要通路。直肠旁淋巴结输出管沿直肠上动脉回流至直肠上淋巴结；随后，沿肠系膜下动脉汇入肠系膜根部的肠系膜下淋巴结。

第二途径：为侧方引流途径。直肠中、下段的部分淋巴管沿直肠下动脉回流汇入沿髂内动脉排列的髂内淋巴结，最终汇入髂总淋巴结。该段部分淋巴回流可不经髂内淋巴结而直接汇入髂总淋巴结。

第三途径：部分直肠管壁外淋巴管可汇入沿骶外侧和骶中动脉排列的骶淋巴结，随后回流至主动脉下淋巴结和髂总淋巴结。

第四途径：少数齿线上方的直肠集合淋巴管可沿直肠下动脉，经坐骨直肠间隙内淋巴结回流，沿阴部内动脉进入位于盆腔的臀下淋巴结，汇入髂内淋巴结或直接汇入髂总淋巴结。

1.6.3　肛管直肠周围神经

（1）肛管神经：齿线以上的肛管及其周围结构主要由阴部内神经的分支支配，齿线以下肛管皮肤的结构受躯体神经支配。肛管神经主要分支有肛门神经、会阴神经和肛尾神经（见图 1.16）。其中，对肛门功能起主要作用的是肛门神经，可分为内脏神经和躯体神经两类。

①内脏神经：来自盆神经丛的直肠下动脉神经丛分支经耻骨直肠肌上缘，即距齿线上方 2cm 以内传入肛管壁，以交感神经为主，支配肛门内括约肌、肛门皱皮肌、耻骨直肠肌等。

②躯体神经：肛管及肛周皮肤的感觉和运动由阴部神经支配。阴部神经起自骶神经 $S_2 \sim S_4$ 前根，可发出肛门神经分支，有时可与肛尾神经相吻合。此外，肛管上部皮肤内还含有丰富的感觉神经末梢。

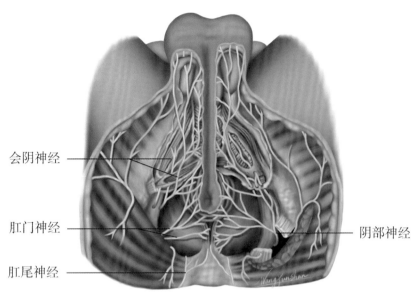

图 1.16　肛管神经支配

会阴神经

肛门神经

肛尾神经

阴部神经

（2）直肠神经：由交感神经和副交感神经支配，痛觉不敏感（见图 1.17）。

①交感神经：主要来自骶前神经丛（上腹下神经丛），该神经丛位于骶前，腹主动脉分叉下方，在直肠侧韧带两旁，与来自骶交感干的节后纤维和骶神经 $S_3 \sim S_4$ 的副交感神经形成盆神经丛（下腹下神经丛）。骶前神经损伤可导致精囊、前列腺失去收缩能力，不能射精。

②副交感神经：来自盆神经，对直肠功能的调节起主要作用，含有连接直肠壁便意感受器的副交感神经。直肠壁内的感受器在直肠上部较少，越往直肠下部则越多。骶神经 $S_2 \sim S_4$ 的副交感神经形成盆神经丛，分布于直肠、膀胱和海绵体，是支配排尿和阴茎勃起的主要神经，亦称勃起神经。

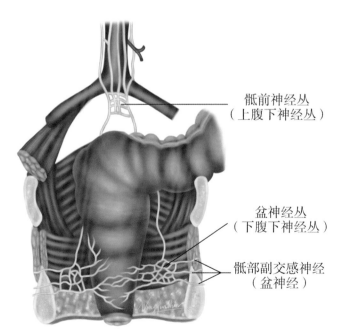

骶前神经丛
（上腹下神经丛）

盆神经丛
（下腹下神经丛）

骶部副交感神经
（盆神经）

图 1.17　直肠的神经支配

参 考 文 献

［1］张东铭.结直肠盆底外科解剖与手术学.合肥:安徽科学技术出版社,2013.

［2］刘树伟,邓雪飞,杨晓飞,等.临床解剖学:腹盆部分册.北京:人民卫生出版社,2014.

［3］Corman ML.CORMAN 结直肠外科学.傅传刚,汪建平,王杉,主译.上海:上海科学技术出版社,2016.

［4］ Beck DE,Steele SR,Wexner SD. Fundamentals of Anorectal Surgery. Cham, Switzerland:Springer,2019.

［5］ Steele SR,Hull TL,Hyman N,et al. The ASCRS Manual of Colon and Rectal Surgery. Cham,Switzerland:Springer,2019.

第2章 肛周克罗恩病流行病学与疾病进程

陈红锦　乔立超　杨柏霖

1938 年，Penner 和 Crohn[1]首先描述了肛瘘是节段性回肠炎的肛周表现。克罗恩病（Crohn's disease，CD）伴发肛周病变很常见，已逐渐被临床医生所认识，但因其临床表现复杂多样，故给临床医生诊断与治疗带来极大的挑战。目前已有研究表明，伴有肛周病变的克罗恩病患者与没有肛周病变的克罗恩病患者的疾病进程可能不同，药物或手术治疗的方式亦不完全相同。肛周克罗恩病（perianal Crohn's disease，pCD）是克罗恩病患者肛周病变的总称，包括肛管直肠瘘管性病变（肛周脓肿、肛瘘、直肠阴道瘘和直肠尿道瘘）和非瘘管性病变（皮赘、痔、溃疡、女性外阴转移性克罗恩病、直肠狭窄和恶性肿瘤）。肛周克罗恩病通常由长期、持续的肛管直肠炎症引起肛管直肠浅溃疡、深凿性深溃疡、淋巴水肿等，并进一步导致肛瘘、肛周脓肿和肛管直肠狭窄。肛周克罗恩病的疾病特点是瘘管反复发作、脓肿形成和肛周疼痛，患者的日常生活和生活质量严重受影响。肛周克罗恩病被认为是克罗恩病患者长期预后不良的高危因素，临床诊治复杂，往往需要多学科合作评估和治疗才能获得较好的治疗效果。

尽管肛周克罗恩病对克罗恩病临床诊治极其重要，但临床医生对肛周克罗恩病的发生率和疾病进程尚知之甚少。在克罗恩病的疾病进程中，除瘘管性病变外，也经常发生非瘘管性肛周病变，相关的临床流行病学报道却仅见于部分较大的炎症性肠病三级诊疗中心。需要强调的是，克罗恩病患者的肛周病变并非都与疾病本身相关。肛周克罗恩病可以被分为原发性病变、继发性病变和偶发性病变（见图 2.1）。原发性病变是由与肠道病变相似的特发性炎症过程引起的。肛管直肠和肠道存在相同的基本病变，包括浅溃疡、深凿溃疡（穿透性病变）和淋巴水肿。继发性病变是原发性炎症性病变机械损伤或感染导致的并发症，肛管直肠局部解剖结构和感染性病变播散途径是这些病变的原因。偶发性病变（如痔、肛瘘癌变等）与克罗恩病本身没有直接关系。但无论是克罗恩病导致的原发性病变，还是继发性病变或偶发性病变，对于克罗恩病患者出现的任何肛周病变都应当与非克罗恩病患者的肛周病变区分对待，需要采用不同的治疗方案。因此，临床研究常将三者均纳入肛周克罗恩病[2]。

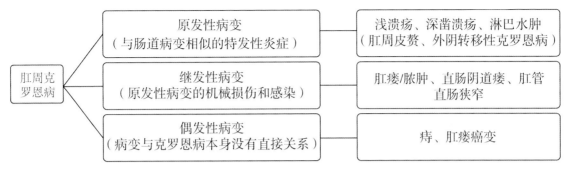

图 2.1　常见肛周克罗恩病的分类

2.1　流行病学

　　肛周克罗恩病的累积发病率随着疾病病程的延长而增加。当疾病持续 20 年时,多达 40% 的克罗恩病患者会出现肛周病变,其中肛瘘是最常见的肛周病变。一项来自新西兰的基于人群的调查研究显示,从克罗恩病确诊开始,中位随访时间 9 年(2 个月～45 年),26.6% (190/715)的克罗恩病患者伴有症状性肛周病变;肛周克罗恩病患者的中位年龄为 37 岁(4～82 岁),女性占比为 58.4%;发生时间从克罗恩病诊断前 18 年到确诊后 33 年不等;肛瘘是其中最常见的病变(50%),其次为肛周脓肿(42.1%)、肛裂(32.6%)、肛周皮赘(11.1%)、肛管直肠狭窄(7.4%)和痔疮(1.6%);在克罗恩病确诊后的 10 年和 20 年内发生各种类型肛周克罗恩病的累积发病率分别为 29.8% 和 42.7%,其中肛瘘的累积发病率分别为 16.9% 和 28.3%[2]。活动性肛周病变通常与肠道疾病活动相关。研究表明,种族可能是克罗恩病患者发生肛周病变的一个因素。西方国家克罗恩病患者肛周病变 10 年累积发病率为 14%～37%,而在亚洲国家通常为 37%～50%。Schwartz 等[3]基于美国明尼苏达州奥姆斯特德县人群的研究发现,肛周克罗恩病的 1 年、5 年、10 年和 20 年累积发病率分别为 12%、15%、21% 和 26%。Ng 等[4]对比研究亚洲地区和澳大利亚炎症性肠病的流行病学和疾病表型发现,复杂性疾病表型(狭窄、穿透或肛周病变)在亚洲人群中更为常见(52% vs. 24%,$P=$ 0.01);肛周病变在中国大陆更为常见。

　　研究表明,肛周克罗恩病与肠道疾病的部位有明确的发病关系,回肠型克罗恩病患者伴有肛周病变的发生率为 6%～27%,回结肠型克罗恩病患者伴有肛周病变的发生率为 8%～53%,结肠型克罗恩病患者伴有肛周病变的发生率为 46%～68%,直肠病变者伴有肛周病变的发生率为 62.5%～100%[5-6]。1/3 的克罗恩病患者在疾病进程中至少会发生一次瘘管性病变,其中最常见的为肛周瘘管型病变。Schwarez 等[3]针对克罗恩病患者瘘管型病变分布的研究表明,肛瘘占比 54%、肠-肠瘘 24%、直肠阴道瘘 9%、肠-皮瘘 6%、肠-膀胱瘘 3% 和肠-腹腔瘘 3%。肛周瘘管型克罗恩病(perianal fistulizing Crhon's disease,PFCD)的累积发病率随着克罗恩病持续时间的增加而增加,且患病率因肠道疾病部位不同而异。单独的回肠病变很少伴发肛瘘;而一旦直肠受累,其发病率显著增加。没有肠道症状而仅表现为肛周病变的,约占克罗恩病患者的 1%～5%[7]。

尽管肛周克罗恩病可以单独出现,但多数患者肛周克罗恩病与肠道病变并存。肛周克罗恩病的主要表型为肛瘘、肛管直肠狭窄和肛管溃疡,肛管直肠狭窄常与其他肛周病变(如溃疡、肛瘘等)共同出现。法国雷恩大学附属医院的一项前瞻性研究纳入了 282 例连续随访的克罗恩病患者,其中 54.6%(154/282)有肛管溃疡,41.8%(118/282)有肛瘘,17.4%(49/282)存在肛管直肠狭窄,仅 33.3%(94/282)的患者无肛周病变;超过一半的肛管溃疡患者(56.5%,87/154)伴有肛瘘,仅约 1/3 的患者(35.7%,55/154)表现为独立肛管溃疡;93.9%(46/49)的肛管直肠狭窄患者同时伴有其他肛周病变[8]。

2.2 解剖与病理基础

Hughes 基于外科解剖将克罗恩病肛周病变分为原发性病变、原发病变因机械和(或)由感染导致的继发性病变[9-10]。原发性病变反映了克罗恩病的疾病活动,在近端肠道炎症活动时,常会发作;而肠道炎症控制时,会有所改善。克罗恩病相关的肛管浅溃疡类似于肠道的纵形溃疡,而肛周皮赘则是皮下组织广泛的淋巴水肿。原发性肛周克罗恩病主要局限在肛管直肠皮肤黏膜交界处:包括肛管的柱状上皮和移行上皮,以及向上延续 1～2cm 的直肠黏膜。单纯的浅溃疡通常累及远端肛管的鳞状上皮,而透壁性深溃疡常发生于肛管近端和邻近的直肠黏膜。肛周皮肤常因肛瘘受累;但肛管溃疡很少向肛周皮肤扩展,一旦出现肛周皮肤溃疡,预示急性侵袭性疾病。穴样溃疡(cavitating ulcer)和狭窄是肛周克罗恩病的典型特征,通常侵犯远端直肠黏膜。近端直肠病变可能与邻近的结肠克罗恩病有关,病变性质与结肠克罗恩病类似,与远端直肠 1～2cm 处肛周克罗恩病特征不同。

原发性肛周病变与小肠病变类似,溃疡可能是浅表或深凿的(见图 2.2)。经典的无痛性肛管上皮/黏膜纵形浅溃疡(文献亦称"肛裂")通常位于肛管部位,在各个象限(U1a、U1b)均可见。浅溃疡多继发形成低位肛瘘或括约肌间瘘,类似于小肠穿透性溃疡所导致的直肠系膜脓肿或内瘘。深溃疡通常位于肛管直肠环平面(U2a、U2b),深溃疡继发的脓肿或瘘管常形成高位复杂性肛瘘,在女性前侧则形成肛门前庭/阴道瘘或直肠阴道瘘(F1b)。与肛瘘相关的疾病特征性过程是炎症向正常组织内穿凿性侵蚀,肉芽组织过度生长,但很少出现浓稠脓液;另一个明显的特征是肛瘘向上穿透肛提肌并形成较大的马蹄形盲腔(F2a),炎症反复发作并最终形成致密的直肠狭窄(S2b)。

克罗恩病相关的肠道狭窄最常见的部位在末端回肠、肛管和直肠远端,近端直肠狭窄并不常见。肛管狭窄与低位直肠狭窄在发生机制上有区别。肛管狭窄很少出现因广泛感染导致的器质性狭窄,多数是由炎症刺激内括约肌痉挛所致,在麻醉状态下可以放松。而直肠狭窄往往是器质性狭窄,常位于肛管直肠交界处或者直肠远端 1～2cm。狭窄早期是肠道炎症、水肿,伴有肠壁肌层肥厚,这种狭窄很少引起临床症状。但随着肠壁结构和直肠周围组织结构被反复破坏,组织结构被纤维化替代,最终出现纤维化狭窄。直肠狭窄分为两种类型(见图2.3):①局部环周、浅溃疡反复发生、修复,向腔内增生突起的膜性狭窄(S1b);②继发于反复发生的深溃疡和(或)肛管直肠深部瘘管/脓肿形成的致密纤维组织性管状狭窄(S2b)。这种狭窄是逐渐进展的,患者常因逐步适应而未表现出狭窄的症状。肛管直肠狭窄最终导致排便困难,但由于直肠容量下降、近端肠道炎症引起腹泻,所以患者往往表现为排便困难与肛门失禁共存。局部扩肛手术虽然可以缓解肛管直肠狭窄,但又不可避免地增加了肛门失禁的风险,最终患者不得不接受腹会阴联合切除手术及永久性肠造口。

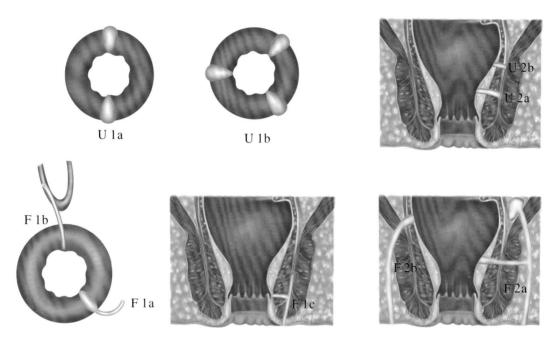

图 2.2　肛管直肠溃疡与肛周瘘管型病变(U:溃疡;F:肛瘘)。U1a:中线浅溃疡;U1b:侧方浅溃疡;U2a:肛管深溃疡;U2b:直肠深溃疡。F1a:肛周低位瘘管;F1b:肛管/直肠阴道瘘;F1c:括约肌间肛瘘;F2a:瘘管穿过外括约肌,并可能向上穿透肛提肌形成盲腔;F2b:括约肌外侧瘘

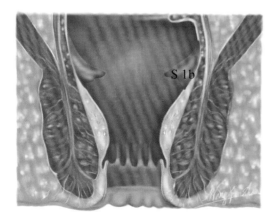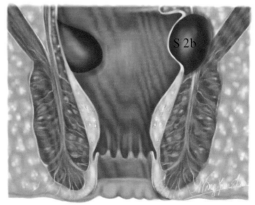

图 2.3　直肠狭窄(S1b:膜状狭窄;S2b:管状狭窄)

2.3　肛周克罗恩病疾病进程

Zhao 等[11]基于丹麦哥本哈根等两个城市人群，经过 10 年前瞻性随访，研究克罗恩病患者肛周病变的疾病进程，肛周克罗恩病在 213 例患者中的发生率为 22.5%（48/213），其中 43.8%（21/48）的克罗恩病患者在诊断时伴有肛周病变，56.2%（27/48）的患者在克罗恩病诊断后发生肛周病变（中位时间为 2.92 年，1.4～6.5 年）；16.0%（34/213）的患者发生肛瘘，18.3% 的患者（39/213）发生肛周脓肿，11.7%（25/213）的患者同时存在肛瘘和肛周脓肿；肛周克罗恩病的 1 年、5 年和 10 年的累积发病率分别为 15%、19% 和 25%。罗切斯特流行病学项目（Rochester Epidemiology Project，REP）数据库内 1970—2010 年美国明尼苏达州奥姆斯特德地区克罗恩病患者肛周瘘管型克罗恩病的疾病进程显示，20.5%（85/414）的患者至少出现过 1 次肛瘘或直肠阴道瘘。这些患者的平均发病年龄为 26 岁，女性占 49.4%；60.0%（51/85）的患者以肛瘘或直肠阴道瘘为首发症状，平均克罗恩病确诊时间为 4.4 年（6 天～22.6 年）；在长期随访中，15.3%（13/85）的患者在随访过程中形成直肠阴道瘘；肛瘘或直肠阴道瘘在克罗恩病确诊后的 1 年、5 年、10 年、20 年和 30～40 年的累积发病率分别为 11%、15%、18%、23% 和 24%[12]。

与非克罗恩病的腺源性肛瘘/脓肿相比较，克罗恩病相关的肛瘘和肛周脓肿存在显著的诊断延迟，肛周脓肿引流术后更易形成肛瘘。Sahnan 等[13]统计分析了英国的国家疾病统计数据库（Hospital Episode Statistics，HES）1997—2012 年的 158713 名接受肛周脓肿引流手术患者的数据，结果显示炎症性肠病患者肛周脓肿引流术后肛瘘发生率显著升高（腺源性为 15.5%；溃疡性结肠炎为 26.7%；克罗恩病为 47.2%）。42.5%（3218/7571）的患者在发生肛周脓肿前已经确诊克罗恩病，16.0%（1209/7571）的患者在肛周脓肿引流期间确诊克罗恩病，41.5%（3144/7571）在中位延误时间 14 个月（i.q.r 4—40）后确诊克罗恩病；在克罗恩病延误诊断的患者中，54.9%（1725/3144）形成肛瘘，其中 958 例患者在肛瘘治疗期间克罗恩病诊断延误，中位延误时间为 5 个月（i.q.r 2—20）。我们分析了江苏省和浙江省三家医疗中心 265 例克罗恩病诊断延误情况，结果显示伴有肛周病变的患者存在更长时间的克罗恩病诊断延误（见表 2-1）。66.8%（177/265）的患者伴有肛周病变，以肛周病变为首发症状的患者临床诊断存在明显延误，中位延误时间为 13 个月（i.q.r 5—30）；医生临床诊断导致的延误明显，中位时间为 8 个月（i.q.r 2—25）。与没有延误诊断的患者相比，延误诊断的患者在脓肿引流术后更易形成肛瘘（$P=0.03$），一线治疗更多采用抗 TNF-α 制剂（$P<0.001$）。

表 2-1　265 例肛周瘘管型克罗恩病临床与诊断延误状况

	肛瘘发生在克罗恩病确诊之前	肛瘘发生在克罗恩病确诊时或之后	不伴有肛瘘的克罗恩病	P
病例/n(%)	124(46.8)	53(20)	88(33.2)	
性别/n(%)				0.02
男性	97(78.2)	38(71.7)	53(60.2)	
女性	27(21.8)	15(28.3)	35(39.8)	
年龄/平均(SD)	28.3(8.9)	29.5(9.7)	29.4(10.2)	0.91
病程[月]/中位(i.q.r)	30(16—57)	61(32.5—107.5)	37(17.5—71)	<0.001
吸烟史/n(%)				0.43
从不	94(75.8)	41(77.3)	69(78.4)	
戒烟	27(21.8)	10(18.9)	13(14.8)	
吸烟	3(2.4)	2(3.8)	6(6.8)	
初始临床症状				
肠道	28(22.6)	28(52.8)	67(76.1)	<0.001
肛周	92(74.2)	20(37.7)	16(18.2)	
肠外	4(3.2)	5(9.5)	5(5.7)	
年龄分类/年				
A1	10(8.1)	8(15.2)	18(20.5)	0.12
A2	106(85.5)	41(77.3)	63(71.6)	
A3	8(6.4)	4(7.5)	7(7.9)	
病变位置				
L1	52(41.9)	15(28.3)	34(38.6)	0.05
L2	19(15.3)	13(24.5)	7(8.0)	
L3	53(42.8)	25(47.2)	47(53.4)	
疾病行为				
B1	77(62.1)	25(47.2)	47(53.4)	0.36
B2	39(31.4)	25(47.2)	35(39.8)	
B3	8(6.5)	3(5.6)	6(6.8)	
诊断延误状况				
症状出现到就诊时间(月)/中位(i.q.r)	1(0—4.5)	1(0—4)	0(0—6)	0.84
就诊到克罗恩病确诊时间(月)/中位(i.q.r)	8(2—25)	1(0—8.5)	2(0—19.5)	<0.001
症状出现到就诊时间(月)/中位(i.q.r)	13(5—30)	2(1—16.5)	6(1—35)	<0.001

续表

	肛瘘发生在克罗恩病确诊之前	肛瘘发生在克罗恩病确诊时或之后	不伴有肛瘘的克罗恩病	P
药物治疗				
5-ASA	55(44.4%)	29(54.7%)	47(53.4%)	0.30
免疫抑制剂	11(8.9%)	8(15.1%)	19(21.6%)	0.03
Anti-TNF 制剂	52(41.9%)	12(22.6%)	14(15.9%)	<0.001
其他治疗	6(4.8%)	4(7.6%)	8(9.1%)	0.46

肛管直肠狭窄往往预示结局不良。但由于研究样本量小，大多为回顾性研究且缺少对照组，研究结果缺乏说服力，所以对肛周克罗恩病患者的肛管直肠狭窄评估、治疗和预后仍然充满挑战。慢性溃疡、肛瘘、肛周脓肿和直肠炎症都可能导致肛管直肠狭窄。尽管肛管直肠狭窄在肛周克罗恩病患者中很常见，但是由于克罗恩病患者可能腹泻或大便不成形，或因前期手术等导致狭窄症状不明显，很多患者是因肛瘘或肛周脓肿就诊检查才得以确诊。Linares 等[14]对 44 例肛管直肠狭窄患者进行跟踪随访研究，结果显示，50%的狭窄位于直肠，34%位于肛管；多数患者同时伴有直肠炎症，且 50%的患者伴有肛周脓肿；尽管多数患者经过扩肛，症状可以得到改善，但 43%的患者最终不得不接受直肠切除术。

传统药物：如 5-氨基水杨酸(5-ASA)、抗生素和免疫抑制剂，对克罗恩病患者(尤其伴有肛周病变的患者)的治疗效果不佳，外科手术一直是克罗恩病(包括肛周克罗恩病)的主要治疗手段。然而，近 20 年来，抗 TNF-α 单抗的临床应用极大地改变了克罗恩病临床治疗结局和疾病的发展进程。ACCENT I 临床研究中，46%的患者接受 3 次 5mg/kg 英夫利昔单抗(infliximab,IFX)诱导治疗后肛瘘完全闭合，闭合的中位时间为 12 周。在 ACCENT II 临床试验中，63%的接受英夫利昔单抗治疗的克罗恩病患者在 14 周达到瘘管闭合，36%在 52 周依然保持瘘管闭合；而接受安慰剂治疗的患者，仅 19%达到瘘管闭合。基于"top to down"的积极治疗策略，早期应用抗 TNF-α 单抗对肛周克罗恩病患者疾病控制、减少住院和减少外科手术次数有极其重要意义。Sauk 等[15]研究分析了麻省总医院 2000－2011 年粪便转流、挂线治疗、麻醉下探查和肛瘘切开术治疗肛周克罗恩病患者的临床趋势，需要肛周手术干预的肛周克罗恩病患者比例在 2000－2011 年呈时间区段下降，尤其是需要粪便转流手术的比例急剧下降。2000－2002 年(生物制剂临床应用前)，18%(26/147)的肛周克罗恩病患者需要接受粪便转流手术；而在 2009－2011 年，该比例仅为 10%(72/731)。同样，肛周手术率也呈下降趋势[27.2%(40/147,2000—2002)vs.17.9%(131/731,2009—2011)]，这种下降趋势主要集中在生物制剂进入临床应用的前 6 年，随后下降趋势达到平稳状态。Chhaya 等[16]研究分析了英国临床实践研究数据库(Clinical Practice Research Database,CPRD)1989－2009 年肛周手术的趋势，相比于应用生物制剂之前，克罗恩病患者确诊伴有肛周克罗恩病后更多地使用生物制剂(12.5% vs.45.8%)，肛周脓肿切开引流手术的比例从 34%上升到 58%，而直肠切除手术的比例从 16%下降到 6%。同样，Jones 和 Finlayson[17]分析了 1993－2004 年美国国家住院数据库(Nationwide Inpatient Sample,NIS)，结果显示英夫利昔单抗使用后肛周脓肿手术率增高了 3 倍。这些结果反映了随着抗 TNF-α 单抗临床使用的增加，肛瘘外口闭合过快会促使肛周脓肿形成，进一步强调肛周克罗恩病需采用外科手术与内科治疗相结合的多模式治疗方式。

克罗恩病的疾病行为主要基于是否存在纤维化狭窄或瘘管性病变等肠道并发症，患者常因慢性症状性炎症和（或）肠道不可逆性病变或肠道切除而致残。克罗恩病是动态进展疾病，早期或晚期并发症都是疾病自然病程的一部分。随着时间延长，疾病从炎症进展到狭窄或穿透性并发症。回肠型克罗恩病多数伴有狭窄性病变，而结肠型克罗恩病多数会形成穿透性病变。这些并发症常发生在疾病诊断后的 5 年内，使几乎 50％ 的患者在 10 年后发展为纤维化狭窄或穿透性疾病，并影响疾病进程[18-19]。2000 年，根据疾病诊断时的年龄、部位和行为（炎症性、狭窄性和穿透性），推出克罗恩病维也纳分类系统[20]。然而，进一步研究发现，肠道穿透性病变与肛周穿透性病变患者亚组之间存在明显的临床症状与治疗结局的差异。2006 年，蒙特利尔分类修订未再把肛周病变归类为穿透性疾病，而是将肛周病变独立于其他疾病行为[21]。研究显示，肛周克罗恩病的进展与复杂疾病行为的快速进展和病变位置相关，伴有肛周病变的克罗恩病患者结肠病变更为常见，并存在更严重的疾病进程，单独的肛周手术或药物治疗常常无法实现长期的维持缓解，需要频繁使用生物制剂或免疫抑制剂治疗[22-23]。反复多次的手术和肛周病变相关症状，如肛周分泌物、疼痛和肛门失禁，对患者的社交活动和性生活产生很大的影响，严重影响患者的生活质量。

对临床医师而言，结肠和肛周克罗恩病的药物治疗之路依然艰难，有极强的挑战性，最终约 25％～30％ 的患者不可避免地需要接受造口或直肠切除手术。Galandiuk 等[24]统计分析了美国 Louisville 医院 1997 年之后连续 356 例克罗恩病患者，24.2％（86/356）的患者伴有肛周病变，共接受了 344 次手术治疗；平均随访 6.5 年后，48.8％（42/86）的患者最终接受永久性粪便转流手术，其中 65.6％（21/32）的肛管直肠狭窄患者和 60.0％（12/20）的直肠阴道瘘患者最终需要进行永久性粪便转流手术；单、多因素分析显示，结肠病变伴有肛周克罗恩病是造口转流手术的高危因素。尽管生物制剂治疗在一定程度上改变了肠道和肛周疾病的进程，但是伴有复杂性肛瘘或直肠狭窄的患者在接受造口后，造口回纳的可能性很低。Sauk 等[15]报道了 1991—2011 年在美国麻省总医院因肛周克罗恩病而接受造口粪便转流手术的患者，83.7％（41/49）的患者在接受造口前接受了免疫抑制剂治疗，87.8％（43/49）的患者接受生物制剂治疗，其中 40.8％（20/49）的患者接受过多种生物制剂治疗；仅 30.6％（15/49）的患者得以造口回纳，在粪便转流后继续进行生物治疗的患者（$n=35$）与未接受生物治疗的患者（$n=14$）中造口回纳率无显著性差异（34％ vs. 21％，$P>0.05$）；然而，到随访结束时，66.7％（10/15）造口回纳的患者在平均 3 年的时间内再次接受粪便转流手术，而另 5 例患者需要多次接受手术治疗控制肛周感染。对于伴有复杂性肛瘘、直肠狭窄或其他严重肛周病变的克罗恩病患者而言，该结果非常令人遗憾。

参 考 文 献

［1］Penner A，Crohn BB. Perianal fistulae as a complication of regional ileitis. Ann Surg，1938，108：867－873.

［2］Eglinton TW，Barclay ML，Gearry RB，et al. The spectrum of perianal Crohn's disease in a population-based cohort. Dis Colon Rectum，2012，55（7）：773－777.

［3］Schwartz DA，Loftus EV Jr，Tremaine WJ，et al. The natural history of fistulizing Crohn's disease in Olmsted County，Minnesota. Gastroenterology，2002，122（4）：875－880.

［4］Ng SC，Tang W，Ching JY，et al. Incidence and phenotype of inflammatory bowel disease based on results from the Asia-pacific Crohn's and colitis epidemiology study. Gastroenterology，2013，145（1）：158－165.

［5］Hellers G，Bergstrand O，Ewerth S，et al. Occurrence and outcome after primary treatment of anal fistulae in Crohn's disease. Gut，1980，21（6）：525－527.

［6］丁义江，杨柏霖. 肛周克罗恩病诊断与治疗. 中华胃肠外科杂志，2005，8（2）：376－378.

［7］Lockhart-Mummery HE. Symposium. Crohn's disease：anal lesions. Dis Colon Rectum，1975，18（3）：200－202.

［8］Wallenhorst T，Brochard C，Le Balch E，et al. Anal ulcerations in Crohn's disease：Natural history in the era of biological therapy. Dig Liver Dis，2017，49（11）：1191－1195.

［9］Hughes LE. Clinical classification of perianal Crohn's disease. Dis Colon Rectum，1992，35（10）：928－932.

［10］Hughes LE. Surgical pathology and management of anorectal Crohn's disease. J R Soc Med，1978，71（9）：644－651.

［11］Zhao M，Lo BZS，Vester-Andersen MK，et al. A 10-year follow-up study of the natural history of perianal Crohn's disease in a danish population-based inception cohort. Inflamm Bowel Dis，2019，25（7）：1227－1236.

［12］Park SH，Aniwan S，Scott Harmsen W，et al. Update on the natural course of fistulizing perianal Crohn's disease in a population-based cohort. Inflamm Bowel Dis，2019，25（6）：1054－1060.

［13］Sahnan K，Askari A，Adegbola SO，et al. Natural history of anorectal sepsis. Br J Surg，2017，104（13）：1857－1865.

［14］Linares L，Moreira LF，Andrews H，et al. Natural history and treatment of anorectal strictures complicating Crohn's disease. Br J Surg，1988，75（7）：653－655.

［15］Sauk J，Nguyen D，Yajnik V，et al. Natural history of perianal Crohn's disease after fecal diversion. Inflamm Bowel Dis，2014，20（12）：2260－2265.

［16］Chhaya V，Saxena S，Cecil E，et al. Emerging trends and risk factors for perianal surgery in Crohn's disease：a 20-year national population-based cohort study. Eur J Gastroenterol Hepatol，2016，28(8)：890－895.

［17］Jones DW，Finlayson SR. Trends in surgery for Crohn's disease in the era of infliximab. Ann Surg，2010，252(2)：307－312.

［18］Veloso FT. Clinical predictors of Crohn's disease course. Eur J Gastroenterol Hepatol，2016，28(10)：1122－1125.

［19］Thia KT，Sandborn WJ，Harmsen WS，et al. Risk factors associated with progression to intestinal complications of Crohn's disease in a population-based cohort. Gastroenterology，2010，139(4)：1147－1155.

［20］Gasche C，Scholmerich J，Brynskov J，et al. A simple classification of Crohn's disease：report of the Working Party for the World Congresses of Gastroenterology，Vienna 1998. Inflamm Bowel Dis，2000，6(1)：8－15.

［21］Silverberg MS，Satsangi J，Ahmad T，et al. Toward an integrated clinical，molecular and serological classification of inflammatory bowel disease：report of a Working Party of the 2005 Montreal World Congress of Gastroenterology. Can J Gastroenterol，2005，19(Suppl A)：5A－36A.

［22］Beaugerie L，Sokol H. Clinical，serological and genetic predictors of inflammatory bowel disease course. World J Gastroenterol，2012，18(29)：3806－3813.

［23］Schwartz DA，Ghazi LJ，Regueiro M，et al. Guidelines for the multidisciplinary management of Crohn's perianal fistulas：summary statement. Inflamm Bowel Dis，2015，21(4)：723－730.

［24］Galandiuk S，Kimberling J，Al-Mishlab TG，et al. Perianal Crohn disease：predictors of need for permanent diversion. Ann Surg，2005，241(5)：796－802.

第3章　肛周克罗恩病病因与病理

王耀辉

克罗恩病(Crohn's disease,CD)可以累及消化道从口腔至肛门的任何部位,以节段性、跳跃性分布为特点,最常见于回肠末端和邻近结肠。克罗恩病伴发肛周病变被称为肛周克罗恩病(perianal Crohn's disease,pCD)。肛周克罗恩病是疾病活动的重要体现,可以出现在克罗恩病诊断时或诊断前后。肛周克罗恩病包括瘘管型病变(如脓肿和瘘管)和非瘘管型病变(如痔疮、皮赘、肛裂、肛管溃疡、肛管直肠狭窄、癌症等)[1-2]。肛裂、肛管溃疡属于早期病变,由肠道炎症引起,随后继发为脓肿和瘘管,而狭窄是长期病变的结果。

3.1　病因及发病机制

克罗恩病是病因及发病机制尚不清楚的一种慢性非特异性肠道炎性疾病,其病因及发病机制涉及遗传易感性、免疫失调、环境及异常的微生物诱导反应。目前的理论认为,克罗恩病是在基因易感人群,由特定的环境因素触发,黏膜免疫系统对肠腔内抗原物质(如共生菌)异常免疫应答持续激活造成的肠道损伤。克罗恩病发展至肛周克罗恩病的确切病因还不确定,关于肛周克罗恩病的诱发因素还未深入研究。克罗恩病结肠和(或)直肠受累患者比单纯小肠受累患者更易发生肛周病变[2-3]。本节主要讨论肛周克罗恩病的病因及发病机制,特别是瘘管发生的危险因素及发病机制。

3.1.1　性别与年龄

性别可能是肛周克罗恩病的一个危险因素,但根据目前的数据尚未能对男性还是女性更易伴发肛周克罗恩病做出定论[2-3]。克罗恩病确诊时低龄与肛周克罗恩病的发生密切相关。研究显示,伴有肛周病变的克罗恩病患者发病年龄和确诊年龄显著低于不伴有肛周病变的克罗恩病患者(发病年龄:25.3 岁±9.40 岁 vs.29.0 岁±10.92 岁,$P=0.0003$;确诊年龄:27.7岁±10.02 岁 vs.31.8 岁±11.19 岁,$P=0.0001$),既往吸烟者($OR=0.209$)、B2 疾病行为(狭窄)($OR=0.514$)、L3 疾病部位(回结肠)($OR=3.052$)与肛周病变相关[4]。相对于白种人,亚洲克罗恩病患者更易发生肛周病变[5]。吸烟、克罗恩病疾病控制不良与肛周克罗恩病的发生密切相关[6],但亦有报道称吸烟不是瘘管型肛周病变的预测因子[7]。

3.1.2　遗传因素

炎症性肠病(inflammatory bowel disease,IBD)具有遗传易感性,克罗恩病具有比溃疡性结肠炎(ulcerative colitis,UC)更显著的遗传相关性。克罗恩病遗传因素的重要性已通过遗传预测得到证实,克罗恩病患者家族的后代患病年龄更小,且患病的部位和临床类型相似。如果父母双方都患有克罗恩病,1/3 的子代也会患病;单卵双生子克罗恩病的一致性为 $20\%\sim50\%$,异卵双生子克罗恩病的一致性为 10%,提示克罗恩病存在遗传易感性[8]。虽然家族史是预测克罗恩病的重要指标,但是并没有发现克罗恩病家族史可以用来预测肛周克罗恩病[3]。遗传因素可以帮助更好地理解病因,为肛周克罗恩病的发病机制提供线索,对患者危险分层、改进疾病分类和新治疗靶点的研究均具有重要意义。近年来,克罗恩病相关基因的研究不断进展,包括不同生物学途径的基因,如先天模式识别、上皮屏障内环境平衡和上皮屏障完整性的维持、淋巴细胞分化和自噬等方面[9]。目前,克罗恩病肛周病变相关的基因尚不明确,可能的诱发基因主要如下。

1.NOD2/CARD15 基因

核苷酸结合寡聚化结构域蛋白 2(nucleotide-binding oligomerization domain 2,NOD2)基因位于 16q12,是最早发现的与克罗恩病相关的基因,后被命名为胱冬蛋白酶激活与募集区(caspase recruitment domain containing protein 15,CARD15)。NOD2/CARD15 蛋白属于细胞内的模式识别受体,主要表达于单核巨噬细胞,在固有免疫中发挥作用。目前,其与肛周克罗恩病的相关性尚无得出定论,除阴性结果外[3,6],有报道称在 3 种主要单核苷酸多态性(single nucleotide polymorphism,SNP)位点(rs2066844,rs2066845 和 rs2066847)的克罗恩病阴性患者中,rs72796353(IVS4+10 A>C)与肛周瘘管的发生显著相关[10]。也有报道称,至少携带 3 种主要 SNP(rs2066844,rs2066845 和 rs2066847)之一的患者,肛周病变的风险明显提高(OR=2.46)[11]。NOD2/CARD15 基因状态也影响抗生素对肛瘘的治疗效果,有突变的患者对抗生素的反应更差[7,12]。

2.IBD5 基因

IBD5 基因位于染色体 5q31,与克罗恩病易感相关,在肛周克罗恩病患者中意义更明确[13]。位于 IBD5 基因簇内的肉毒碱/有机阳离子转运体(organic cation/carnitine transporter,OCTN)基因的变异与肛周克罗恩病的表型有关[14]。研究认为,肉毒碱是线粒体中长链脂肪酸氧化的重要辅助因子,肉毒碱转运减少可导致肠上皮脂肪酸氧化受损,OCTN 表达和功能下降,进而减少肉毒碱的转运,并减少生理性化合物的吸收,同时增加来自细菌分解代谢等的潜在毒素的吸收,从而引起炎症反应。

3.IRGM 基因

免疫相关 GTPase 家族 M 蛋白(immunity-related GTPase family M protein,IRGM)是位

于染色体 5q33.1 的一个克罗恩病易感位点。IGRM 表达于人体多种细胞，在固有免疫中发挥重要作用，其通过自噬途径消除细胞内病原体。其 SNP 增加了肛周疾病的发生风险，如 rs13361189 增加了发生克罗恩病肛周病变的风险（OR＝1.91）[15]，rs4958847 导致肛周瘘管的发生风险增加（OR＝1.55）[16]。国内研究发现，rs72553867 也是肛周克罗恩病相关瘘管的易感因子（OR＝1.770）[17]。

4.其他基因

其他基因也涉及肛周克罗恩病，特别是瘘管的发病风险，比如：如果有 IL-10R 突变，则可预测肛周克罗恩病的早期发病和严重程度[18]；自噬相关基因 16L1（autophagy-related 16-like 1，ATG16L1）基因，携带 G 等位基因 rs2241880 与肛周受累有关（OR＝1.19）[19]；肿瘤坏死因子超家族-15（tumor necrosis factor superfamily，TNFSF15）基因 SNP rs4574921 CC 基因型是肛周瘘管独立的预测因子（OR＝2.386）[20]。国内研究显示，NKX2－3 基因的 rs4409764（OR＝1.886）和 AOX1 基因的 rs3731772（OR＝2.131）也是肛周克罗恩病相关瘘管的易感因子[17]。

3.1.3　肠道微生物及炎症因子

早期研究表明，革兰氏阳性菌，特别是葡萄球菌、链球菌和棒状杆菌，主要存在于克罗恩病相关肛瘘；而革兰氏阴性肠内菌较多见于普通肛瘘。随后的研究并未发现明确的相关细菌，而是提示在人体免疫系统杀灭细菌后，其残余物继续驱动瘘管腔内的炎症反应[21]。有研究提示，抗生素作为免疫调节和抗肿瘤坏死因子药物的辅剂，获益通常是短暂的；停止抗生素治疗后，肛周克罗恩病相关病变常复发[22]。病毒在肠道克罗恩病的研究是一个新兴的领域，如诺瓦克病毒与克罗恩病发病风险增加有关[23]。其可能与细菌多样性减少有关（菌群失调），当肠道丝状细菌定植时，可抑制诺瓦克病毒相关肠炎[24]。病毒对肛周克罗恩病的影响鲜有研究。

3.1.4　瘘管形成

肛周瘘管（简称肛瘘）是直肠或肛管与肛周皮肤之间的一种异常通道，一般由肛周脓肿继发。在克罗恩病相关肛周病变中，瘘管是最常见的，约 1/4 的克罗恩病患者存在肛周瘘管，病变复发频繁，对患者的生活质量有重大的负面影响，是克罗恩病患者长期预后差的一个预测因素。

1.形成机制

肛瘘是克罗恩病常见且严重影响预后的病变。关于克罗恩病肛瘘发病机制的研究较多。目前普遍认为，克罗恩病的特征是透壁性炎症，累及直肠的病变最初形成溃疡，随后持续暴露在粪便和排便引起的压力下，扩展形成穿透性亚临床瘘；或者感染的肛门腺体形成脓肿穿透括约肌间隙，形成瘘管。

克罗恩病肛瘘的形成主要涉及两种分子机制，即上皮-间质转化（epithelial stromal transformation，EMT）和基质金属蛋白酶（matrix metalloproteinase，MMP）[25-26]。由于持续

的炎症过程引起上皮屏障缺陷,上皮细胞向损伤部位迁移,转化生长因子-β(transforming growth factor-β,TGF-β)和肿瘤坏死因子(tumor necrosis factor,TNF)诱导上皮细胞转化为间充质细胞,下调黏附分子(如 E-cadherin)的表达和激活 β-连环蛋白(β-catenin),上调转录因子(如 SNAI1、SLUG 等)的表达,上皮细胞转化为迁移和穿透邻近组织能力更强的肌纤维母细胞;基质金属蛋白酶可以降解细胞外基质的所有成分,渗透相邻组织层。总之,黏膜损伤加上修复机制的缺陷,最终与其他器官或皮肤表面建立连接形成瘘管/窦道。

2.瘘管上皮化

在 1/3 以上的肛周克罗恩病瘘管中发现上皮化生,瘘管上皮化可阻止瘘管闭合,成为肛瘘持续存在的重要因素。近年来,瘘管上皮化也引起临床研究者的关注。瘘管上皮化与瘘管持续时间之间的关系尚不明确,通常认为在瘘管愈合过程或者有异物(如挂线)的情况下(而非急性活动期)形成。内衬上皮可见于窦道各个部位,更常见于窦道内部开口附近。肛周克罗恩病瘘管内侧主要为 T 淋巴细胞浸润,其外围有组织细胞和 B 淋巴细胞聚集,不同于普通瘘管壁肉芽组织(以组织细胞为主)[27]。虽然瘘管上皮化可阻止瘘管闭合,但也具有免疫功能,除物理屏障外,上皮细胞还可通过分泌具有抗菌活性的物质保护黏膜表面免受细菌、真菌、病毒等的感染。

3.2　病　理

克罗恩病缺乏诊断的金标准,需结合临床表现、实验室检查、内镜检查、影像学检查和组织病理学检查进行综合分析并密切随访。同时,克罗恩病尚缺乏病理学诊断标准,黏膜活检病理对克罗恩病的诊断和鉴别诊断十分重要,特别是多部位、多点活检(包括病变部位和非病变部位)。克罗恩病的组织病理学特征包括炎症呈节段性分布,伴淋巴组织聚集的透壁性炎症,裂隙状溃疡形成及非干酪样坏死性肉芽肿形成。

3.2.1　克罗恩病病理诊断

克罗恩病的病理学诊断通常需要观察到 3 种以上特征性表现(无肉芽肿时)或观察到非干酪样肉芽肿和另一种特征性光学显微镜下表现,同时需要排除其他相似病变。相比于内镜下活检标本,通过手术切除标本可见到更多的病变,诊断价值更高。

克罗恩病大体及显微镜下病理特征如下[28-29]。

1.大体病理特点

克罗恩病大体病理特点包括:①节段性或者局灶性病变;②融合的纵形线性溃疡;③卵石样外观,瘘管形成;④肠系膜脂肪包绕病灶;⑤肠壁增厚和肠腔狭窄等。

2.显微镜下特点

在外科手术切除标本，克罗恩病的光学显微镜下诊断特点有：①透壁性炎症；②聚集性炎症反应分布，透壁性淋巴细胞增生；③黏膜下层增厚（纤维肌组织破坏和炎症反应、水肿造成）；④裂沟（裂隙状溃疡）；⑤非干酪样肉芽肿（包括淋巴结）；⑥肠道神经系统异常（黏膜神经纤维增生和神经节炎，肌间神经纤维增生）；⑦相对比较正常的上皮，黏液分泌保存（杯状细胞通常正常）。

3.内镜下黏膜活检的诊断

局灶性的慢性炎症反应、局灶性隐窝结构异常和非干酪样肉芽肿是在结肠内镜活检标本上公认的最重要的诊断克罗恩病的光学显微镜下特点。

3.2.2 肛周克罗恩病病理特征

1.总体特征

克罗恩病患者的首诊表现可为肛周病变，特别是肛周脓肿和肛瘘。部分患者在肠道疾病确诊之前未能够确诊肛周克罗恩病，而及时发现提示克罗恩病的病理特征有助于及时准确地诊断和治疗。克罗恩病的典型病理改变是从炎症进展到穿透性和（或）狭窄性疾病，但这并不适用于肛周克罗恩病。在肛周克罗恩病病变，具有提示意义的有组织水肿伴淋巴管扩张，慢性活动性肠炎伴淋巴细胞聚集，形成良好的上皮样肉芽肿等。对于肛周克罗恩病的组织病理学诊断，肛周组织活检的敏感性和特异性较低，典型的肉芽肿病变仅见于约 1/3 的病例[1]。从肛门病变活检标本中发现非干酪样肉芽肿的可能性，在一定程度上取决于可供病理检查的活检组织量。

克罗恩病肉芽肿的定义是上皮样组织细胞（单核细胞/巨噬细胞）的集合，其多核巨细胞不具有特征性（如朗格汉斯巨细胞、异物巨细胞等），坏死通常不明显。肉芽肿可见于表皮下、真皮深处、淋巴管附近、皮下脂肪和肌肉或溃疡周围的肉芽组织中。与隐窝损伤无关的肉芽肿才可被认为是克罗恩病的可靠性特征（见图 3.1）。

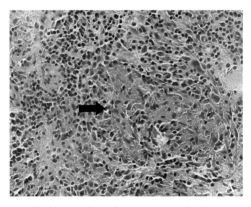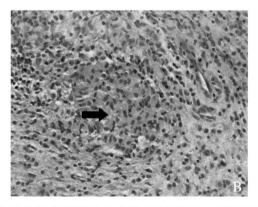

图 3.1 肉芽肿组织学形态。图 A：上皮样组织细胞形成轮廓模糊的肉芽肿（黑色箭头），伴淋巴细胞、浆细胞围绕（HE 染色，400×）。图 B：形成良好的肉芽肿中央未见坏死（黑色箭头）（HE 染色，400×）。（图片由南京中医药大学附属医院提供）

2.常见肛周病变的病理特征

(1)痔(hemorrhoids):是肛门部位常见的病变,受盆腔压力增强(如便秘、慢性腹泻等)导致。痔在克罗恩病肛周病变中并不常见,可能是与肛周克罗恩病无关的偶发病变。

组织学形态(见图 3.2):主要为被覆直肠黏膜和(或)肛门皮肤下静脉扩张充血,像海绵状血管瘤,血管腔内并可见血栓形成、机化及乳头状血管内皮增生;表面黏膜增厚,也可继发感染。

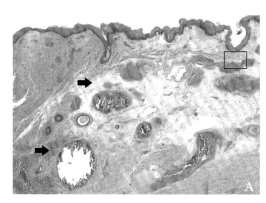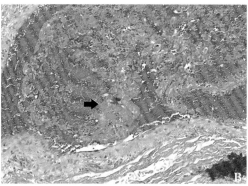

图 3.2　痔组织学形态。图 A:正常皮肤,皮下静脉扩张、充血(黑色箭头)及出血(HE 染色,40×)。图 B:图 A 黑框内扩张血管腔内可见血栓,并继发机化及血管内皮乳头状增生(黑色箭头)(HE 染色,200×)。(图片由南京中医药大学附属医院提供)

(2)皮赘(skin tags):是肛周克罗恩病最常见的肛周病变,为肛门边缘的良性纤维性皮肤突起,通常是柔软的、可活动的,也可以继发急性炎症。美国胃肠病学会(American Gastroenterological Association,AGA)把肛周皮肤赘生物分为Ⅰ型(大、水肿、坚硬、发紫的赘生物)和Ⅱ型(扁平、宽或窄、软、无痛性病变),其中Ⅰ型常合并肛裂或溃疡。皮赘通常只需要保守治疗,因为手术切除有不愈合的风险。

组织学形态(见图 3.3):被覆鳞状上皮的息肉样组织,纤维血管、脂肪间质中可见炎症细胞浸润及水肿,常见玻璃样变血管。纤维间质有时可见核大深染甚至多核的星状或梭形纤维母细胞(免疫组化 CD34 阳性),应避免误诊为肉瘤。

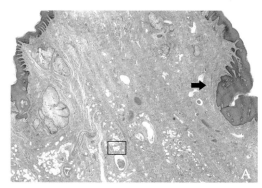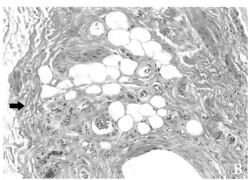

图 3.3　皮赘组织学形态。图 A:息肉样组织,表面被覆正常鳞状上皮(黑色箭头)(HE 染色,20×)。图 B:图 A 黑框内间质示纤维组织、血管及脂肪组织(黑色箭头)(HE 染色,200×)。(图片由南京中医药大学附属医院提供)

(3)肛裂(anal fissure):为肛门边缘的裂口,通常在便秘干硬的大便通过后出现,在肛门后方中线位置。肛门后中线部位由通过内括约肌的末梢小动脉供血,因肛门部压力增加,压迫末梢小动脉缺血所致肛裂。而克罗恩病伴发的肛管溃疡往往偏离中线位置，病变多个且较深。裂隙为浅溃疡，也可合并脓肿及瘘管等。裂缝下端的水肿性皮肤可能形成息肉样突起，形成皮赘。肛门狭窄可在溃疡愈合后发生。

　　组织学形态（见图 3.4）：肛裂通常位于肛管的被覆鳞状上皮区，毗邻组织水肿，增厚，伴大量中性粒细胞、淋巴细胞和浆细胞浸润，可见肉芽组织和纤维化。

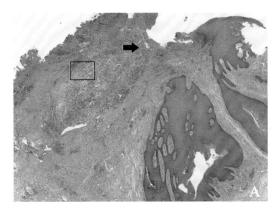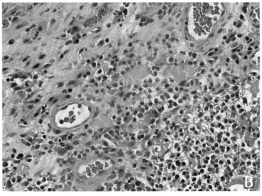

图 3.4　肛裂组织学形态。图 A：鳞状上皮表面部分缺损（黑色箭头），毗邻组织水肿（HE 染色，30×）。图 B：图 A 黑框内示肉芽组织，伴较多急慢性炎症细胞浸润及组织细胞反应（HE 染色，200×）。（图片由南京中医药大学附属医院提供）

　　（4）肛管溃疡（anal canal ulcer）：表现为巨大的、深的不规则缺损，主要发生于肛管上部或邻近直肠黏膜，可由肛管直肠浅溃疡进展而来。镜下表现无特异性改变，组织水肿伴肉芽组织增生及纤维化，可见肉芽肿形成（见图 3.5）。

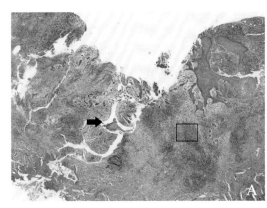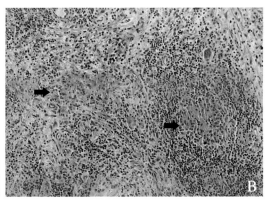

图 3.5　肛管溃疡组织学形态。图 A：鳞状上皮表面部分缺损，可见较深的缺损（黑色箭头），伴较多急慢性炎症细胞浸润（HE 染色，30×）。图 B：图 A 黑框内溃疡壁肉芽肿（黑色箭头）形成，有助于肛周克罗恩病的诊断（HE 染色，200×）。（图片由南京中医药大学附属医院提供）

　　（5）肛周脓肿及肛瘘：普通肛周脓肿（anal abscess）通常始于肛门腺感染，肛门腺位于肛管黏膜下层，其分支可经过内括约肌进入内外括约肌之间的间隙，甚至穿透外括约肌，腺导管开口于齿线处。随着肛周脓肿的发展，肛管/直肠腔与肛周会阴皮肤形成异常的通道，称为肛瘘。在 5%～10% 的克罗恩病患者，肛瘘可为首发症状。肛周克罗恩病相关肛瘘具有与普通肛瘘不同的临床特点，如：多为复杂型瘘管，不遵循 Goodsall 规则，常可伴发肛管直肠狭窄及直肠阴道瘘等，有助于鉴别诊断。不同于普通肛瘘，肛周克罗恩病相关的瘘管通常不起源于肛门腺感染,而由肛管直肠的穿透性炎症导致。

组织病理学特征(见图3.6):肛瘘在绝大多数病例中是一种普通的化脓性炎症反应,不具有特异性表现。被覆鳞状上皮和(或)腺上皮的黏膜呈局灶性或弥漫性活动性炎症。显微镜下,瘘管都有一个共同的中央裂隙穿透深部组织,瘘管壁伴有中性粒细胞聚集,脓肿形成伴肉芽组织增生,腔内见坏死渗出物,炎症细胞主要存在于瘘管壁而不是其深层组织。感染播散可引起瘘管周围组织损伤,如脂肪坏死、继发性血管炎和横纹肌退行性改变。肛瘘瘘管内及周围出现典型肉芽肿提示为肛周克罗恩病,但肉芽肿并非见于所有肛周克罗恩病病例[31]。Choi 等[32]报道在 57.8% 病例的手术标本中可见非干酪样肉芽肿。肉芽肿可见于异物、分枝杆菌感染、真菌感染、结节病甚至邻近肿瘤部位。形态学上,典型肛周克罗恩病的肉芽肿为形成良好的非干酪样上皮样肉芽肿,边界清楚,散在少量巨细胞,无坏死。病程较长时,病变为慢性炎症细胞浸润和纤维化。

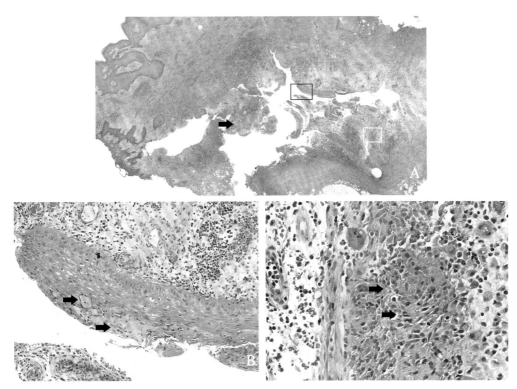

图 3.6　肛瘘组织学形态。图 A:鳞状上皮局部缺损,裂隙穿透深部组织,瘘管壁可见肉芽组织增生(黑色箭头)及较多急慢性炎症细胞浸润(HE 染色,20×)。图 B:图 A 黑框内瘘管壁可见鳞状上皮化生(黑色箭头)(HE 染色,200×)。图 C:图 A 黄框内瘘管壁可见肉芽肿形成(黑色箭头)(HE 染色,400×)。(图片由南京中医药大学附属医院提供)

瘘管上皮化:瘘管上皮化时,衬附上皮主要为鳞状上皮,也可为柱状上皮及肠黏膜,上皮细胞与邻近正常上皮相似,类似于再生过程。非上皮化瘘管内壁主要为薄层的纤维母细胞/肌成纤维细胞,形成基底膜样结构。瘘管深部均为肉芽组织包绕。值得注意的是,瘘管上皮化细胞也有恶性转化的可能,应注意细胞有无异型。同时,也需要与腺体/上皮误位鉴别,在病变部位反复修复过程中,上皮陷入或瘘管上皮化后,腺体或上皮可位于深部组织,腔内可分泌黏液导致腺体扩张及黏液外溢,易被误诊为恶性。

（6）直肠肛管狭窄（anorectal stenosis）：因肛管部位长期炎症，肛裂、脓肿及瘘管致组织破坏所致，见于1/3肛周克罗恩病患者[33]，可分为由肛门痉挛或炎症引起的炎症性狭窄以及由纤维瘢痕组织引起的纤维化狭窄。直肠肛管狭窄扩张治疗后，继发脓肿/瘘管的风险较高。狭窄长期存在或范围较广，应予以活检以排除浸润性癌。

组织学形态（见图3.7）：纤维母细胞/肌成纤维细胞是组织损伤和修复的关键细胞，脓肿、瘘管愈合时，因为不同于正常组织，克罗恩病部位的纤维母细胞/肌成纤维细胞迁移能力减弱，增殖能力强，故肌成纤维细胞的排列和分布不规则，继而组织不能达到理想的功能性修复，而形成瘢痕样破坏性修复。

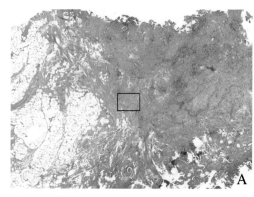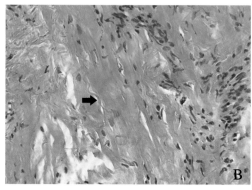

图3.7 直肠肛管狭窄组织学形态。图A：脂肪组织中纤维组织增生明显伴慢性炎症细胞浸润（HE染色，20×）。图B：图A黑框内示增生纤维组织中明显的胶原变性及弹力纤维变性（黑色箭头）（HE染色，400×）。（图片由南京中医药大学附属医院提供）

（7）肛瘘癌变：肛周克罗恩病相关癌症主要为肛门癌和直肠癌。肛门癌组织学类型主要为肛门鳞状细胞癌（anal squamous cell carcinoma）及肛瘘相关性肛管腺癌（perianal fistula-related anal adenocarcinoma）。由于瘘管的长期慢性炎症，瘘管可以并发癌症，其风险取决于肛周瘘管的持续时间，病理性质主要为黏液腺癌[34]。瘘管内持续黏膜再生的环境，以及免疫抑制剂和抗肿瘤坏死因子药物可能有助于恶性转化，导致上皮内瘤变，最终导致癌症发生。直肠癌组织学类型主要为腺癌。值得注意的是，尽管病变处常炎症重、组织破碎，但是癌前病变（如上皮内瘤变）也需避免漏诊（见图3.8）。

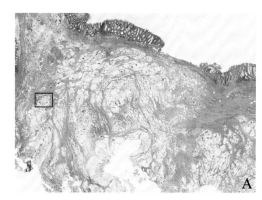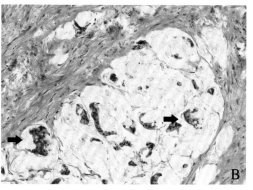

图3.8 肛瘘相关腺癌组织学形态。图A：直肠黏膜表面局部糜烂，未见上皮内瘤变，黏膜下层、固有肌层及浆膜下层可见大量黏液湖（HE染色，10×）。图B：图A黑框内示黏液湖中漂浮异型腺上皮（黑色箭头）（HE染色，400×）。（图片由南京中医药大学附属医院提供）

3.3　病理鉴别诊断

　　肛周还有一些病变可能在临床和组织学上与肛周克罗恩病相似,其中许多病变也可能表现为肉芽肿性炎,在明确诊断克罗恩病前,特别是在应用生物制剂治疗之前,需要仔细鉴别,排除感染性疾病。鉴别诊断包括性传播疾病、结核、放线菌病、异物肉芽肿,以及溃疡性结肠炎伴有的肛周病变等。

3.3.1　性传播疾病 (sexually transmitted diseases,STD)

1.梅毒

　　梅毒(syphilis)是由梅毒螺旋体引起的性传播疾病。其中,二期梅毒的特征是肛门、阴道和口腔黏膜溃疡,伴或不伴有皮疹。肛周梅毒相关溃疡的组织学特征:黏膜溃疡,血管增生明显,以浆细胞为主的混合性炎症细胞在真皮与表皮交界处呈带状浸润或围血管分布,有时存在松散的上皮样肉芽肿。通过直肠活检可以发现类似炎症性肠病的特征隐窝变形、肉芽肿或潘氏细胞化生。结合临床病史、血液学检查,以及通过组织化学染色(Warthin-Starry)或免疫组织化学染色以及 PCR 确认螺旋体(见图 3.9),可以明确诊断[35]。

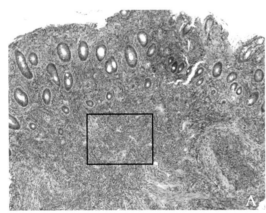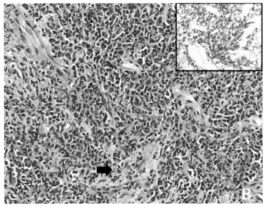

图 3.9　直肠梅毒组织学形态。图 A:直肠黏膜隐窝结构轻度不规则,固有层下部和黏膜下层可见大量急慢性炎症细胞浸润(HE 染色,100×)。图 B:图 A 黑框内示小血管增生伴周围浆细胞围管性浸润和闭塞性小动脉内膜炎(黑色箭头)(HE 染色,400×),右上插图示免疫组化 CD38 标记浆细胞(EnVision 法,400×)。(图片由南京中医药大学附属医院提供)

2.性病淋巴肉芽肿

　　性病淋巴肉芽肿(lymphogranuloma venereum,LGV)是由沙眼衣原体(L1,L2,L3 血清型)引起的性传播疾病。其常见的症状有直肠炎和腹股沟淋巴结病。病理组织学可类似炎症性肠病,黏膜可见淋巴细胞、浆细胞浸润,伴隐窝变形、隐窝炎及隐窝脓肿。疾病进展时,可见直肠下段透壁性炎、瘘管及狭窄,甚至出现肉芽肿性炎,易被误诊为克罗恩病。临床病史和微生物鉴定是至关重要的,其中核酸检测是敏感、准确的技术[36-37]。

3.尖锐湿疣

肛门尖锐湿疣(anal condyloma acuminata,ACA)是最常见的性传播疾病,由人类乳头状病毒(human papillomavirus,HPV)感染引起。肛门尖锐湿疣表现为息肉状,有蒂的赘生物,需要与皮赘及鳞状上皮乳头状瘤相鉴别。组织学表现为鳞状上皮乳头状瘤样增生、棘层肥厚、角化不全及角化过度,真皮层可见毛细血管扩张及慢性炎症细胞浸润。典型特征是鳞状上皮棘层浅部及颗粒层可见挖空细胞(见图3.10),表现为细胞增大,核大深染,见双核或多核,核周有透亮区域[38]。值得注意的是,巨大尖锐湿疣要注意有无鳞状上皮内病变及癌变的可能。

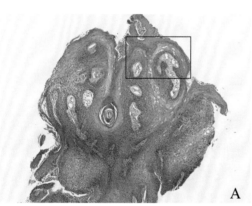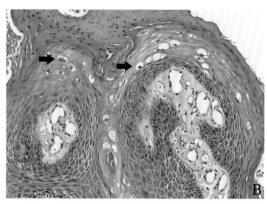

图3.10 尖锐湿疣组织学形态。图A:鳞状上皮乳头状增生,伴角化过度及角化不全,真皮层血管扩张(HE染色,100×)。图B:挖空细胞(黑色箭头)(HE染色,400×)。(图片由南京中医药大学附属医院提供)

3.3.2 结核(tuberculosis,TB)

消化道结核最常见于回盲部和空肠,可能是由于该部位淋巴组织丰富,而较少累及升结肠、十二指肠和直肠,罕见累及胃、食管、阑尾和肛周。肛门结核在西方国家少见,但在结核病流行的国家常见。肛门/肛周结核患者通常没有肺部病变,仅表现为肛门溃疡、裂隙、瘘管、脓肿甚至肿块,可与恶性肿瘤、克罗恩病或其他性传播疾病相似。

病理组织学改变(见图3.11)[32]:伴有干酪样坏死、通常融合的较大肉芽肿分布在肠壁的任何层次,但最常见于黏膜下层;可见典型的朗格汉斯巨细胞;肉芽肿周围可见较多淋巴细胞围绕;典型干酪样肉芽肿可见于62.1%的手术标本,常大于200μm并融合。在肉芽肿性炎症的覆盖区域可见与炎症性肠病相似的黏膜隐窝变形及炎症细胞浸润;在非肉芽肿性炎症累及区域,肠道结构基本正常。辅助特殊染色,虽然抗酸染色在病变部位特别是在坏死区域或巨噬细胞内的阳性率不高,但找到杆状、串珠样阳性菌有助于诊断。一些非典型分枝杆菌(如牛分枝杆菌)可能引起类似的病理改变,灵敏度较高的PCR检测有助于明确诊断。值得注意的是,陈旧的结核病灶常表现为胶原变性和钙化而形成良好的肉芽肿难以被发现,需要结合病史,避免误诊。

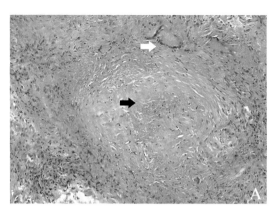
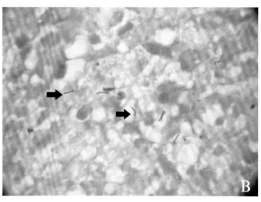

图 3.11　肠道结核组织学形态。图 A:黏膜下层可见较大肉芽肿形成伴干酪样坏死(黑色箭头),并可见朗格汉斯巨细胞(黄色箭头)(HE 染色,200×)。图 B:抗酸染色查见阳性菌(黑色箭头)(抗酸染色,400×)。(图片由南京中医药大学附属医院提供)

3.3.3　放线菌病(actinomycosis)

放线菌是一种革兰氏阳性丝状杆菌,常分布于人的泌尿生殖道和消化道,其致病机制可能是寄生部位组织损伤导致放线菌深入渗透、增殖[39]。原发性肛门直肠放线菌病罕见,通常起源于肛隐窝,表现为复发性肛周瘘管性病变,也可表现为疼痛性肿块。病变处炎症细胞主要为中性粒细胞,脓肿形成,周围见栅栏状的组织细胞和巨细胞,以及肉芽肿。其中被脓性渗出物包围"放线菌/硫磺颗粒"有助于诊断:中间为嗜碱性均匀一致的蛋白物质,四周有辐射状分支的菌丝(见图 3.12)。革兰氏或 GMS 染色显示丝状革兰氏阳性菌。肛周克罗恩病瘘管腔有时可见非侵入性感染、共生的放线菌,此时周围没有明显的急性炎症反应。

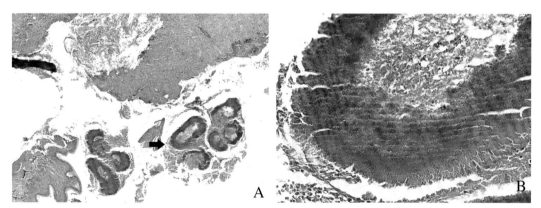

图 3.12　放线菌病组织学形态。图 A:肛周瘘管性病变,化脓性炎背景中可见菊花状菌落(黑色箭头)(HE 染色,40×)。图 B:菌团中央为均匀的紫蓝色,外周见放线状排列的嗜伊红菌丝(HE 染色,400×)。(图片由南京中医药大学附属医院提供)

3.3.4　异物肉芽肿

异物多核巨细胞/肉芽肿应与肛周克罗恩病上皮样肉芽肿区分开(见图 3.13)。异物反应较常见,主要是对粪便及油脂的一种反应。

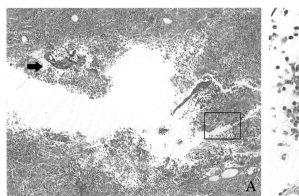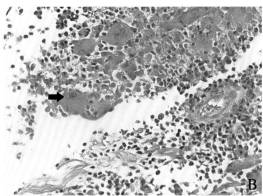

图 3.13 异物肉芽肿组织学形态。图 A：普通型瘘管，瘘管壁可见较多急慢性炎症细胞浸润，并可见少量粪便残渣（黑色箭头）和游离鳞状上皮（黄色箭头）（HE 染色，100×）。图 B：图 A 黑框内示瘘管壁见多核巨细胞（黑色箭头），其附近可见游离角化物（黄色箭头），符合异物肉芽肿（HE 染色，400×）。（图片由南京中医药大学附属医院提供）

3.3.5　溃疡性结肠炎伴肛周病变

虽然肛周疾病是克罗恩病患者的特征，但在溃疡性结肠炎患者也有发生，如痔疮、肛裂、脓肿及瘘管，发病率报道不一，从 3.7% 到 32% 不等[40]。不同于克罗恩病典型的透壁性炎，溃疡性结肠炎的炎症局限于黏膜，溃疡性结肠炎患者的肛周病变临床表现常没有克罗恩病患者的严重（见图 3.14）。

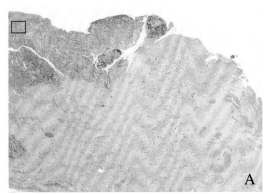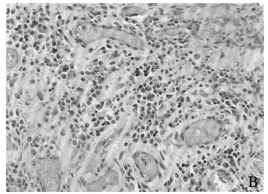

图 3.14 溃疡性结肠炎肛瘘组织学形态。图 A：溃疡性结肠炎肛瘘，炎症浅表，病变深部未见明显炎症（HE 染色，40×）。图 B：图 A 黑框内示肉芽组织，未见肉芽肿形成（HE 染色，400×）。（图片由南京中医药大学附属医院提供）

参 考 文 献

[1] Pogacnik JS, Salgado G. Perianal Crohn's disease. Clin Colon Rectal Surg, 2019, 32：377－385.

［2］Ingle SB,Loftus EV Jr. The natural history of perianal Crohn's disease. Dig Liver Dis,2007,39:963－969.

［3］Kanaan Z,Ahmad S,Bilchuk N,et al. Perianal Crohn's disease:predictive factors and genotype-phenotype correlations. Dig Surg,2012,29:107－114.

［4］Li Y,Chen B,Gao X,et al. Current diagnosis and management of Crohn's disease in China:results from a multicenter prospective disease registry. BMC Gastroenterol,2019,19:145.

［5］Kochar B,Barnes EL,Herfarth HH,et al. Asians have more perianal Crohn disease and ocular manifestations compared with white Americans. Inflamm Intest Dis,2018,2:147－153.

［6］Cleynen I,Gonzalez JR,Figueroa C,et al. Genetic factors conferring an increased susceptibility to develop Crohn's disease also influence disease phenotype:results from the IBDchip European Project. Gut,2013,62:1556－1565.

［7］Braithwaite GC,Lee MJ,Hind D,et al. Prognostic factors affecting outcomes in fistulating perianal Crohn's disease:a systematic review. Tech Coloproctol,2017,21:501－519.

［8］Gajendran M,Loganathan P,Catinella AP,et al. A comprehensive review and update on Crohn's disease. Dis Mon,2018,64:20－57.

［9］Park SC,Jeen YT. Genetic studies of inflammatory bowel disease-focusing on Asian patients. Cells,2019:8.

［10］Schnitzler F,Friedrich M,Wolf C,et al. The NOD2 single nucleotide polymorphism rs72796353 (IVS4＋10 A＞C) is a predictor for perianal fistulas in patients with Crohn's disease in the absence of other NOD2 mutations. PLoS One,2015,10:e0116044.

［11］Schäffler H,Geiss D,Gittel N,et al. Mutations in the NOD2 gene are associated with a specific phenotype and lower anti-tumor necrosis factor trough levels in Crohn's disease. J Dig Dis,2018,19(11):678－684.

［12］Freire P,Portela F,Donato MM,et al. CARD15 mutations and perianal fistulating Crohn's disease:correlation and predictive value of antibiotic response. Dig Dis Sci,2011,56:853－859.

［13］Armuzzi A,Ahmad T,Ling KL,et al. Genotype-phenotype analysis of the Crohn's disease susceptibility haplotype on chromosome 5q31. Gut,2003,52(8):1133－1139.

［14］Vermeire S,Pierik M,Hlavaty T,et al. Association of organic cation transporter risk haplotype with perianal penetrating Crohn's disease but not with susceptibility to IBD. Gastroenterology,2005,129:1845－1853.

［15］Rufini S,Ciccacci C,Di Fusco D,et al. Autophagy and inflammatory bowel disease:association between variants of the autophagy-related IRGM gene and susceptibility to Crohn's disease. Dig Liver Dis,2015,47:744－750.

［16］Latiano A，Palmieri O，Cucchiara S，et al. Polymorphism of the IRGM gene might predispose to fistulizing behavior in Crohn's disease. Am J Gastroenterol，2009，104：110－116.

［17］Zhang M，Wang X，Jiang X，et al. Polymorphisms of the TNF gene and three susceptibility loci are associated with Crohn's disease and perianal fistula Crohn's disease：a study among the han population from south China. Med Sci Monit，2019，25：9637－9650.

［18］Beser OF，Conde CD，Serwas NK，et al. Clinical features of interleukin 10 receptor gene mutations in children with very early-onset inflammatory bowel disease. J Pediatr Gastroenterol Nutr，2015，60：332－338.

［19］Weersma RK，Stokkers PC，van Bodegraven AA，et al. Molecular prediction of disease risk and severity in a large Dutch Crohn's disease cohort. Gut，2009，58：388－395.

［20］Yang DH，Yang SK，Song K，et al. TNFSF15 is an independent predictor for the development of Crohn's disease-related complications in Koreans. J Crohns Colitis，2014，8：1315－1326.

［21］Tozer PJ，Lung P，Lobo AJ，et al. Review article：pathogenesis of Crohn's perianal fistula-understanding factors impacting on success and failure of treatment strategies. Aliment Pharmacol Ther，2018，48：260－269.

［22］Dewint P，Hansen BE，Verhey E，et al. Adalimumab combined with ciprofloxacin is superior to adalimumab monotherapy in perianal fistula closure in Crohn's disease：a randomised，double-blind，placebo controlled trial（ADAFI）. Gut，2014，63：292－299.

［23］Axelrad JE，Cadwell KH，Colombel JF，et al. Systematic review：gastrointestinal infection and incident inflammatory bowel disease. Aliment Pharmacol Ther，2020，51：1222－1232.

［24］Bolsega S，Basic M，Smoczek A，et al. Composition of the intestinal microbiota determines the outcome of virus-triggered colitis in mice. Front Immunol，2019，10：1708.

［25］Panes J，Rimola J. Perianal fistulizing Crohn's disease：pathogenesis，diagnosis and therapy. Nat Rev Gastroenterol Hepatol，2017，14：652－664.

［26］Siegmund B，Feakins RM，Barmias G，et al. Results of the fifth scientific workshop of the ECCO（Ⅱ）：pathophysiology of perianal fistulizing disease. J Crohns Colitis，2016，10：377－386.

［27］Bataille F，Klebl F，Rummele P，et al. Morphological characterisation of Crohn's disease fistulae. Gut，2004，53：1314－1321.

［28］中华医学会消化病学分会炎症性肠病学组.炎症性肠病诊断与治疗的共识意见（2018 年，北京）.中华消化杂志，2018，38（5）：292－311.

［29］姜支农，石雪迎，周炜洵，等.活检标本炎症性肠病规范化病理诊断建议.中华病理学杂志，2019，48（2）：81－86.

［30］Hughes LE. Surgical pathology and management of anorectal Crohn's disease. J R

Soc Med,1978,71(9):644—651.

[31] de Zoeten EF,Pasternak BA,Mattei P,et al. Diagnosis and treatment of perianal Crohn disease:NASPGHAN clinical report and consensus statement. J Pediatr Gastroenterol Nutr,2013,57:401—412.

[32] Choi YS,Kim DS,Lee JB,et al. Clinical features of tuberculous versus Crohn's anal fistulas,in Korea. J Crohns Colitis,2015,9:1132—1137.

[33] Lewis RT,Maron DJ. Anorectal Crohn's disease. Surg Clin North Am,2010,90:83—97.

[34] Beaugerie L,Carrat F,Nahon S,et al. High risk of anal and rectal cancer in patients with anal and/or perianal Crohn's Disease. Clin Gastroenterol H,2018,16:892—899. e2.

[35] Gopal P,Shah RB. Primary anal canal syphilis in men:the clinicopathologic spectrum of an easily overlooked diagnosis. Arch Pathol Lab Med,2015,139:1156—1160.

[36] Arnold CA,Roth R,Arsenescu R,et al. Sexually transmitted infectious colitis vs inflammatory bowel disease:distinguishing features from a case-controlled study. Am J Clin Pathol,2015,144:771—781.

[37] Ceovic R,Gulin SJ. Lymphogranuloma venereum:diagnostic and treatment challenges. Infect Drug Resist,2015,8:39—47.

[38] Taskin OC,Pehlivanoglu B,Reid MD,et al. Löwenstein-Buschke:clinicopathologic analysis of 78 cases of large and giant condyloma acuminata of the anus. Turk Patoloji Derg,2021,37(1):18—25.

[39] Egal A,Etienney I,Beate H,et al. Diagnosis and management of a cryptoglandular actinomycotic fistula-in-ano:an update on 7 new cases and a review of the literature. Ann Coloproctol,2018,34:152—156.

[40] Choi YS,Kim DS,Lee DH,et al. Clinical characteristics and incidence of perianal diseases in patients with ulcerative colitis. Ann Coloproctol,2018,34:138—143.

第4章 克罗恩病临床诊断与评估

吴东　石钰洁　李玥　谢传高　周钟珩

克罗恩病缺乏诊断的金标准,需结合临床表现、实验室检查、内镜检查、影像学检查和组织病理学检查进行综合分析并密切随访。克罗恩病好发于青年,常见临床症状有腹痛、腹泻、体重减轻、肛周病变(肛周脓肿、肛周瘘管、皮赘、肛裂等)和肠外表现等,并发症有肠腔狭窄、瘘管、腹腔脓肿等,少数患者可并发消化道大出血、肠穿孔、癌变。青年患者出现肛周病变并伴随腹泻、腹痛,需高度怀疑克罗恩病,并进行相应的评估和鉴别诊断。

实验室检查,如血常规、血生化、血清白蛋白、粪钙卫蛋白、血清 C 反应蛋白和红细胞沉降率检测等,可用于评估患者的炎症程度和营养状况。除实验室检查外,应结合内镜检查及影像学检查对克罗恩病确诊或疑诊患者进行消化道评估。及时发现消化道病变,准确评估消化道受累部位、病变范围及疾病活动性,有助于明确诊断并进一步有针对性地制定治疗方案,以实现炎症性肠病达标治疗中的黏膜愈合目标。

内镜检查在炎症性肠病的诊断、管理和治疗中发挥基本作用。常用内镜检查包括以下几个方面。①结肠镜检查和黏膜组织活检:为诊断克罗恩病的常规首选检查项目,可评估回肠末端、全结肠、直肠和肛周病变。②电子胃镜检查:用以评估克罗恩病的上消化道受累情况,有上消化道症状和体征的患者需完善电子胃镜检查。③胶囊内镜:诊断和评估小肠病变,对黏膜病变敏感。④小肠镜检查:我国常用气囊辅助式小肠镜,可直接用于明确小肠病变,进行组织活检,也可进行内镜下治疗。

影像学检查有以下几个方面。①CTE 或 MRE 检查:是评估小肠病变的标准影像学检查,对肠壁的炎症反应改变、狭窄和穿透性并发症的评估准确率很高。②超声内镜检查(EUS):可评估肠壁病变的部位和范围、肠腔狭窄、并发症等。③肛管直肠 MRI 检查:可评估肛周病变。本章将对以上检查方法展开详细讨论。

4.1 实验室检查

实验室检查是炎症性肠病整体管理和临床决策的重要依据,涵盖疾病诊断、复发及监测。实验室检查在判断感染或炎症、评估吸收和营养状况以及监测治疗反应等方面均有重要临床意义。

4.1.1　炎症性肠病相关的实验室检查项目及意义

目前尚无共识具体建议将哪些实验室检查作为炎症性肠病的常规诊断项目。炎症性肠病的诊断应基于临床、影像、内镜、组织学和治疗反应做出综合判断[1]。常用的炎症性肠病实验室检查指标见表 4-1。

表 4-1　炎症性肠病常用的实验室检查及意义

项目		临床意义
实验室常用检查项目	全血细胞计数	①反应一般状况； ②评估可能存在的贫血和炎症； ③贫血可能是无症状患者疾病活动的标志物； ④炎症、感染和(或)使用类固醇类药物会导致白细胞计数增多； ⑤病毒性感染或治疗用药可能导致白细胞计数减少
	肝功能	①炎症性肠病相关的肝胆肠外表现,如原发性硬化性胆管炎(PSC)； ②柳氮磺胺吡啶、氨甲蝶呤、硫唑嘌呤和抗肿瘤坏死因子等药物引起的肝脏毒性； ③血清白蛋白在炎症和感染时降低； ④低蛋白血症与慢性疾病、感染、炎症和营养状况有关
	肾功能	①肾小球滤过改变和(或)脱水状态导致肌酐(Cr)和血尿素氮(BUN)升高； ②氨甲蝶呤和 5-ASA 等药物可导致间质性肾炎
	维生素 B_{12}/叶酸	①克罗恩病患者回肠疾病、肠切除、小肠细菌过度生长和自身免疫性胃炎等,发生维生素 B_{12} 缺乏症的风险增加； ②维生素 B_{12} 缺乏导致发生巨幼细胞性贫血和神经系统功能障碍的风险增加； ③对回肠切除术的患者应常规监测维生素 B_{12} 水平； ④柳氮磺胺吡啶"抗叶酸"作用导致叶酸水平下降； ⑤贫血或营养不良的患者存在巨幼红细胞,需同时测定血样中叶酸和维生素 B_{12} 水平。若使用叶酸治疗维生素 B_{12} 缺乏的患者,贫血可能会缓解,但由维生素 B_{12} 缺乏引起的神经损伤不会减轻甚至可能加重
炎症性肠病患者特异性炎症指标	C 反应蛋白(CRP)	①疑似炎症性肠病和复发患者 C 反应蛋白升高； ②监测治疗反应； ③监测病情缓解或预测疾病复发； ④仅 60% 的炎症性肠病患者复发时伴有 C 反应蛋白增高
	红细胞沉降率(ESR)	①因全身炎症而升高的急性期反应产物,并非肠道炎症特异； ②红细胞沉降率在疾病发生后上升和下降的速度都很慢,临床实践中对炎症性肠病的监测作用不及 C 反应蛋白

续表

项目		临床意义
炎症性肠病患者特异性炎症指标	铁蛋白	可能减少或增加： ①铁缺乏是炎症性肠病患者最常见的贫血原因； ②炎症可以促进机体铁蛋白合成的增加，因此铁蛋白在急性炎症期炎症性肠病患者可能升高
	血小板（PLT）	①升高与疾病活动相关； ②炎症性肠病人群中血栓事件的风险增加
	粪便钙卫蛋白（FC）	①肠道炎症的替代标志物； ②区分炎症性肠病和功能性肠病； ③在疑似炎症性肠病和复发患者，粪便钙卫蛋白升高； ④监测病情缓解或即将复发； ⑤非甾体抗炎药和质子泵抑制剂(PPI)可导致粪便钙卫蛋白水平升高
	粪便乳铁蛋白（FL）	①肠道炎症的替代标志物； ②不容易检测，作为炎症性肠病的标志物不如粪便钙卫蛋白被广泛接受和研究
	粪便白细胞	①存在细菌、寄生虫(阿米巴病)的侵袭或感染； ②有助于与感染性腹泻患者鉴别诊断

4.1.2　实验室检查在炎症性肠病患者诊断中的应用

1.疑诊炎症性肠病患者的实验室检查

对于有临床症状的疑似炎症性肠病患者，初步实验室检查应包括全血细胞计数、肝功能（包括白蛋白等）、铁蛋白、肾功能、维生素 B_{12}、C 反应蛋白和（或）红细胞沉降率。为了排除肠道感染，同时需要检测粪便艰难梭菌或其他病原体微生物（见图 4.1）。

C 反应蛋白是临床上最早应用也是最常用的检测标记物之一。C 反应蛋白是由肝细胞对损伤做出应激反应而产生的急性时相蛋白，半衰期很短（19 小时），有助于区分功能性疾病和炎症性疾病。溃疡性结肠炎的炎症仅限于黏膜，C 反应蛋白通常保持在较低水平；超过 50% 的溃疡性结肠炎患者即使在疾病活动期，C 反应蛋白依然处于正常水平。C 反应蛋白水平升高在克罗恩病患者中更为明显。但要注意的是，部分克罗恩病患者即使在疾病活动期，C 反应蛋白水平也不会升高[2]。感染和其他自身免疫性疾病也可能导致 C 反应蛋白水平升高，在临床实践中需加以鉴别。

粪便钙卫蛋白（FC）是一种来自中性粒细胞和单核细胞的钙和锌结合蛋白。炎症性肠病的肠壁黏膜在疾病活动期有大量中性粒细胞浸润，中性粒细胞和其他炎症细胞产生钙卫蛋白并随粪便排入肠腔。钙卫蛋白理化性质稳定，在肠腔中不易被细菌和消化酶破坏，在粪便中易被检测，且与炎症性肠病活动度相关性好，能较好地反映肠道炎症程度，故具有良好的临床价值[3]。肠易激综合征由于不存在器质性和结构上的改变,故粪便钙卫蛋白常处于正常水平。因此,粪便钙卫蛋白可以被用来区分炎症性肠病与肠易激综合征等功能性疾病。一项荟萃分析证实,在考虑炎症性肠病诊断时,低 C 反应蛋白和(或)低粪便钙卫蛋白对 IBS 的阴性预测值为 99%[4]。

炎症性肠病患者在急性炎症时,铁蛋白和血小板计数可能升高。另一方面,由肠道炎症引起的吸收不足或丢失等导致血清铁、叶酸、维生素 B_{12} 和白蛋白缺乏。

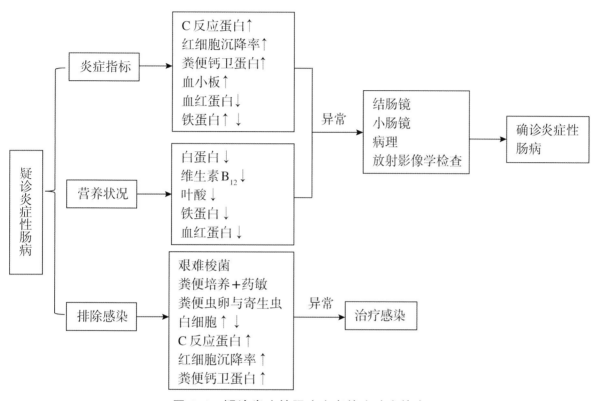

图 4.1　疑诊炎症性肠病患者的实验室检查

2.疾病复发相关的实验室检查

胃肠道症状慢性复发与缓解交替是炎症性肠病典型的疾病进程。炎症性肠病患者的炎症活动与临床症状和并发症相关,临床医生需要根据这些临床指标调整治疗方案。目前,尽管尚不能准确预测炎症性肠病复发的风险,但可以根据患者的临床症状、炎症标志物和内镜特征来评估疾病活动(见图 4.2)。

肠道感染应始终作为炎症性肠病患者症状恶化的诱因,并与原发病进行鉴别诊断。对炎症性肠病患者,首先应详细询问病史,随后通过一系列实验室检查,如血液检查或粪便检查,来了解症状反复发作的原因,并决定是否需要进一步行内镜检查等。粪便钙卫蛋白是评估炎症性肠病临床复发的重要生物学标志物,可以区分疾病的活动期和静止期,并与黏膜炎症程度相关[5]。粪便钙卫蛋白水平对肠道炎症反应具有较高的敏感性和特异性。2015 年的一项荟萃分析显示,粪便钙卫蛋白与内镜检查评估炎症性肠病活动的敏感性特异性分别为49% 和 92%[6]。一项前瞻性观察队列研究发现,应用英夫利昔单抗维持治疗并在纳入研究初起均处于缓解期的炎症性肠病患者,粪便钙卫蛋白监测可以预测 2 个月内的复发情况;在疾病复发患者和持续缓解患者,粪便钙卫蛋白水平分别为 $332\mu g/g \pm 168\mu g/g$ 和 $110\mu g/g \pm 163\mu g/g$。粪便钙卫蛋白指标＞ $160\mu g/g$ 预测复发的敏感性和特异性分别为 91.7% 和 82.9%[7]。

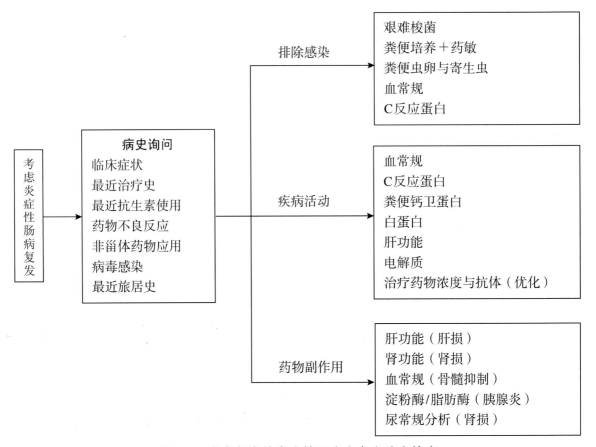

图 4.2　考虑复发的炎症性肠病患者实验室检查

3.药物治疗监测相关的实验室检查

欧洲克罗恩病和结肠炎组织(European Crohn's and Colitis Organisation,ECCO)共识指南推荐定期行血清和粪便标志物检测,以监测疗效并预测炎症性肠病复发风险,尤其是克罗恩病患者[1]。C 反应蛋白半衰期短,是评估治疗反应的理想标记物,C 反应蛋白水平与克罗恩病患者的临床症状和内镜下疾病活动存在良好的相关性,C 反应蛋白水平下降或恢复正常表明患者对治疗有良好的应答。反之,C 反应蛋白水平升高与临床复发相关,可以用来预测疾病复发。一项研究显示,克罗恩病患者的 C 反应蛋白水平在复发前 4～6 个月升高,表明常规检测 C 反应蛋白可能有助于预测临床已缓解患者的复发可能[8]。

粪便钙卫蛋白是肠道炎症的替代标志物,它的水平反映了中性粒细胞通过炎症肠壁迁移到黏膜,与肠道炎症反应密切相关。粪便钙卫蛋白也是评估治疗应答的良好指标。粪便钙卫蛋白水平趋于正常化,预示肠道炎症改善或恢复[9]。无症状患者的粪便钙卫蛋白水平升高可预测 3 个月内复发,因此临床稳定缓解患者的粪便钙卫蛋白测量频率应为每 3～4 个月一次。研究表明,接受手术治疗的克罗恩病患者术后 8 周内粪便钙卫蛋白水平趋于正常,因此粪便钙卫蛋白是比 C 反应蛋白更可靠的克罗恩病术后复发监测指标[3]。

炎症性肠病患者治疗监测与随访期间实验室检查见图 4.3。

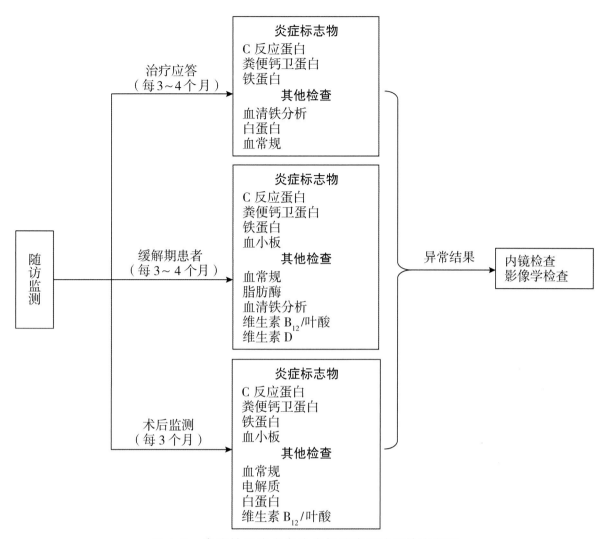

图 4.3　炎症性肠病患者治疗与随访实验室检查监测

炎症性肠病是免疫介导的一种全身性终生疾病,需要长期的综合管理。从疾病诊断、监测到疗效判断,实验室标志物检测都是必不可少的。通过合理、规律性的实验室检查可以提高临床诊断准确率,有效评估治疗反应且优化治疗方案。在达标治疗后,仍应长期监测随访。

参 考 文 献

［1］Gomollón F,Dignass A,Annese V,et al. 3rd European evidence-based consensus on the diagnosis and management of Crohn's disease 2016：part 1：diagnosis and medical management. J Crohns Colitis,2017,11(1)：3—25.

［2］Kopylov U,Rosenfeld G,Bressler B,et al. Clinical utility of fecal biomarkers for the diagnosis and management of inflammatory bowel disease. Inflamm Bowel Dis，2014，20(4)：742－756.

[3] Bressler B，Panaccione R，Fedorak RN，et al. Clinicians' guide to the use of fecal calprotectin to identify and monitor disease activity in inflammatory bowel disease. Can J Gastroenterol Hepatol，2015，29(7)：369－372.

[4] Menees SB，Powell C，Kurlander J，et al. A meta-analysis of the utility of C-reactive protein，erythrocyte sedimentation rate，fecal calprotectin，and fecal lactoferrin to exclude inflammatory bowel disease in adults with IBS. Am J Gastroenterol，2015，110(3)：444－454.

[5] Papay P，Ignjatovic A，Karmiris K，et al. Optimising monitoring in the management of Crohn's disease：a physician's perspective. J Crohns Colitis，2013，7(8)：653－669.

[6] Mosli MH，Zou G，Garg SK，et al. C-Reactive protein，fecal calprotectin，and stool lactoferrin for detection of endoscopic activity in symptomatic inflammatory bowel disease patients：a systematic review and meta-analysis. Am J Gastroenterol，2015，110(6)：802－820.

[7] Ferreiro-Iglesias R，Barreiro-de Acosta M，Otero Santiago M，et al. Fecal calprotectin as predictor of relapse in patients with inflammatory bowel disease under maintenance infliximab therapy. J Clin Gastroenterol，2016，50(2)：147－151.

[8] Chang S，Malter L，Hudesman D. Disease monitoring in inflammatory bowel disease. World J Gastroenterol，2015，21(40)：11246－11259.

[9] Lamb CA，Kennedy NA，Raine T，et al. British Society of Gastroenterology consensus guidelines on the management of inflammatory bowel disease in adults. Gut，2019，68(Suppl 3)：S1－S106.

4.2 电子结肠镜与胃镜

内镜检查是克罗恩病诊断及鉴别诊断的重要检查手段，用以确定病变范围和严重程度，评估黏膜炎症、疾病活动性及治疗后黏膜愈合情况，必要时可取组织活检[1-3]。

4.2.1 结肠镜检查

1.结肠镜检查指征

克罗恩病炎症可累及消化道任何部位，但多见于结肠和末端回肠，因此对于临床症状或实验室检查结果提示疑似克罗恩病的患者，建议将结肠镜检查(应达末端回肠)和黏膜组织活检作为克罗恩病诊断的常规首选检查[4]。克罗恩病的结肠镜检查指征有：①临床症状或实验室检查结果提示疑似克罗恩病;②克罗恩病术后(结肠及回盲部手术)6～12 个月需行回结肠镜检查,以评估术后复发风险及患者预后[1];③在疾病持续性活动、复发,出现新的无法解释的症状时,或在改变治疗方案之前,也应考虑内镜检查[1]。

2.禁忌证

对于有较高的肠穿孔风险、重度活动性结肠炎、中毒性巨结肠的患者,禁忌全结肠镜检查,应将其推迟至情况好转后[4-5]。

3.典型内镜下特点

结肠镜下一般表现为节段性、非对称性的黏膜炎症。其中,特征性表现有以下几个方面。①非连续性病变:即跳跃性病变,病变间黏膜可完全正常;②纵形溃疡(见图 4.4A):早期内镜下可呈阿弗他溃疡,随着溃疡加大加深,可进展为纵形溃疡[3];③鹅卵石样外观(见图4.4B)。其他镜下可见表现有肠壁增厚伴狭窄、内外瘘、肛周病变等[6]。

黏膜活检可见非干酪样上皮肉芽肿、纤维化、黏膜下层淋巴细胞聚集[7]。

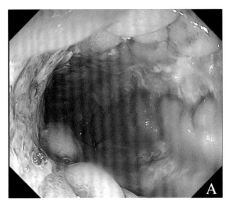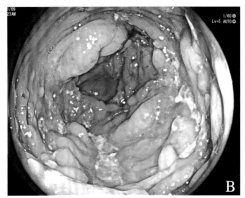

图 4.4 克罗恩病内镜检查。图 A:结肠多发纵形溃疡;图 B:结肠纵形溃疡及鹅卵石样外观(图片由北京协和医院提供)

4.结肠镜克罗恩病活动度评分标准

多种克罗恩病内镜评分系统可量化克罗恩病回结肠黏膜受累的范围和严重程度。其中,克罗恩病内镜严重程度指数(Crohn's disease endoscopic index of severity,CDEIS)、克罗恩病简化内镜评分(simple endoscopic score in Crohn's disease,SES-CD)计算复杂,主要用于临床试验中评估黏膜愈合,作为试验终点,未在常规临床实践中广泛使用;而 Rutgeerts(RS)评分简便易行,尽管缺乏足够的验证,但已被广泛用于评估克罗恩病患者术后复发及预后。

(1)克罗恩病内镜严重程度指数(CDEIS):是第一个经过验证的反映克罗恩病严重程度的内镜评分,由消化炎性疾病治疗研究组(Groupe d'Etudes Thérapeutiques des Affections Inflammatoires du Tube Digestif,GETAID)于 1989 年经过多阶段前瞻性研究提出[8]。CDEIS 计算复杂、耗时、主观性强(需要评估溃疡或病变的黏膜面积,区分深层溃疡和浅溃疡),因此该评分没有成为临床实践的常规方法。但 CDEIS 评分目前仍然是评估克罗恩病内镜疾病活动性的金标准[9],主要作为临床试验的治疗终点指标。

CDEIS 评分总分为 44 分,在 5 个结肠段(回肠,升结肠,横结肠,左半结肠和乙状结肠,直肠)中对克罗恩病活动性进行评分(见表 4-2)。

表 4-2　克罗恩病内镜严重程度指数(CDEIS)评分系统

	末段回肠	右半结肠	横结肠	左半和乙状结肠	直肠	总和
深溃疡(0～12 分)						总和 1
浅溃疡(0～6 分)						总和 2
每 10cm 肠段中表面受累肠段平均长度(0～10cm)						总和 3
每 10cm 肠段中溃疡累计肠段平均长度(0～10cm)						总和 4

注:A 为总和 1＋总和 2＋总和 3＋总和 4;n 为受累肠段数(1～5);B 为 A/n,即总和/受累肠段数(1～5);C 为有溃疡性狭窄记 3 分,没有为 0;D 为有非溃疡性狭窄记 3 分,没有为 0;CDEIS 总分＝B＋C＋D。

(2)简化克罗恩病内镜评分(SES-CD):为了简化 CDEIS 评分,Daperno 等利用前瞻性研究于 2004 年开发了 SES-CD[10]。该评分简单可靠,已被纳入许多内镜报告系统。由于与 CDEIS 具有高度相关性[11],并且具有使用便利性,所以 SES-CD 已被用于临床试验,并开始应用于临床实践。

SES-CD 采用 CDEIS 评分中的 4 个关键参数(溃疡大小、溃疡的黏膜面积、存在其他病变的黏膜范围、肠段狭窄),在 5 个肠段(回肠,右结肠,横结肠,左结肠和乙状结肠,直肠)进行分级评分(见表 4-3)。

表 4-3　克罗恩病简化内镜(SES-CD)评分系统

项目	0 分	1 分	2 分	3 分
溃疡大小	无	阿弗他溃疡(直径 0.1～0.5cm)	较大溃疡(直径 0.5～2.0cm)	大溃疡(直径>2.0cm)
溃疡表面范围	无	<10%	10%～30%	>30%
肠段受累范围	无	<50%	50%～75%	>75%
狭窄	无	单发,内镜可通过	多发,内镜可通过	内镜不能通过

(3)Rutgeerts 评分:基于 89 例克罗恩病末端回肠切除术后患者的临床研究结果,于 1990 年正式开发[12]。Rutgeerts 评分对克罗恩病术后回结肠吻合口复发风险具有明确的评估价值。其共分为 5 级,评分较低的患者预后更好(见表 4-4)。

改良的 Rutgeerts 评分在 2 级中增加了病损局限于回肠结肠吻合口处[2a]或新回肠末端中度病变[2b][13]。

表 4-4　克罗恩病术后内镜复发 Rutgeert 评分系统

评分	内容
0 分	无病变
1 分	≤5 处阿弗他溃疡
2 分	>5 处阿弗他溃疡,病变间黏膜正常;或跳跃性较大病变;或局限于回结肠吻合口溃疡(<1cm)
3 分	广泛的阿弗他溃疡伴广泛的炎性黏膜
4 分	广泛的末段回肠炎症伴较大溃疡、结节和(或)狭窄

4.2.2　上消化道内镜检查

建议初诊克罗恩病的患者尤其存在上消化道症状的患者行上消化道内镜检查;建议对确诊克罗恩病上消化道受累者进行上消化道内镜评估。对有以下临床症状的患者,应行上消化道内镜检查:①有呕吐、腹痛、消化不良或其他上消化道症状和体征,疑似或确诊克罗恩病的患者[14];②可疑炎症性肠病的儿童患者;③炎症性肠病类型待定患者(IBDU)。但对于无症状的成年克罗恩病患者,不建议常规行上消化道内镜检查[14]。

上消化道内镜下多为非特异性表现,包括胃内或十二指肠球部黏膜充血、水肿、糜烂和不规则溃疡等(见图 4.5A);部分存在相对特异性表现,包括胃底部及十二指肠球降部条状竹节样改变、十二指肠球部狭窄等(见图 4.5B 和 C)[15]。

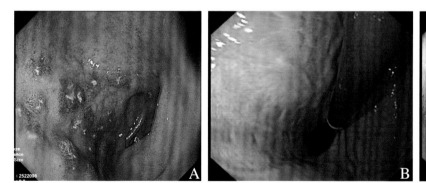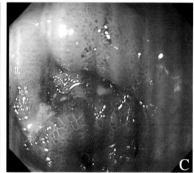

图 4.5　克罗恩病上消化道内镜检查。图 A:十二指肠球部多发阿弗他溃疡;图 B:胃底部黏膜条状竹节样改变;图 C:十二指肠球部狭窄(图片由北京协和医院、上海交通大学医学院附属瑞金医院提供)

4.2.3　胶囊内镜

多达 70% 的克罗恩病患者可能发生小肠受累,而 1/3 以上的患者可发生孤立小肠病变[16]。由于小肠的特殊位置及解剖结构特点,所以小肠克罗恩病的早期诊断及鉴别诊断较为困难,传统检查的检出率低;而通过小肠胶囊内镜(capsule endoscopy,CD)检查可对小肠黏膜进行直接、无创、非侵入性的观察，其对早期黏膜病变的敏感性高，能更好地对小肠克罗恩病患者做出诊断与评估。

1.胶囊内镜检查指征

研究显示，小肠胶囊内镜检查对疑诊克罗恩病患者具有较高的阴性预测值和灵敏度[17]，即当小肠胶囊内镜检查结果为阴性时，能可靠地排除克罗恩病诊断。推荐使用胶囊内镜的情况有：①患者出现克罗恩病典型症状、肠外表现、相关炎症标志物，但结肠镜及小肠放射影像学检查阴性的疑诊情况[4]；②对所有新诊断的克罗恩病患者均应进行小肠评估[1]，特别是结肠镜检查与影像学检查无法解释其临床症状时；③对克罗恩病患者需要评估小肠黏膜愈合程度，进而评价治疗效果；④克罗恩病患者术后疑似复发，通过回结肠镜或影像学检查未能确诊的情况[18]。

2.禁忌证

（1）绝对禁忌证：①胶囊内镜滞留嵌顿无手术条件，或拒绝接受任何腹部手术者；②精神异常、意识不清等无法配合者。

（2）相对禁忌证：①存在胃肠道梗阻、狭窄或瘘管者；②吞咽障碍，如口咽部疾病影响吞咽或胃肠动力障碍者；③植入心脏起搏器或其他医学电子仪器者；④有腹部放疗史者；⑤妊娠期妇女[19-20]。

建议已知或怀疑狭窄、存在梗阻性症状，腹部/盆腔放疗或长期使用非甾体抗炎药的患者，在接受胶囊内镜检查前进行小肠影像学检查（CTE/MRE）或探路胶囊的评估，以降低胶囊滞留的风险[21]。

3.典型的内镜下特点

小肠克罗恩病在胶囊内镜下的表现与克罗恩病结肠镜下所见相似，病变多呈节段性分布，常见阿弗他样或纵形溃疡，鹅卵石样改变，黏膜充血、糜烂，小肠绒毛异常，瘘管，肠管狭窄等[19]。

4.胶囊内镜评分标准

目前，胶囊内镜评分主要应用两种经过验证的胶囊内镜评分系统——Lewis评分系统及胶囊内镜克罗恩病活动指数（capsule endoscopy Crohn's disease activity index，CECDAI），对克罗恩病患者的小肠炎症活动性进行评估，可提高小肠克罗恩病诊断特异性，以更好地评估病情活动程度及评价疗效。

（1）Lewis评分系统：选用了较为客观的评估参数，以减小评估时主观因素的影响，并提供明确的分值区间判断病情活动情况。已有研究表明，不同观察者对Lewis评分系统有较高的一致性[22]，因此Lewis评分系统可在临床实践及科研工作中用于小肠克罗恩病患者的诊断、随访及疗效评估。

Lewis评分系统根据胶囊内镜通过小肠的时间，将小肠均分为上、中、下3段区域，选取绒毛水肿及溃疡病变情况为参数，对每一肠段的内镜下表现分别进行评估，并将全肠段肠狭窄纳入评分（见表4-5）。

表 4-5　胶囊内镜 Lewis 评分系统

项目	描述或数量(评分)	病变范围ᵃ(评分)	描述(评分)
绒毛表现(最重分区)	正常(0)	短节段(8)	局灶(1)
	水肿(1)	长节段(12)	片状(14)
		全肠段(20)	弥漫(17)
溃疡ᵇ·ᶜ(最重分区)	无(0)	短节段(5)	<1/4(9)
	单发(3)	长节段(10)	1/4~1/2(12)
	少数(5)	全肠段(15)	>1/2(18)
	多发(10)		
狭窄(全小肠)	无(0)	合并溃疡(24)	可通过(7)
	单发(14)	不合并溃疡性(2)	不可通过(10)
	多发(20)		
Lewis 总分	=受累最重分区的绒毛表现评分＋溃疡评分＋狭窄评分		

注:ᵃ短节段≤10％;长节段 11％~50％;全肠段>50％;

ᵇ溃疡数量:单发＝1,少数＝2~7,多发≥8;

ᶜ描述:最大溃疡占所在胶囊内镜图像中的比例。

总分<135 分,表示正常或无明确临床意义的黏膜炎症;总分 135~790 分,提示轻度炎症;总分>790 分,提示中度至重度炎症。

(2)胶囊内镜克罗恩病活动指数(CECDAI):与 Lewis 评分之间存在很强的相关性[23],CECDAI 计算方法简便清晰,似乎能更好地反映肠道炎症状态和严重程度[24],可用于小肠克罗恩病的随访,并可用于评估病情活动度。

CECDAI 根据胶囊内镜通过小肠的时间,将全小肠等分为近端小肠和远端小肠,根据炎症程度、病变范围和狭窄程度 3 个参数评估病变部分。该评分尚无统一的诊断分值区间,但总分越高,提示黏膜病变越严重,炎症活动性越强(见表 4-6)。

表 4-6　胶囊内镜克罗恩病活动指数(CECDAI)评分系统

项目	内容和评分
A.黏膜炎症	0:无
	1:轻中度(水肿、充血或黏膜剥脱)
	2:重度(水肿、充血或黏膜剥脱)
	3:出血、渗出、糜烂、阿弗他溃疡、溃疡<0.5cm
	4:假息肉、溃疡 0.5~2cm
	5:溃疡>2cm

续表

项目	内容和评分
B. 病变范围	0：无
	1：单节段（局灶性病变）
	2：2～3 节段（节段性病变）
	3：＞3 节段（弥漫性病变）
C. 狭窄程度	0：无
	1：单个，可通过
	2：多个，可通过
	3：梗阻
CECDAI 总分（0～36）	＝近端（A×B＋C）＋远端（A×B＋C）

4.2.4 结肠胶囊内镜

不建议用结肠胶囊内镜（colon capsule endoscopy，CCE）检查取代常规结肠镜检查来评估克罗恩病的病变范围和严重程度。一项前瞻性研究发现，虽然结肠胶囊内镜检查与 CDEIS 评分之间有较好的一致性，但结肠胶囊内镜检查会低估克罗恩病的严重程度，特别是远端结肠的病变[25]。因此，结肠胶囊内镜用于克罗恩病诊断和评估的有效性仍需大规模试验验证。然而，在患者拒绝或病情不适合进行结肠镜检查时，结肠胶囊内镜是一种合适的结肠检查替代方案。

参 考 文 献

［1］Maaser C，Sturm A，Vavricka SR，et al. ECCO-ESGAR guideline for diagnostic assessment in IBD Part 1：initial diagnosis，monitoring of known IBD，detection of complications. J Crohns Colitis，2019，13（2）：144－164.

［2］Peyrin-Biroulet L，Sandborn W，Sands BE，et al. Selecting therapeutic targets in inflammatory bowel disease（STRIDE）：determining therapeutic goals for treat-to-target. Am J Gastroenterol，2015，110（9）：1324－1338.

［3］中华医学会消化病学分会炎症性肠病学组. 炎症性肠病诊断与治疗的共识意见（2018 年·北京）. 中华炎性肠病杂志（中英文），2018，2（3）：173－190.

［4］Gomollón F，Dignass A，Annese V，et al. 3rd European evidence-based consensus on the diagnosis and management of Crohn's disease 2016：Part 1：diagnosis and medical management. J Crohns Colitis，2017，11（1）：3－25.

［5］ Spiceland CM，Lodhia N. Endoscopy in inflammatory bowel disease：role in diagnosis，management，and treatment. World J Gastroenterol，2018，24(35)：4014－4020.

［6］ Moran CP，Neary B，Doherty GA. Endoscopic evaluation in diagnosis and management of inflammatory bowel disease. World J Gastrointest Endosc，2016，8(20)：723－732.

［7］ Flynn S，Eisenstein S. Inflammatory bowel disease presentation and diagnosis. Surgical Clinics of North America，2019，99(6)：1051－1062.

［8］ Mary JY，Modigliani R. Development and validation of an endoscopic index of the severity for Crohn's disease：a prospective multicentre study. Groupe d'Etudes Thérapeutiques des Affections Inflammatoires du Tube Digestif (GETAID). Gut，1989，30(7)：983－989.

［9］ Pagnini C，Menasci F，Desideri F，et al. Endoscopic scores for inflammatory bowel disease in the era of 'mucosal healing'：old problem，new perspectives. Digest Liver Dis，2016，48(7)：703－708.

［10］ Daperno M，D'Haens G，Van Assche G，et al. Development and validation of a new，simplified endoscopic activity score for Crohn's disease：the SES-CD. Gastrointest Endosc，2004，60(4)：505－512.

［11］ Sipponen T，Nuutinen H，Turunen U，et al. Endoscopic evaluation of Crohn's disease activity：comparison of the CDEIS and the SES-CD. Inflamm Bowel Dis，2010，16(12)：2131－2136.

［12］ Rutgeerts P，Geboes K，Vantrappen G，et al. Predictability of the postoperative course of Crohn's disease. Gastroenterology，1990，99(4)：956－963.

［13］ Sturm A，Maaser C，Calabrese E，et al. ECCO-ESGAR guideline for diagnostic assessment in IBD Part 2：IBD scores and general principles and technical aspects. J Crohns Colitis，2019，13(3)：273－284.

［14］ Lamb CA，Kennedy NA，Raine T，et al. British Society of Gastroenterology consensus guidelines on the management of inflammatory bowel disease in adults. Gut，2019，68(Suppl 3)：s1－s106.

［15］ Matsuoka K，Kobayashi T，Ueno F，et al. Evidence-based clinical practice guidelines for inflammatory bowel disease. J Gastroenterol，2018，53(3)：305－353.

［16］ Pennazio M，Spada C，Eliakim R，et al. Small-bowel capsule endoscopy and device-assisted enteroscopy for diagnosis and treatment of small-bowel disorders：European Society of Gastrointestinal Endoscopy (ESGE) clinical guideline. Endoscopy，2015，47(4)：352－376.

［17］ Hall B，Holleran G，Costigan D，et al. Capsule endoscopy：high negative predictive value in the long term despite a low diagnostic yield in patients with suspected Crohn's disease. United Eur Gastroent，2013，1(6)：461－466.

［18］ Enns RA，Hookey L，Armstrong D，et al. Clinical practice guidelines for the use of video capsule endoscopy. Gastroenterology，2017，152(3)：497－514.

［19］中华医学会消化内镜学分会. 中国胶囊内镜临床应用指南. 胃肠病学，2014，19 (10)：606－617.

［20］Yamamoto H，Ogata H，Matsumoto T，et al. Clinical practice guideline for enteroscopy. Digestive Endoscop，2017，29(5)：519－546.

［21］Lichtenstein GR，Loftus EV，Isaacs KL，et al. ACG clinical guideline：management of Crohn's disease in adults. Am J Gastroenterol，2018，113(4)：481－517.

［22］Cotter J，Dias de Castro F，Magalhães J，et al. Validation of the Lewis score for the evaluation of small-bowel Crohn's disease activity. Endoscopy，2015，47(4)：330－335.

［23］Ponte A，Pinho R，Rodrigues A，et al. Evaluation and comparison of capsule endoscopy scores for assessment of inflammatory activity of small-bowel in Crohn's disease. Gastroent Hepat-Barc，2018，41(4)：245－250.

［24］Omori T，Kambayashi H，Murasugi S，et al. Comparison of Lewis score and capsule endoscopy Crohn's disease activity index in patients with Crohn's disease. Digest Dis Sci，2020，65(4)：1180－1188.

［25］D'Haens G，Löwenberg M，Samaan MA，et al. Safety and feasibility of using the second-generation pillcam colon capsule to assess active colonic Crohn's disease. Clin Gastroenterol H，2015，13(8)：1480－1486. e1483.

4.3　小肠镜

小肠是人体消化道中最长的器官，盘曲于腹腔内，由幽门下端到回盲瓣，全长约 5～7m，约占整个消化道的 3/4，是人体重要的消化场所。小肠疾病发病部位较深且具有隐匿性，一直以来缺乏诊断特异性。传统的推进式小肠镜插入屈曲的肠管时，往往只是拉直了屈曲的肠管，其观察范围非常有限，多数只能到达屈氏韧带以下 60～80cm 和回盲瓣以上 50cm，而无法真正探测小肠深部。

经典的小肠影像学检查（如 X 线钡剂造影、CT、MRI 等）无法对小肠进行直观的可视性检查，其小肠病变的检出率相对低，检查结果亦缺乏稳定性，不利于克罗恩病的早期诊断。通过胶囊内镜虽然可以直接观察整个小肠黏膜，但目前尚不能用胶囊内镜进行人为操作及病理活组织检查。近年来，器械辅助式小肠镜的临床应用使得小肠内镜检查取得了长足的进步。器械辅助式小肠镜主要包括双气囊小肠镜（double-balloon enterosocopy，DBE）、单气囊小肠镜（single-balloon enteroscopy，SBE)和螺旋管式小肠镜（spiral tube enteroscopy，SE），前两者被合称为气囊辅助式小肠镜（balloon assisted enteroscopy，BAE）。通过器械辅助式小肠镜，不仅可以观察整个小肠黏膜，而且能进行内镜下活组织检查，获得病理诊断，进而提高小肠疾病的诊断水平（见图 4.6）。

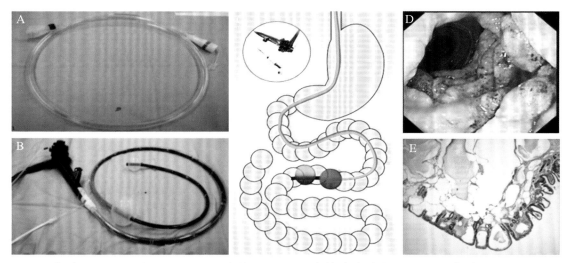

图 4.6　双气囊小肠镜及检查。图 A:外套管。图 B:外套管套在内镜。图 C:双气囊小肠镜模拟工作图。图 D:小肠镜检查时发现的一病例,镜下黄白色透明隆起病变,表面呈白点状、白色绒毛状。图 E:上述病例病理证实为海绵状淋巴管瘤(图片由浙江大学医学院附属第二医院提供)

　　此外,器械辅助式小肠镜相关配件丰富,还可开展诸如止血、狭窄扩张或小针刀狭窄切开、异物取出等小肠镜下的相关治疗工作。因此,器械辅助式小肠镜的临床应用将小肠疾病的诊断与治疗提升到了一个全新的高度(见图 4.7)。

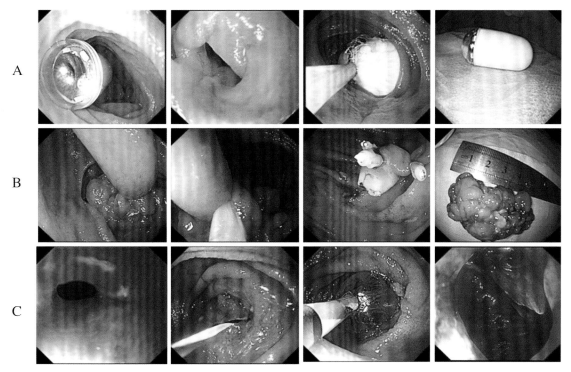

图 4.7　小肠镜下相关治疗。图 A. 小肠镜下异物取出:患者胶囊内镜检查时发生滞留,小肠镜下顺利取出胶囊,并发现胶囊滞留部位存在狭窄病变。图 B. 小肠镜下息肉摘除:经口小肠镜检查发现空肠中段巨大息肉,予以 PSD 电凝切除,钛夹处理切面,病变标本大小约为 3.4cm×5.6cm,病理证实为错构瘤性息肉,符合 P-J 综合征。图 C. 小肠狭窄扩张:克罗恩病患者,有肠梗阻表现,经肛小肠镜检查发现回肠下段有狭窄,行镜下气囊扩张治疗,效果理想,患者梗阻症状明显缓解(图片由浙江大学医学院附属第二医院提供)

4.3.1 小肠镜检查的优势和选择时机

与放射影像学检查相比，通过小肠镜检查可以更早地发现克罗恩病患者早期的黏膜病变。资料显示，除小肠肿瘤外，小肠镜对其他小肠疾病（包括炎性疾病）的诊断敏感度、特异度、阳性预测值、阴性预测值均要优于 CTE[1]。并且小肠镜能行病理活组织检查，目前仍是非开腹情况下诊断小肠克罗恩病准确率最高的检查手段。

但国内小肠镜的普及性目前仍然较低，且检查费用偏高，导致其临床应用受到了很大限制。美国胃肠内镜学会（American Society for Gastrointestinal Endoscopy，ASGE）不建议将小肠镜作为疑诊克罗恩病患者的首选检查，而是建议先选择其他侵袭性较小的方式（如胶囊内镜、小肠放射影像学检查），如上述检查仍不能明确诊断，则再行小肠镜检查和活组织检查以明确诊断[2]。如临床症状或影像学提示梗阻，为防止胶囊滞留及穿孔等并发症，应直接选择小肠镜而非胶囊内镜。由于小肠镜具有内镜下治疗功能，所以如果预估在诊断的同时有治疗需求，也可直接选择小肠镜[3]。

4.3.2 小肠镜检查的适应证、禁忌证及常见并发症

小肠镜检查的适应证不限于小肠（包括小肠炎性、出血性、肿瘤性疾病及小肠异物等），也包括术后肠道检查及既往内镜不能到达的结肠某些部位，以及内镜检查有更好操作性时。

小肠镜检查的禁忌证主要包括可疑消化道穿孔，呼吸、循环功能不全，及全身状态不良。

小肠镜的并发症主要有两类：直接与操作相关的并发症，麻醉引起的并发症。直接与操作相关的并发症主要有黏膜出血和肠穿孔。在严重粘连部位，若用力过大，有可能导致粘连撕裂，引发穿孔。因此，当粘连处出现进镜困难，进镜手动幅度与画面上内镜前端移动幅度不一致时，应避免强行进镜。此外，进镜时要仔细观察有无溃疡，避免内镜前端触到溃疡底部诱发穿孔。经口进镜还可能诱发胰腺炎，这可能与长时间压迫十二指肠乳头等因素有关。对所有经口进镜的病例均应缩短检查时间，并建议检查当日早晨开始使用胰酶抑制剂，以减少或防止胰腺炎的发生。麻醉相关的并发症较常见的有低氧血症、呼吸抑制、吸入性肺炎等。若发生血氧饱和度降低及咳嗽反应，应暂停操作，采取加压给氧、吸痰及减慢麻醉药给药速度等措施，这样大多能使患者恢复正常，其后可继续进镜。

4.3.3 小肠镜下克罗恩病的常见临床表现

1.溃疡

克罗恩病初期，内镜下可见阿弗他溃疡，即直径 2～3mm 的类圆形浅溃疡凹陷，其周围黏膜充血，伴有红晕。尽管从上消化道病变处或其他移行部位的正常黏膜也可检出非干酪样上皮肉芽肿，但溃疡病变阳性检出率要高于其他病损处[4]。随着病变进展，溃疡变大而深凹，为孤立性溃疡、散在的不规则形溃疡，常有沿肠管长轴方向纵形分布的趋势。溃疡融合后多形

成特征性的纵形溃疡,溃疡长度可达数厘米,表现为宽幅带状或线状等多种形态,多见于肠系膜的附着侧,伴有肠系膜短缩(见图 4.8)。而由肠局部缺血、白塞病和肠结核等引起的溃疡倾向于发生在肠腔的肠系膜对侧。这种肠腔定位对于鉴别克罗恩病或其他由炎症引起的小肠疾病具有一定价值。

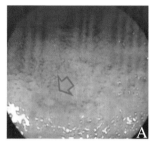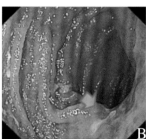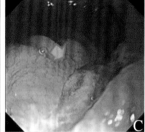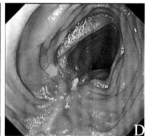

图 4.8　克罗恩病小肠镜下溃疡表现。图 A:克罗恩病初期,可表现为阿弗他溃疡(甚至仅有阿弗他溃疡表现),类圆形浅溃疡周边黏膜充血,伴有红晕。图 B:随病变进展,溃疡变大深凹,可表现为孤立性、不规则形,多有纵形分布趋势。图 C:溃疡融合为特征性的纵形溃疡,表现为宽幅带状或线状。图 D:溃疡长度可达数厘米,多见于肠系膜附着侧。该患者纵形溃疡长达 **10cm**,位于肠系膜附着侧,并伴有肠系膜的短缩现象(图片由浙江大学医学院附属第二医院提供)

2.铺路石征和假息肉

铺路石征亦为克罗恩病的特征性所见。内镜下主要表现为广基半球状隆起,顶面较圆钝,周围可有溃疡包绕,呈现大小不等的结节状,类似于鹅卵石路面。典型的铺路石征常见于结肠,除末端回肠外,很少出现于小肠其他部位。内镜下假息肉多为炎性息肉,表现为隆起较高,顶面较尖锐,大小不等,多散在分布(见图 4.9)。

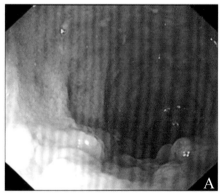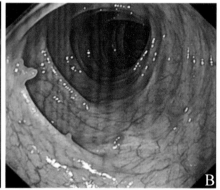

图 4.9　克罗恩病小肠镜下铺路石征及假息肉表现。图 A:铺路石征亦为克罗恩病的特征性所见。内镜下主要表现为广基半球状隆起,顶面较圆钝,周围可有溃疡包绕,呈现大小不等的结节状,类似于鹅卵石路面。典型的铺路石征常见于结肠,在小肠主要见于回肠末端。图 B:内镜下假息肉多为炎性息肉,表现为隆起较高,顶面较尖锐,大小不等,多散在分布(图片由浙江大学医学院附属第二医院提供)

3.狭窄

克罗恩病肠管狭窄的首要原因是伴有纵形溃疡及铺路石征等全层炎性改变的水肿及纤维化。水肿所致的狭窄经过内科治疗可改善(见图 4.10)。纤维性狭窄内科治疗无效,如病变进一步进展出现肠梗阻症状,可以行内镜扩张治疗或外科治疗(见图 4.11)。克罗恩病狭窄呈环状,可呈多发性、节段性分布,小肠发病时的狭窄性病变较结直肠发病时更为常见。由于肠腔狭窄者的癌变率较无狭窄者明显增高,且克罗恩病发生癌变时多表现为狭窄,这种恶性狭窄无论在临床症状、病程还是发病年龄等方面都与良性狭窄无明显区别,所以在克罗恩病内镜下见到肠腔狭窄时应警惕癌变的可能,特别是内镜下有狭窄僵硬、偏心性狭窄、边缘结节感等多提示恶性狭窄的可能,更应引起重视。对于疑诊的病例,小肠镜检查时应取活检标本。

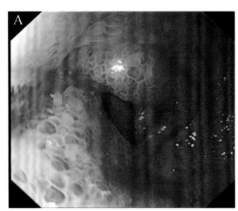
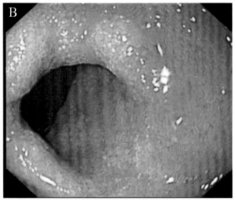

图 4.10 克罗恩病由伴有纵形溃疡的全层炎水肿所致的肠管狭窄。图 A:治疗前;图 B:经内科积极治疗后,狭窄获得明显改善(图片由浙江大学医学院附属第二医院提供)

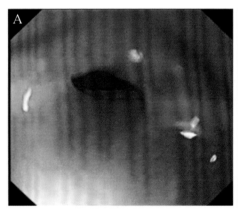
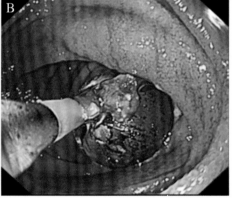

图 4.11 克罗恩病由纤维性因素所致狭窄,内科治疗无效;如病变进一步进展,多需要内镜下扩张或手术治疗。图 A:治疗前;图 B:内镜下球囊扩张(图片由浙江大学医学院附属第二医院提供)

4.其他

内镜下见到瘘管开口,提示诊断克罗恩病的可能性更大。当克罗恩病累及胃、十二指肠时,内镜下可见到一些早于 X 线检查的表现,如斑点状红斑、黏膜糜烂、皱襞弥漫性增厚及颗粒感,并可伴有口疮样或纵形溃疡形成,胃窦可出现狭窄、管状及扩张度差等表现(见图 4.12)。

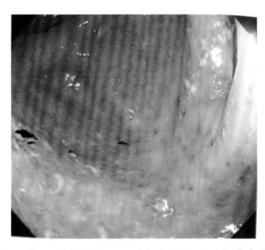

图 4.12　克罗恩病累及胃、十二指肠时，内镜下见到斑点状红斑、黏膜糜烂(图片由浙江大学医学院附属第二医院提供)

4.3.4　小肠镜在克罗恩病中诊断价值

　　螺旋管式小肠镜的外套管有螺旋凸纹，可匹配双气囊小肠镜或单气囊小肠镜，通过外套管的螺旋操作，将小肠管壁逐步套叠并固定于外套管上，使得内镜能迅速推进。螺旋管式小肠镜的临床价值在于可提高插镜速度，缩短检查时间[5]。

　　双气囊小肠镜的内镜头端和外套管头端各连有一个气囊。由于克罗恩病病变在末段回肠较常见，所以一般先选择经肛进镜。如从一侧进镜未发现病变，则可在进镜最远端处的黏膜下注射亚甲蓝或印度墨汁，作为下次从另一侧进镜时汇合的标记。Meta 分析显示，双气囊小肠镜对明确或疑似克罗恩病患者的总体诊断率约为 63.4%。如患者术前曾接受胶囊内镜或 CT 小肠造影(computed tomography enterography，CTE)等检查，帮助选择合适的双气囊小肠镜进镜方向，则诊断率会更高[6]。目前，有关双气囊小肠镜对克罗恩病诊断率报道差异较大的原因，可能与各项研究对疑似克罗恩病患者的定义不同，以及内镜下发现的黏膜异常确诊为克罗恩病的标准不同等多种因素有关。值得注意的是，由于缺乏金标准，所以大部分文献报道中的诊断率只是对异常病变的检出率，而不是对克罗恩病的确诊率。

　　单气囊小肠镜只有外套管上连有一个气囊，其借助术者的勾拉操作而非充盈内镜头端的气囊来把持住肠壁，相比于双气囊小肠镜，其充放气更简便。此外，单气囊小肠镜内镜端的可曲度及视角范围比双气囊小肠镜更大。Meta 分析显示，双气囊小肠镜的全小肠检查完成率高于单气囊小肠镜，但两者在诊断和治疗方面的价值相当，且操作时间、插入深度和并发症发生率的差异无统计学意义[7]。

4.3.5　小肠镜在克罗恩病中监测评估价值

　　越来越多的研究指出黏膜愈合在克罗恩病治疗中的重要性，黏膜愈合可降低临床复发率和手术率[8]。克罗恩病患者即使临床症状不明显，其肠道黏膜的炎性反应和溃疡也可持续存在。胶囊内镜虽操作简单且易接受，但胶囊滞留率较高，可达13%[9]。器械辅助式小肠镜可避免胶囊滞留的风险，准确评估小肠黏膜情况和治疗后反应。由于下段回肠是常见的克罗恩病病变部位，所以观察回肠末端以上约100cm通常已经足够。

CDAI评分反映克罗恩病临床活动度，是评估临床疾病严重程度的最常用指标。资料表明，CDAI与内镜下疾病的严重程度并无明显相关性[10]。临床上常有临床症状与内镜下疾病严重程度不相符的患者，提示以CDAI评分来确定克罗恩病的分期似乎并不完全适用于所有克罗恩病患者。因此，需要辅以内镜评估黏膜愈合情况，进而指导治疗、减少克罗恩病的复发。对于确诊克罗恩病的患者，小肠镜下表现是预测病情复杂程度的重要指标，并且可提示采取积极的药物治疗和手术干预。因此，我们建议对克罗恩病确诊患者定期行小肠镜检查，观察下段回肠，并根据检查结果调整治疗方案，从而达到控制病情长期缓解的目标。

总之，通过小肠镜可在直视下观察全小肠黏膜，并可取活组织行病理学检查，是小肠克罗恩病较有效的检查手段，其在小肠克罗恩病的诊断、治疗、监测评估等方面具有重要的临床应用价值。随着相关内镜配件的增多，在小肠镜下还可行异物取出、止血、扩张狭窄等治疗操作，从而替代部分外科手术。相信随着消化内镜诊疗技术突飞猛进的发展，今后定会有更多的新技术来优化现有的器械辅助式小肠镜，从而进一步提高小肠克罗恩病的诊断和治疗水平。

参 考 文 献

［1］Wang J，Guo Q，Zhao J，et al. Multidetector CT enterography versus double-balloon enteroscopy：comparison of the diagnostic value for patients with suspected small bowel diseases. Gastroenterol Res Pract，2016，2016：5172873.

［2］Bharadwaj S，Tandon P，Kulkarni G，et al. The role of endoscopy in inflammatory bowel disease. J Dig Dis，2015，16(12)：689－698.

［3］Murphy SJ，Kornbluth A. Double balloon enteroscopy in Crohn's disease：where are we now and where should we go?. Inflamm Bowel Dis，2011，17(1)：485－490.

［4］Sunada K，Yamamoto H，Yano T，et al. Advances in the diagnosis and treatment of small bowel lesions with Crohn's disease using double-balloon endoscopy. Therap Adv Gastroenterol，2009，2(6)：357－366.

［5］Baniya R，Upadhaya S，Subedi SC，et al. Balloon enteroscopy versus spiral enteroscopy for small-bowel disorders：a systematic review and meta-analysis. Gastrointest Endosc，2017，86(6)：997－1005.

［6］Manes G，Imbesi V，Ardizzone S，et al. Use of double-balloon enteroscopy in the management of patients with Crohn's disease：feasibility and diagnostic yield in a high-volume centre for inflammatory bowel disease. Surg Endosc，2009，23(12)：2790－2795.

［7］Lipka S，Rabbanifard R，Kumar A，et al. Single versus double balloon enteroscopy for small bowel diagnostics：a systematic review and meta-analysis. J Clin Gastroenterol，2015，49(3)：177—184.

［8］Rahmi G，Samaha E，Vahedi K，et al. Multicenter comparison of double-balloon enteroscopy and spiral enteroscopy. J Gastroenterol Hepatol，2013，28(6)：992—998.

［9］Cheifetz AS，Kornbluth AA，Legnani P，et al. The risk of retention of the capsule endoscope in patients with known or suspected Crohn's disease. Am J Gastroenterol，2006，101(10)：2218—2222.

［10］Jones J，Loftus EV Jr，Panaccione R，et al. Relationships between disease activity and serum and fecal biomarkers in patients with Crohn's disease. Clin Gastroenterol Hepatol，2008，6(11)：1218—1224.

4.4 CTE/MRE 影像诊断与评估

克罗恩病通常在 20～30 岁时起病，约 15％～20％克罗恩病在儿童或青少年时期出现。克罗恩病的病程以复发和缓解为特征，可累及胃肠道的任何部分，包括不易通过光学内镜观察到的小肠。克罗恩病最常见的发病部位是末端回肠、回盲部和升结肠[1]。

客观准确的评估有助于克罗恩病患者的管理。在临床实践中，需要定期评估患者的病情（包括严重程度和活动性等）及治疗效果，结合临床症状、内镜检查和实验室生化指标，可以综合评价克罗恩病的活动性和严重程度。消化道内镜检查是目前公认的评价克罗恩病的金标准，相关评分系统如简化的克罗恩病内镜活动性评分(SES-CD)已得到广泛认可[2]。然而，消化道内镜检查是一种有创性的检查，患者耐受性差，有肠穿孔等风险，且在评估肠外并发症时效果不佳；克罗恩病引发的狭窄会阻碍消化道内镜检查的进行。因此，无创的影像学检查，如消化道钡餐、钡灌肠、CTE 和 MR 小肠造影(magnetic resonance enterography，MRE)，尤其 CTE 和 MRE，都能很好地显示整个消化道和肠外病变，是消化道内镜检查很好的补充，可作为临床诊断克罗恩病的客观依据之一。

CTE 和 MRE 通过口服等渗的阴性造影剂使小肠及结直肠得到良好的充盈与扩张。CTE 能无创显示肠腔内外的病变，具有成像速度快、患者耐受性好、可任意方位重建、多角度显示病变等优点，多项研究证实 CTE 可用于评价克罗恩病的疾病活动度、严重程度及临床疗效。与 CTE 比较，MRE 具有多平面成像、软组织分辨率极佳、没有电离辐射等优点。近年来，MRE 已成为诊断、评估克罗恩病的疾病活动性及严重程度的影像学金标准[5]。钆剂增强 MRE 提高了对微小炎症病灶的检出敏感性。MR 造影剂的用量比 CT 造影剂更少，安全性更高。如果患者有严重的肾功能不全、肾实质纤维化，则不能使用造影剂增强，非增强的 MRE 也能提供有用的诊断信息。

4.4.1 CTE 在克罗恩病中的应用

目前,CTE 主要应用于判断克罗恩病的发病部位及范围、检出并发症(如瘘管、脓肿、蜂窝织炎)以及评估炎症活动度。文献报道 CTE 对克罗恩病肠道狭窄的诊断准确率为 77%～83%[6,7]。Adler 等[8]研究表明,CTE 虽然可以用于评估肠道炎症反应,但并不能准确地判断肠壁的纤维化程度。

1.患者检查前准备和扫描参数

患者待检前准备:检查前一晚清淡低渣饮食。检查当天早晨空腹,禁食禁水。检查前约 4 小时服用复方聚乙二醇电解质散(Ⅱ)两包。口服造影剂方法:检查前 40 分钟,小口持续性吞服总量 1500～2000mL 的等渗甘露醇水溶液(2.5%),检查前 5 分钟静脉推注 654-2 注射液 20mg。

CTE 检查时,静脉内快速推注非离子型造影剂使肠壁强化,在静脉注药 50 秒时,肠壁强化最明显。

2.克罗恩病 CTE 影像表现

(1)肠壁增厚:小肠充盈良好时,正常的小肠壁厚度≤3mm,而克罗恩病患者多见肠壁增厚。根据肠壁增厚的程度,分为轻、中及重度:肠壁增厚 3～4mm 为轻度,5～9mm 为中度,≥10mm 为重度;肠壁增厚的程度与克罗恩病活动性指数呈正相关[9]。克罗恩病肠壁增厚大部分是不对称性的,常常在肠系膜一侧更加明显(见图 4.13)。

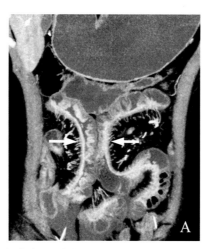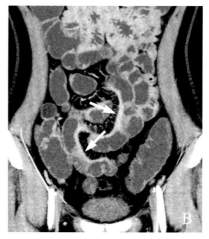

图 4.13 小肠多节段肠壁非对称性增厚伴肠壁强化(白箭)。(图片由南京中医药大学附属医院提供)

(2)肠壁强化:肠壁明显强化指的是节段性的肠壁密度高于邻近的正常肠壁密度,在病理上与活动性炎症有关[10]。肠壁明显强化是肠壁炎症的最敏感征象,在轻微炎症中可能是唯一的征象。肠壁高强化并不是克罗恩病所特有的影像学征象,其他炎症性肠病及非特异性肠炎也会出现该征象。但是,不对称性、节段性肠壁强化,特别是炎症累及的系膜侧肠壁强化(见图 4.14),强烈提示克罗恩病的诊断[11]。炎症累及的肠段可与正常肠段交错,形成克罗恩病特征性的"跳跃征"(见图 4.15)。

肠壁强化方式：Ⅰ型，肠壁呈三层，包括明显强化的内侧黏膜层和外侧的浆膜层，中间层是相对低密度的黏膜下层；Ⅱ型，肠壁呈双层，由明显强化的黏膜层及相对低密度的黏膜下层组成；Ⅲ型，肠壁呈双层，但无黏膜层明显强化；Ⅳ型，肠壁均匀强化，无明显分层（见图4.16）[12]。

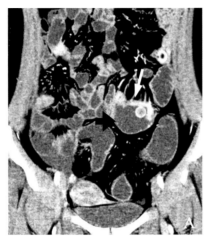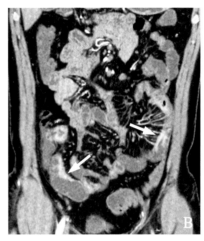

图 4.14 炎症累及的系膜侧肠壁强化。图 A：近段回肠系膜侧肠壁强化（白箭头）。图 B：近段回肠及末端回肠系膜侧肠壁强化（白箭头）。（图片由南京中医药大学附属医院提供）

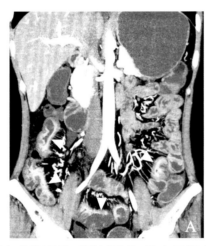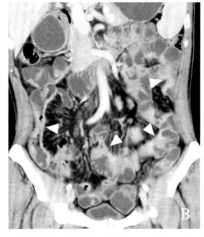

图 4.15 小肠多节段肠壁系膜侧强化，呈克罗恩病典型"跳跃征"（白箭头）。（图片由南京中医药大学附属医院提供）

肠壁分层强化的病理基础为黏膜和浆膜层充血，黏膜下层水肿或脂肪沉积，增强时在CTE图像上黏膜层、浆膜层表现为高密度，而中间的黏膜下层呈相对低密度，即分层样强化；这种强化方式常见于活动性炎症引起的黏膜下层水肿，肠壁可呈现"靶"征[13]。对于那些病程太长以及发生透壁性纤维化的克罗恩病患者，肠壁的分层样改变会消失，整个肠壁呈均匀一致强化。

（3）肠腔狭窄：肠壁炎症可以引起肠腔狭窄，但CTE显示肠腔狭窄并不意味着一定存在引起狭窄的病变。在CTE检查中，出现肠腔狭窄表明扩张性不足，当看到固定的持续性狭窄的肠管，伴有近端肠管扩张且管腔直径＞3cm时，肠管狭窄被认为是病理性狭窄（见图4.17）。如果既没有近端肠管扩张，也没有狭窄肠段相对于邻近正常的远端肠管狭窄程度超过10%，那么肠管狭窄很可能是生理性狭窄(肠管收缩环)[14]。肠腔狭窄的判断标准:在CTE图像上肠腔缩小(内径<1cm),并且伴有明确的近端肠管扩张(为邻近正常肠管管径的1.5倍以上)[15]。大多数克罗恩病的病理性肠腔狭窄是由活动性炎症和慢性纤维化导致的,克罗恩病肠腔狭窄在CTE图像上会显示狭窄段肠壁明显增强。

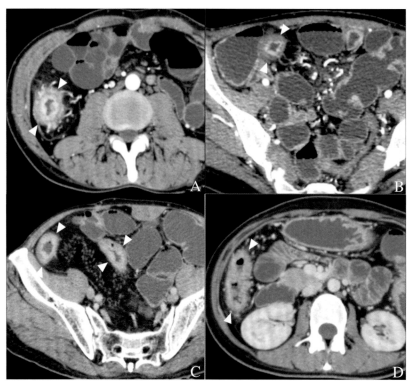

图4.16 肠壁强化方式。图A:Ⅰ型肠壁呈三层(白箭头),黏膜层、浆膜层表现为高密度,而中间的黏膜下层呈低密度。图B:Ⅱ型肠壁呈两层(白箭头),由明显强化的黏膜层及低密度的黏膜下层组成。图C:Ⅲ型肠壁呈两层(白箭头),黏膜层轻中度强化。图D:Ⅳ型肠壁均匀一致强化,无分层征象(白箭头)。(图片由南京中医药大学附属医院提供)

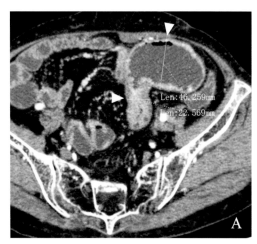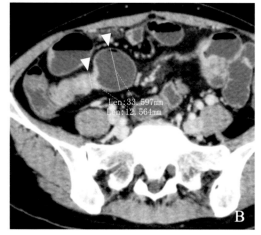

图4.17 病理性肠腔狭窄。图A:盆腔左侧回肠局部肠腔狭窄,近端肠管扩张直径约4.6cm。图B:末端回肠肠腔狭窄,近端肠管扩张直径约3.4cm(图片由南京中医药大学附属医院提供)

(4)肠周围炎症表现:克罗恩病是肠壁的一种透壁性炎症,炎症可累及肠壁外邻近的脂肪和肠系膜组织。肠壁炎症浸润导致肠周脂肪密度增加,即肠系膜纤维脂肪增生;"梳状征"是肠系膜炎症引起系膜直小血管充血的影像学表现,与 C 反应蛋白水平升高有关[16,17]。CTE 增强图像可见肠系膜直小血管增多、增粗,血管迂曲,原因是肠系膜炎症导致血流增加,病变部位纤维脂肪增生。因此,"梳状征"与肠系膜纤维脂肪增生常并存(见图 4.18)。研究表明,克罗恩病患者 CTE 图像出现"梳状征"表明炎症在临床上处于活动期和进展阶段[18,19]。

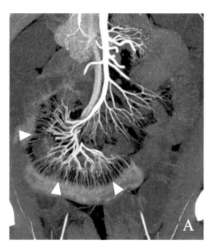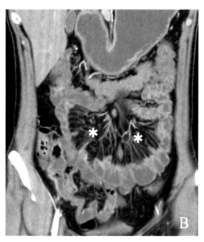

图 4.18　"梳状征"。图 A:肠系膜侧炎症导致小肠系膜直小血管充盈扩张,呈"木梳征"(白箭头)。图 B:肠系膜直小血管充盈,伴肠系膜纤维脂肪增生(星号)。(图片由南京中医药大学附属医院提供)

　　(5)肠壁内脂肪及肠周脂肪增生:在克罗恩病患者,肠壁内脂肪(见图 4.19)在活动性炎症和(或)非活动性炎症的肠壁上都可以见到,提示为慢性炎症改变;但是在正常的末端回肠也可以见到。肠周纤维脂肪增生通常发生在肠系膜一侧,有一定的占位效应,使邻近的肠圈移位。肠系膜脂肪增生主要通过测量肠系膜脂肪的密度来判断。如果肠壁与肠系膜分界模糊,病变肠段周围肠系膜脂肪密度 CT 值比正常肠系膜脂肪密度高 20HU 以上,则考虑病变肠段周围肠系膜脂肪增生(见图 4.20)。如果没有出现明显的肠周直小血管充血及反应性增大淋巴结,在直肠周围出现的纤维脂肪增生类似于盆腔脂肪增多症。

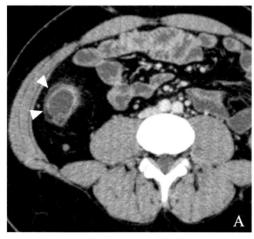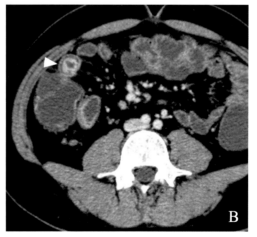

图 4.19　肠壁内脂肪沉积。图 A:升结肠肠壁内见脂肪沉积(白箭头)。图 B:末端回肠肠壁内见脂肪沉积(白箭头)。(图片由南京中医药大学附属医院提供)

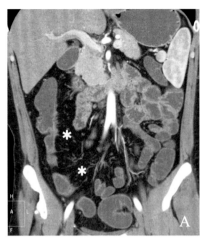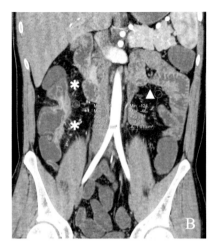

图 4.20　肠周脂肪增生。图 A：升结肠内侧肠壁外脂肪增生（星号），邻近的回肠移位。图 B：右侧升结肠系膜脂肪密度增高（星号），平均 CT 值约为 48HU，左侧空肠正常系膜脂肪（三角），平均 CT 值约为 94HU，前者比后者脂肪密度高 46HU（图片由南京中医药大学附属医院提供）

3.CTE 影像表现与临床症状的相关性

以肠镜检查和病理活检为参考标准，CTE 检测肠道克罗恩病的敏感性约为 75%～90%[20,21]。当临床评估（包括手术、血清学检查和临床随访）结合起来时，CTE 检测肠道克罗恩病的敏感性提高到 90%～95%[22-24]。由于空肠祥充盈不佳以及空肠皱襞密集，所以 CTE 辨别活动性空肠克罗恩病的准确性有所降低[25]，胶囊内镜检查可作为 CTE 检测肠道克罗恩病的补充。

CTE 在诊断穿透性炎症方面具有很高的准确性[21]。肠管间、肠管与周围组织结构可形成瘘管或窦道，并导致肠管与邻近的肠管或组织结构粘连，"星状征"是肠内瘘的典型征象（图 4.21），文献报道 CTE 识别肠瘘的准确率为 86%[6,26]。

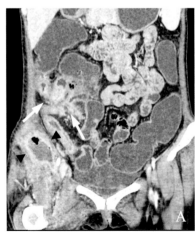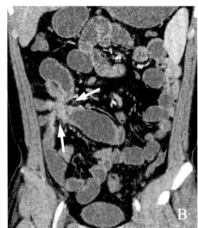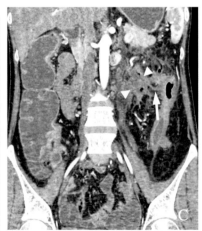

图 4.21　肠内瘘典型征象。图 A：升结肠与末端回肠肠瘘，见"星状征"（白箭头），右侧髂窝脓肿（黑箭头）。图 B：右侧升结肠与回肠肠瘘，见"星状征"（白箭头）。图 C：左侧降结肠与横结肠瘘管形成（白箭头），腹腔内脓肿（白箭头）。（图片由南京中医药大学附属医院提供）

尽管 CTE 对梗阻性狭窄检测具有很高的敏感性，但在评估轻度梗阻时，其效能并不理想[6]。然而，许多在 CTE 上显示部分小肠梗阻的克罗恩病患者，并没有阻塞性症状。在无症状肠梗阻克罗恩病患者中,发生胶囊内窥镜留置的风险很高[27]。

4.CTE 检查的优势与局限性

与其他肠道放射学检查及消化道内镜检查相比,CTE 有许多优点,其具备广泛的易得性,即使是在基层医院,只要有 16 排以上 CT 机就可以开展 CTE 检查;同时,CTE 检查无须镇静麻醉剂,具备可重复的高质量图像,对肠道全程及肠壁厚度可视化显示,以高分辨率图像显示肠外结构。因此,CTE 是肠道成像的理想选择[28]。

CTE 的主要局限性是电离辐射;放射科医生应该使用最新的降低 CTE 放射剂量的技术,特别是对年轻患者和需要经常复查的慢性克罗恩病患者[28]。在 CTE 检查中,早期或孤立的黏膜异常(如阿弗他溃疡)很容易被遗漏。

CTE 图像解读时存在一些误区:如肠管不完全扩张,肠道生理性收缩或痉挛,易被误解读为病理性改变(肠壁异常增厚及肠腔狭窄),导致假阳性的出现;真正的狭窄也可能被误解读为生理性收缩,或因为隐匿的微小病变而导致假阴性的结果(如早期或轻微炎症、非梗阻性狭窄),尤其是空肠,由于口服造影剂不足或造影剂大部分已流入回肠、结肠,结果造成空肠充盈不良(见图 4.22)。

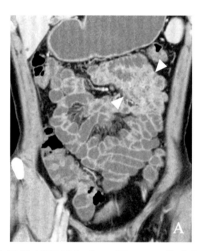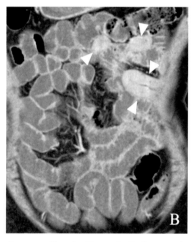

图 4.22　CTE 常见的假阳性征象。图 A:正常空肠充盈不佳,出现肠腔狭窄、肠壁强化的假象(白箭头)。图 B:部分空肠未充盈,呈团块状,出现"假肿瘤征"(白箭头)。(图片由南京中医药大学附属医院提供)

总之,CTE 已经成为一种被广泛接受的评估克罗恩病的主要影像检查方法。它在发现肠壁炎症和隐匿的穿透性并发症(如肠瘘、蜂窝织炎、脓肿等)方面发挥着重要的作用,对克罗恩病患者的临床诊疗决策有重要的影响。在 CTE 图像上,克罗恩病的影像学特征有节段性肠壁强化和肠壁非对称性增厚。

4.4.2　MRE 在克罗恩病中的应用

1.患者检查前准备

参见小肠 CTE。

2.MRE 检查适应证

MRE 检测肠道克罗恩病的表现与 CTE 相似[23]，但并非所有医院都可以开展 MRE。美国放射学会（American College of Radiology，ACR）推荐 CTE 作为疑诊克罗恩病或已确诊克罗恩病且伴有发热和腹痛的患者最合适的影像学检查方法，MRE 更适用于评估已确诊克罗恩病患者的治疗反应或对有梗阻症状者进行检查[5]。MRE 具有软组织分辨率良好、多平面成像、无辐射的优势，适用于对青少年多次评估克罗恩病的活动度，以及有 CTE 检查禁忌证的患者（如妊娠期妇女）。目前，MRE 已经成为克罗恩病评估的影像学金标准。但 MRE 的应用也有局限性，比如检查时间比其他方法长。由于 CTE 的空间和时间分辨率优于 MRE，所以当 MRE 显示有复杂的穿透性病变，且可能需要手术或介入治疗时，CTE 可作为进一步精细显像的选择。

3.克罗恩病 MRE 影像学表现

克罗恩病的早期变化是黏膜红斑、浅表性阿弗他溃疡、黏膜结节状凸起。随着病程进展，当肠壁深部纵向和横向溃疡合并时，可在黏膜表面形成"鹅卵石征"（见图 4.23），同时见到正常的黏膜呈岛状散布在溃疡性黏膜间。炎症可蔓延至肠壁的全程，亦可累及邻近的肠系膜和区域淋巴结（见图 4.24）[1]。

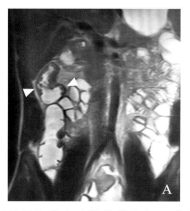
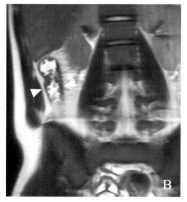

图 4.23 升结肠及结肠肝曲内壁结节样凸起，呈"鹅卵石征"（白箭头）。（图片由南京中医药大学附属医院提供）

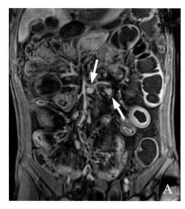
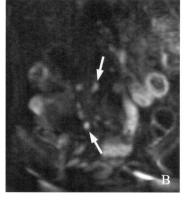

图 4.24 炎症累及邻近肠系膜和区域淋巴结。图 A：肠系膜见多枚轻度肿大淋巴结，中等程度强化（白箭头）。图 B：DWI 序列肠系膜肿大淋巴结呈结节样高信号（白箭头）

（1）肠壁及黏膜皱襞异常：克罗恩病肠壁黏膜增厚的程度与活动性指数相关。如果没有黏膜水肿，肠壁在 T_2WI 图像上通常呈低信号到中等信号强度。True FISP 序列上黑边伪影会影响对肠壁厚度的判断。HASTE 序列对这种伪影不敏感，可以更精确地评估肠壁厚度[14]。

早期的浅表性阿弗他溃疡呈典型的中央高信号，周围环绕一圈水肿边，呈环状中等信号。炎症累及的肠圈亦可见到穿透性溃疡，表现为受累肠壁内出现线样或火山口样影，这种征象在 MRE 中更易显示。穿透性溃疡比浅表性溃疡更易被发现。它们在局部增厚肠壁内呈线样高信号（见图 4.25）[14]。

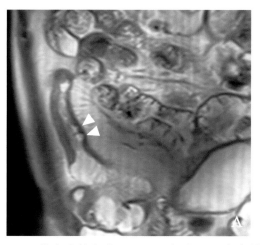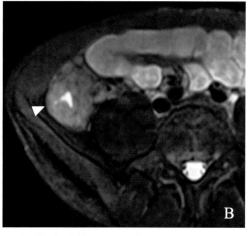

图 4.25　肠道溃疡的征象。图 A：末端回肠浅表性溃疡，其内液体充盈呈高信号（白箭头）。图 B：盲肠壁穿透性溃疡，呈线样高信号（白箭头）。（图片由南京中医药大学附属医院提供）

黏膜皱襞异常在系膜缘一侧更明显，常见的呈现方式包括弥漫性皱襞增厚、黏膜皱襞溃疡或在严重克罗恩病患者中出现"鹅卵石征"，常因纵向溃疡和横向溃疡交汇而形成。良好的肠管扩张是鉴别这些异常征象的关键，如果肠管萎陷，会导致假阴性和假阳性的出现[14]。

（2）肠腔狭窄：MRE 对鉴别克罗恩病肠腔狭窄性质的作用很大。如果有急性期肠壁水肿，那么在 T_2WI 脂肪抑制图像中可以见到增厚的肠壁呈高信号，是炎症活动的重要征象，与黏膜或黏膜下水肿有关[29]。

纤维性狭窄肠管在 T_1WI 和 T_2WI 图像上呈低信号，注射造影剂后肠壁常呈均匀强化（见图 4.26），且没有明显的肠系膜直小血管充血征象。纤维性肠管狭窄常继发肠梗阻，MRE 可以显示梗阻位置及程度[14]。纤维化狭窄导致的梗阻需要手术切除才能解除，因此临床诊断纤维化狭窄很重要。虽然许多 MRE 影像学表现与纤维化相关，但多数缺乏可靠性且是非特异性的，因为在同一肠段常常炎症与纤维化并存，因而导致影像学表现重叠。狭窄肠段近端肠管扩张（管腔直径≥3cm）与狭窄肠段纤维化的程度具有很好的相关性[30]。

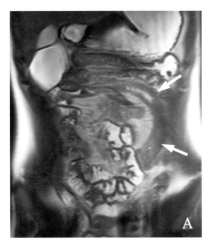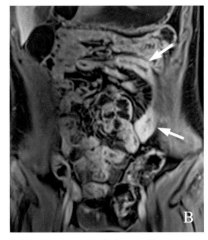

图 4.26 远段空肠肠壁纤维化。图 A：T_2WI 图像上呈低信号，肠腔狭窄（白箭头）。图 B：增厚肠壁均匀强化（白箭头）。（图片由南京中医药大学附属医院提供）

在长期的炎症性肠病患者，肠壁黏膜下层可见到脂肪浸润（见图 4.27），在 T_2WI 图像上呈高信号；在脂肪抑制序列，黏膜下层高信号被抑制[14]。

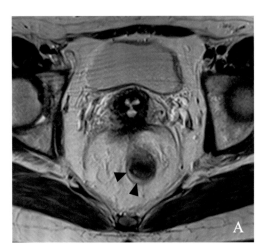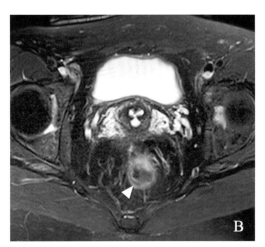

图 4.27 克罗恩病直肠肠壁黏膜下脂肪浸润。图 A：T_2WI 图像上肠壁内见高信号脂肪沉积（黑箭头）。图 B：T_2WI 脂肪抑制图像，黏膜下脂肪高信号被抑制呈低信号（白箭头）。（图片由南京中医药大学附属医院提供）

（3）肠壁强化：有研究建议，肠壁强化的程度可作为疾病活动性的指标之一，但关于其临床价值，各文献报道不一致，观察者之间和观察者内部可能存在相当大的差异[31]。肠管扩张不足会导致肠壁明显强化的假阳性评价。病变肠段的系膜缘由于慢性炎症纤维化导致收缩，肠壁游离缘会出现"假憩室征"（见图 4.28）。

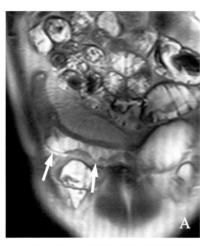
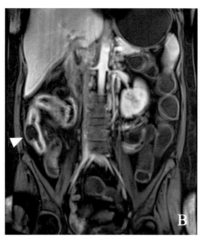

图 4.28　"假憩室征"。图 A:回肠系膜侧肠壁增厚、收缩,游离缘见"假憩室"征(白箭头)。图 B:回肠系膜侧肠壁增厚、明显强化,游离缘呈"假憩室"征(白箭头)。(图片由南京中医药大学附属医院提供)

（4）肠外表现:克罗恩病炎症累及的肠段肠系膜直小血管充血可以见到"木梳征"。在 FISP 序列上可以见到与病变肠段垂直的互相平行的线样低信号影。增强后,这些血管明显强化,呈现梳子样的形态(见图 4.29)。肠系膜水肿出现的"木梳征"通常伴随活动性炎症,病变肠段 T_2WI 呈高信号[32]。

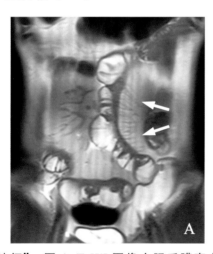
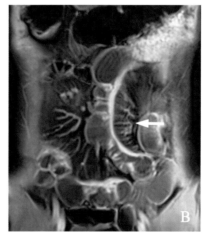

图 4.29　"木梳征"。图 A:T_2WI 图像小肠系膜直小血管充血,呈线样低信号影(白箭头)。图 B:增强后,小肠系膜直小血管强化,呈"木梳征"(白箭头)。(图片由南京中医药大学附属医院提供)

肠系膜脂肪过度增生首先累及肠系膜缘一侧,脂肪不对称增加,导致肿块效应,可见到系膜侧出现"脂肪匍匐征",并且使邻近的肠管以及系膜血管分离(见图 4.30)。肠系膜增生的纤维脂肪组织在 MRE 图像上的信号特征与皮下脂肪相似,脂肪抑制图像上的脂肪高信号被抑制[15,33]。

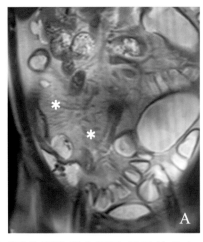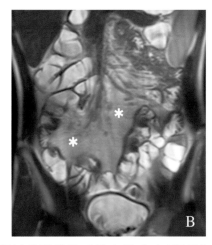

图 4.30　小肠系膜缘脂肪增生明显，见肿块效应，邻近的肠管及系膜血管分离（星号）。（图片由南京中医药大学附属医院提供）

活动性炎症在 T_1WI 压脂增强序列图像上可以见到静脉周围增大的淋巴结明显强化。根据淋巴结相对于邻近静脉的强化程度可以预测克罗恩病的活动性[32]。

（5）瘘管、窦道与脓肿：由于炎症局部深度浸润，所以克罗恩病可能会出现一些并发症。穿透性病变是克罗恩病所特有的病理学标志。克罗恩病可导致肠壁深溃疡形成，影像学上可观察到肠黏膜破裂，缺损内有气体或液体积聚。当炎症蔓延到肠壁以外时，可能形成窦道（一种有盲端的管道，可延伸到邻近结构，如肠系膜、腹膜后或腹壁）和（或）瘘管（与任何邻近结构连通的管道，包括邻近的肠管、泌尿生殖道或皮肤）（见图 4.31），可通过 T_2WI 图像和 T_1WI 增强图像来识别。形成瘘管和窦道的肠管可与邻近的肠管或组织结构粘连。"星状征"是内瘘的典型影像征象（见图4.32）[26]。文献报道，MRE 对腹腔内窦道及瘘管显示具有很高的敏感性（71%～100%）[32]。

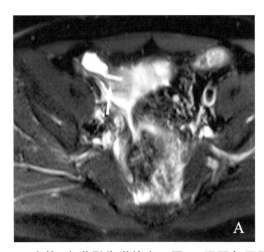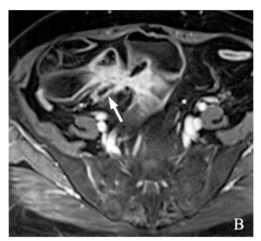

图 4.31　瘘管、窦道影像学检查。图 A：回肠与回肠间瘘管形成，在 T_2WI 图像上呈管状高信号（白箭头）。图 B：动态增强示回肠与回肠内瘘内侧见窦道形成，可见盲端，管壁强化（白箭头）。（图片由南京中医药大学附属医院提供）

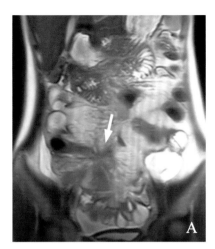
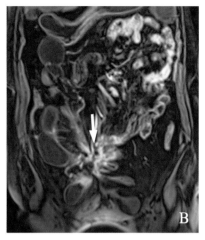

图 4.32　星状征。图 A：T₂WI 图像示回肠与回肠肠瘘形成，呈"星状征"（白箭头）。图 B：增强 DCE 图像示回肠与回肠肠瘘，呈"星状征"（白箭头）。（图片由南京中医药大学附属医院提供）

　　脓肿是因病变组织坏死、液化而出现的局限性脓液积聚，其内可以伴发积气，病灶往往较局限，包括脓肿壁和脓腔，脓肿壁有强化（见图 4.33）。使用肠道阴性造影剂可以提高对微小肠壁脓肿的检出率。脓肿的存在是使用抗肿瘤坏死因子药物治疗克罗恩病的禁忌证；因此，发现腹腔内脓肿对治疗决策至关重要[14]。

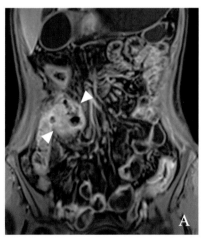
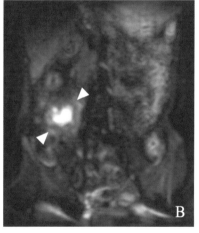

图 4.33　腹腔脓肿。图 A：右中腹腹腔内肠壁外脓肿，其内见分房，动态增强图像见脓肿壁强化（白箭头）。图 B：DWI 图像，脓肿内脓液呈明显高信号（白箭头）。（图片由南京中医药大学附属医院提供）

　　克罗恩病患者接受影像学检查，特别是 CTE 检查，可能会因为电离辐射剂量增加而显著增加患癌风险。克罗恩病患者暴露的辐射剂量是溃疡性结肠炎患者的两倍。一项纳入 409 名克罗恩病患者的研究中，15.5% 的患者累积暴露剂量超过 75mSv392（此剂量被认为增加 7.3% 的癌症死亡率），过度诊断辐射暴露的相关因素包括诊断年龄＜17 岁、上消化道疾病、穿透性病变、需要静脉应用皮质类固醇和多次接受克罗恩病相关手术[34]。虽然最新的 CT 成像技术显著减少了辐射剂量，但相对而言，MRE 和小肠超声技术的临床应用可以更多地减少患者的电离辐射暴露[35,36]。

参 考 文 献

［1］ Sinha R，Verma R，Verma S，et al. MR enterography of Crohn disease：part 2，imaging and pathologic findings. AJR Am J Roentgenol，2011，197（1）：80－85.

［2］ Daperno M，D'Haens G，Van Assche G，et al. Development and validation of a new，simplified endoscopic activity score for Crohn's disease：the SES-CD. Gastrointest Endosc，2004，60（4）：505－512.

［3］ Deepak P，Fletcher JG，Fidler JL，et al. Radiological response is associated with better long-term outcomes and is a potential treatment target in patients with small bowel Crohn's disease. Am J Gastroenterol，2016，111（7）：997－1006.

［4］ Fletcher JG，Fidler JL，Bruining DH，et al. New concepts in intestinal imaging for inflammatory bowel diseases. Gastroenterology，2011，140（6）：1795－1806.

［5］ Expert Panel on Gastrointestinal Imaging，Kim DH，Chang KJ，et al. ACR appropriateness criteria © Crohn disease. J Am Coll Radiol，2020，17（5S）：S81－S99.

［6］ Vogel J，da Luz Moreira A，Baker M，et al. CT enterography for Crohn's disease：accurate preoperative diagnostic imaging. Dis Colon Rectum，2007，50（11）：1761－1769.

［7］ Seastedt KP，Trencheva K，Michelassi F，et al. Accuracy of CT enterography and magnetic resonance enterography imaging to detect lesions preoperatively in patients undergoing surgery for Crohn's disease. Dis Colon Rectum，2014，57（12）：1364－1370.

［8］ Adler J，Punglia DR，Dillman JR，et al. Computed tomography enterography findings correlate with tissue inflammation，not fibrosis in resected small bowel Crohn's disease. Inflamm Bowel Dis，2012，18（5）：849－856.

［9］ Sempere GA，Martinez Sanjuan V，Medina Chulia E，et al. MRI evaluation of inflammatory activity in Crohn's disease. AJR Am J Roentgenol，2005，184（6）：1829－1835.

［10］ Bodily KD，Fletcher JG，Solem CA，et al. Crohn Disease：mural attenuation and thickness at contrast-enhanced CT enterography-correlation with endoscopic and histologic findings of inflammation. Radiology，2006，238（2）：505－516.

［11］ Bruining DH，Bhatnagar G，Rimola J，et al. CT and MR enterography in Crohn's disease：current and future applications. Abdom Imaging，2015，40（5）：965－974.

［12］ Choi D，Jin Lee S，Ah Cho Y，et al. Bowel wall thickening in patients with Crohn's disease：CT patterns and correlation with inflammatory activity. Clin Radiol，2003，58（1）：68－74.

［13］ Dane B，Sarkar S，Nazarian M，et al. Crohn disease active inflammation assessment with iodine density from dual-energy CT enterography：comparison with histopathologic analysis. Radiology，2021，301（1）：144－151.

［14］Pouillon L，Laurent V，Pouillon M，et al. Diffusion-weighted MRI in inflammatory bowel disease. Lancet Gastroenterol Hepatol，2018，3（6）：433－443.

［15］Bruining DH，Zimmermann EM，Loftus EV Jr，et al. Consensus recommendations for evaluation，interpretation，and utilization of computed tomography and magnetic resonance enterography in patients with small bowel Crohn's disease. Gastroenterology，2018，154（4）：1172－1194.

［16］Park EK，Han NY，Park BJ，et al. Value of computerized tomography enterography in predicting Crohn's disease activity：correlation with Crohn's disease activity index and C-reactive protein. Iran J Radiol，2016，13（4）：e34301.

［17］Colombel JF，Solem CA，Sandborn WJ，et al. Quantitative measurement and visual assessment of ileal Crohn's disease activity by computed tomography enterography：correlation with endoscopic severity and C reactive protein. Gut，2006，55（11）：1561－1567.

［18］Lee SS，Ha HK，Yang SK，et al. CT of prominent pericolic or perienteric vasculature in patients with Crohn's disease：correlation with clinical disease activity and findings on barium studies. AJR Am J Roentgenol，2002，179（4）：1029－1036.

［19］Sakurai T，Katsuno T，Saito K，et al. Mesenteric findings of CT enterography are well correlated with the endoscopic severity of Crohn's disease. Eur J Radiol，2017，89：242－248.

［20］Baker ME，Walter J，Obuchowski NA，et al. Mural attenuation in normal small bowel and active inflammatory Crohn's disease on CT enterography：location，absolute attenuation，relative attenuation，and the effect of wall thickness. AJR Am J Roentgenol，2009，192（2）：417－423.

［21］Solem CA，Loftus EV Jr，Fletcher JG，et al. Small-bowel imaging in Crohn's disease：a prospective，blinded，4-way comparison trial. Gastrointest Endosc，2008，68（2）：255－266.

［22］Lee SS，Kim AY，Yang SK，et al. Crohn disease of the small bowel：comparison of CT enterography，MR enterography，and small-bowel follow-through as diagnostic techniques. Radiology，2009，251（3）：751－761.

［23］Siddiki HA，Fidler JL，Fletcher JG，et al. Prospective comparison of state-of-the-art MR enterography and CT enterography in small-bowel Crohn's disease. AJR Am J Roentgenol，2009，193（1）：113－121.

［24］Siddiki H，Fletcher JG，Hara AK，et al. Validation of a lower radiation computed tomography enterography imaging protocol to detect Crohn's disease in the small bowel. Inflamm Bowel Dis，2011，17（3）：778－786.

［25］Booya F，Fletcher JG，Huprich JE，et al. Active Crohn disease：CT findings and interobserver agreement for enteric phase CT enterography. Radiology，2006，241（3）：787－795.

［26］Braithwaite KA，Alazraki AL. Use of the star sign to diagnose internal fistulas in pediatric patients with penetrating Crohn disease by MR enterography. Pediatr Radiol，2014，44(8)：926－931.

［27］Liao Z，Gao R，Xu C，et al. Indications and detection，completion，and retention rates of small-bowel capsule endoscopy：a systematic review. Gastrointest Endosc，2010，71(2)：280－286.

［28］Sheedy SP，Kolbe AB，Fletcher JG，et al. Computed tomography enterography. Radiol Clin North Am，2018，56(5)：649－670.

［29］Punwani S，Rodriguez-Justo M，Bainbridge A，et al. Mural inflammation in Crohn disease：location-matched histologic validation of MR imaging features. Radiology，2009，252(3)：712－720.

［30］Barkmeier DT，Dillman JR，Al-Hawary M，et al. MR enterography-histology comparison in resected pediatric small bowel Crohn disease strictures：can imaging predict fibrosis? Pediatric Radiology，2015，46(4)：498－507.

［31］Miao YM，Koh DM，Amin Z，et al. Ultrasound and magnetic resonance imaging assessmentof active bowel segments in Crohn's disease. Clin Radiol，2002，57(10)：913－918.

［32］Maccioni F，Bruni A，Viscido A，et al. MR imaging in patients with Crohn disease：value of T_2-versus T_1-weighted gadolinium-enhanced MR sequences with use of an oral superparamagnetic contrast agent. Radiology，2006，238(2)：517－530.

［33］Mollard BJ，Smith EA，Dillman JR. Pediatric MR enterography：technique and approach to interpretation—how we do it. Radiology，2015，274(1)：29－43.

［34］Desmond AN，O'Regan K，Curran C，et al. Crohn's disease：factors associated with exposure to high levels of diagnostic radiation. Gut，2008，57：1524－1529.

［35］Gandhi NS，Baker ME，Goenka AH，et al. Diagnostic accuracy of CT enterography for active inflammatory terminal ileal Crohn disease：comparison of full-dose and half-dose images reconstructed with FBP and half-dose images with SAFIRE. Radiology，2016，280：436－445.

［36］Camera L，Liccardo I，Romano F，et al. Diagnostic efficacy of single-pass abdominal multidetector-row CT：prospective evaluation of a low dose protocol. Br J Radiol，2017，90：20160612.

第5章　肛周克罗恩病检查与评估

杨柏霖　李静　李文波　朱庆莉

克罗恩病是累及全消化道的慢性复发性肉芽肿性炎症性肠道疾病,其发病机制不明。在成年克罗恩病患者中,肛周病变的发病率约为 $25\%\sim80\%$。肛周淋巴组织丰富,可以解释克罗恩病肛周病变多发的原因。常见的肛周病变包括肛裂、肛瘘、肛周脓肿、肛管直肠狭窄和肛门失禁,这些病变通常单独或合并存在。肛周病变是克罗恩病患者的严重并发症之一,是预示侵袭性和致残性克罗恩病表型的独立征象。研究表明,肛周病变与肠道疾病活动密切关联。当克罗恩病侵犯肛管直肠时,肠道病变活动导致炎症和腹泻增加,并可能同时影响肛周疾病恶化。但是,尽管肠道疾病活动指数(CDAI)或简化肠道疾病活动指数能够有效反映肠道和肠外病变炎症,但并未能反映肛周克罗恩病(perianal Crohn's disease,pCD)疾病活动程度及对患者生活的影响。肛周克罗恩病常因肠道疾病活动反复发作而变得异常复杂。此外,部分患者因直肠炎症和(或)肛管直肠狭窄,难以进行直肠指诊、肛门镜检查,导致肛周病变易被漏诊。因此,准确评价肛周病变的范围、严重程度、活动度和并发症仍然是临床亟待解决的问题。

5.1　肛周克罗恩病分类与常用评估量表

对肛周病变活动程度的评估应当能够衡量疾病的严重程度,及病变对治疗后的反应。目前,临床尚缺乏有说服力和经过验证的标准,因而该领域的研究和发展受限制。在临床实践中,公认的肛周病变评估方法应考虑体格检查、内镜检查和盆腔 MRI 检查(包括解剖学描述和炎症参数)。目前,临床已提出肛周病变的多种分类系统,基于疾病的严重程度和预期的治疗结果对克罗恩病患者的肛周病变进行分层。

5.1.1　Cardiff 分类

1978 年,Hughes LE[1]基于外科病理学提出的 Cardiff 分类是基于克罗恩病肛周病变各种表现形式的精确分类,有助于临床诊断与治疗。该分类将肛周克罗恩病分为原发性或继发性病变。原发性病变包括肛裂和肛管溃疡，是克罗恩病本身的一部分。继发性病变是由原发病灶导致的感染和（或）并发症，包括肛周脓肿、肛瘘和肛管直肠狭窄。1992 年，Hughes LE[2] 又对 150 名患者进行前瞻性研究，基于解剖和病理学，按照溃疡（ulceration，U）、肛瘘/肛周脓肿（fistula/abscess，F）和狭窄（stricture，S）三类，通过反映疾病严重程度的数值进行限定（0＝不存在；1＝有限的临床症状；2＝严重的临床症状），对 Cardiff 分类进行重新分类，同时根据合并的肛周病变、近端肠道病变和疾病活动程度进行亚组分类（见表 5-1）。

表 5-1　肛周克罗病 Cardiff 分类（U. F. S）

	U（ulceration）：溃疡		F（fistula/abcess）：肛瘘/肛周脓肿		S（stricture）：狭窄
0	不存在	0	不存在	0	不存在
1	浅溃疡	1	低位/浅表（不超过齿线）	1	可逆转的狭窄
	a. 后侧/前侧		a. 肛周		a. 肛管痉挛
	b. 侧方		b. 肛管前庭瘘/肛管阴囊瘘		b. 低位直肠－膜状
	c. 伴有肿大皮赘		c. 括约肌间肛瘘		c. 痉挛伴严重疼痛－无脓毒感染
			d. 肛管阴道瘘		
2	深溃疡（穴样溃疡）	2	高位	2	不可逆转狭窄
	a. 肛管		a. 肛提肌上盲瘘		a. 肛管狭窄
	b. 直肠远端		b. 肛管直肠高位直瘘		
	c. 会阴皮肤广泛侵犯（侵袭性溃疡）		c. 高位复杂性瘘		b. 直肠狭窄
			d. 直肠阴道瘘		
			e. 回肠会阴瘘		

亚组分类

A（associated anal condition）：肛周合并病变	P（proximal intestinal disease）：近端肠道病变	D（disease activity in anal lesions）：肛周病变活动
0 无	0 近端肠道无病变	1 活动
1 痔	1 连续的直肠病变	2 不活动
2 恶性病变	2 结肠（直肠未侵犯）	3 无法确定
3 其他情况	3 小肠	
	4 评估不完整	

5.1.2　肛周克罗恩病疾病活动指数

1995 年，McMaster 炎症性肠病研究协作组基于患者的生活质量和肛周疾病严重程度，提出采用肛周克罗恩病疾病活动指数(perianal disease activity index,PDAI)对克罗恩病肛周病变的疾病活动程度进行临床量化评分[3]。PDAI 根据医生评估和患者的总体情况,从分泌物、疼痛、性生活、肛周疾病类型和硬结 5 个方面进行评估,单项评分按照疾病严重程度分为 0~4 分,最高总分为 20 分(见表 5-2)。PDAI 是一种简单的 5 点指数,易于合理地量化肛周疾病的严重程度,也可以在治疗过程中评估肛周病变活动状态,具有可接受的测量差异。研究显示,当 PDAI≥4 分时,87% 的患者有明显活动性肛瘘或肛周炎症,预示疾病处于活动期。PDAI 是克罗恩病活动指数(Crohn's disease activity index,CDAI)对肛周病变的补充,因为并非所有克罗恩病患者都有肛周受累,并且肛周病变并不一定与肠道疾病在同一时期内加剧。尽管 PDAI 在临床试验和实践中得到了广泛使用,但其主要局限之一是对临床治疗反应缺少明确的最佳临界值。

表 5-2　克罗恩病肛周病变活动指数(PDAI)评分

疼痛		性生活		分泌物		肛周病变		硬结	
无痛,活动不受限	0	没有影响	0	无	0	没有或仅有皮赘	0	没有	0
疼痛,活动不受限	1	轻度受限	1	少量黏液	1	肛裂或黏膜撕裂	1	较小	1
疼痛,活动部分受限	2	中等受限	2	中等黏液或脓性分泌物	2	肛瘘<3 个	2	中等	2
疼痛明显,活动明显受限	3	明显受限	3	较多脓性分泌物	3	肛瘘≥3 个	3	较大硬结	3
很痛,活动严重受限	4	不能过性生活	4	粪便污液	4	肛门括约肌溃疡或肛瘘伴大皮赘	4	广泛波动或脓肿	4

5.1.3　克罗恩病肛瘘分型

肛瘘是克罗恩病最常见的肛周病变,文献报道的发生率可高达 43%。肛瘘的解剖学描述应包括肛瘘的类型、内口和外口的位置以及存在的支管和脓肿。结直肠外科医师通常使用"肛门时钟"来描述肛周病变,患者取截石位时,会阴前部是 12 点,后部是 6 点(见图 5.1)。

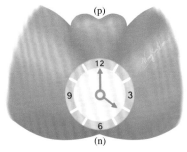

图 5.1　肛门时钟。按照时钟,将肛周分为 12 个区域,会阴前部(p)为 12 点,臀裂(n)为 6 点,肛管左外侧为 3 点,右外侧为 9 点。

1. Park's 分型和 St. James 大学医学院分型

目前，临床广泛应用的肛瘘分类主要有两种：Park's 分型和 St. James 大学医学院分型[4-6]。Park's 分型（见表 5-3 和图 5.2）依据肛门外括约肌和盆底肌描述原发主管的走行，为腺源性肛瘘提供了详细、有效的临床评估。但是，Park's 分型忽略了克罗恩病肛瘘（perianal fistulizing Crohn's disease，PFCD）的显著特征，即瘘管的复杂性（支管和脓肿）、邻近器官受侵犯和直肠炎的存在[7]。St. James 大学医学院分型（见表 5-4）描述了原发主管与肛门外括约肌的详细信息，以及相关支管和脓肿，但这种分型在临床并不经常使用。

表 5-3　Park's 分型

分型	描述
浅表肛瘘	瘘管浅表，未穿过任何肛门括约肌或肌肉结构
括约肌间肛瘘	瘘管位于内括约肌与外括约肌之间（括约肌间间隙）
经括约肌肛瘘	瘘管穿过外括约肌
括约肌上方肛瘘	瘘管在高位括约肌间上行，穿过耻骨直肠肌或肛提肌后到达肛周皮肤
括约肌外侧肛瘘	瘘管在外括约肌外侧穿过肛提肌直接进入直肠

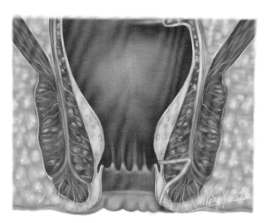
括约肌间肛瘘

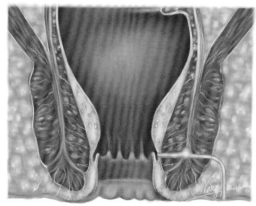
经括约肌肛瘘

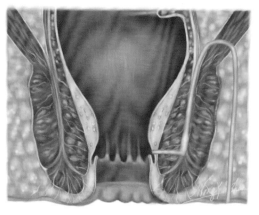
括约肌上方肛瘘

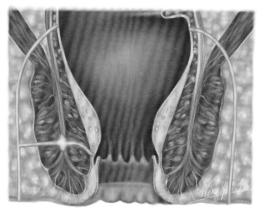
括约肌外侧肛瘘

图 5.2　肛瘘 Park's 分型

表 5-4　St. James 大学医学院分型

分型	描述
1 级	简单线性括约肌间瘘管。瘘管从会阴部皮肤或臀裂延伸到肛管,坐骨直肠间隙和坐骨肛管间隙清晰,括约肌复合体没有瘘管行迹
2 级	括约肌间瘘管,伴有括约肌间脓肿或支管。原发主管、支管或脓肿局限在外括约肌内侧,支管可能呈马蹄形跨过会阴中线
3 级	经括约肌肛瘘。瘘管不在括约肌间间隙平面下行,而是贯穿两层括约肌复合体经坐骨直肠间隙或坐骨肛管间隙到达皮肤
4 级	经括约肌肛瘘,伴有坐骨肛管间隙或坐骨直肠间隙的脓肿和支管
5 级	肛提肌上或经肛提肌瘘管。肛周瘘管病变贯穿并延伸到肛提肌上方

2. AGA 分类

为了简化肛周瘘管型克罗恩病的分型,便于多学科协作交流,美国胃肠病学会(AGA)肛周克罗恩病技术审查小组于 2003 年提出简单、实用的克罗恩病肛瘘评估方法——AGA 分类。AGA 分类主要根据瘘管解剖结构、外口数量、是否存在脓肿,以及是否有直肠炎,将克罗恩病肛瘘分为简单肛瘘和复杂肛瘘两类[8]。

简单肛瘘:低位肛瘘(浅表、低位括约肌间或者低位经括约肌),单一外口,无疼痛或波动的肛周脓肿,无直肠阴道瘘和肛管直肠狭窄。

复杂性肛瘘:高位肛瘘(高位括约肌间瘘、高位经括约肌肛瘘、括约肌上方肛瘘或括约肌外侧肛瘘),多发外口,存在疼痛或波动的肛周脓肿、直肠阴道瘘和肛管直肠狭窄。

3. 瘘管分泌物评估

瘘管分泌物评估可用于评估克罗恩病肛瘘活动程度对药物治疗的反应,是目前临床试验应用最为广泛的评估治疗结果的一种简单方法。在评估英夫利昔单抗治疗肛瘘的 ACCENT Ⅱ 临床试验中,瘘管分泌物评估首先作为主要终点指标引入。在这个评估系统中,瘘管被分为开放性(挤压有脓性分泌物)或闭合性。评估时,瘘管必须连续两次(间隔至少 4 周)处于闭合状态才能被视为临床缓解。如果瘘管的所有外口有一半以上闭合,则被视为临床治疗有应答。这种临床评估的最大缺陷是在药物治疗的早期,瘘管外口可能处于闭合状态,但活动性瘘管在深部却持续存在[9]。临床评估联合磁共振(magnetic resonance imaging,MRI)检查评估结果显示,克罗恩病肛瘘的 MRI 影像学瘘管愈合较临床愈合延迟 12 个月[10]。

4. 磁共振 Van Assche 评分

在临床评估肛周瘘管性病变中,盆腔 MRI 对临床决策的制定和疾病状态变化的评估有着决定性的作用,已成为肛瘘和肛周脓肿检查的金标准。磁共振 T_2 加权序列对识别瘘管和脓肿内液体含量至关重要,而增强的图像有助于区分瘘管内肉芽组织和炎性肿块,被视为鉴别克罗恩病肛瘘治疗后改变的最重要的方法[11]。2003 年,Van Assche 等推出 MRI 评分系统来客观描述克罗恩病肛瘘的炎症活动性[12]。Van Assche 评分最初是为定量评估克罗恩病肛瘘对药物治疗的反应而设计的标准化工具,其结合了瘘管的解剖特征和炎症相关的 MRI

影像学信息。研究表明，Van Assche 评分变化与生物制剂或免疫抑制剂治疗后的临床反应具有良好的相关性[13-14]。2017 年，Samaan 等基于磁共振影像特征，对 Van Assche 评分进行完善。修正 Van Assche 评分对组成项目及新增加的项目制定了统一的定义和评分标准，以提高评分的可靠性[15]（见表 5-5）。

表 5-5　Van Assche 评分和修正 Van Assche 评分

项目	Van Assche 指数	权重	修正项目	权重	MRI 定义
瘘管数目	无	0	无	0	单一/多发支管
	单一、无支管	1	单一、无支管	1	
	单一、有支管	2	单一、有支管	2	
	多发瘘管	3	多发瘘管	3	
位置			黏膜下层	0	瘘管位于黏膜下层与内括约肌之间
	经括约肌	1	括约肌间	1	瘘管穿过内括约肌，经括约肌间延伸到肛周皮肤
			经括约肌	2	瘘管穿过内括约肌和外括约肌（或者耻骨直肠肌），经坐骨肛管间隙延伸到肛周皮肤
	括约肌上方	2	括约肌上方	3	瘘管在括约肌间间隙向上延伸穿过耻骨直肠肌（肛管直肠环平面）后，向下弯曲沿耻骨直肠肌和外括约肌外侧经坐骨肛管间隙到达肛周皮肤
	括约肌外	3	括约肌外	4	瘘管在括约肌复合体外侧经坐骨肛管间隙，向上穿过肛提肌进入直肠
扩展			无	0	没有扩展
	肛提肌下方	1	肛提肌下方	1	向上延伸坐骨肛管间隙，但仍然在肛提肌下方
			马蹄形	2	在括约肌平面扩展到中线两侧
	肛提肌上	2	肛提肌上	3	任何扩展到肛提肌上间隙（如，在肛提肌板上方与肛管直肠相通）
T₂加权图像高信号	无	0	无	0	未见高信号，仅见疤痕组织，通常代表肛瘘愈合
	轻度高信号	4	轻度高信号	1	信号强度略有增高，但低于周围血管信号
	明显高信号	8	明显高信号	2	瘘管显示与周围血管相同或更明显的信号强度
脓腔（腔隙直径＞3mm）	无	0			
	有	4			

项目	Van Assche 指数	权重	修正项目	权重	MRI 定义
直肠壁受累	正常	0	正常	0	正常形态直肠壁
	增厚	2	增厚	1	直肠壁＞3mm
			信号增高	2	T_2加权脂肪抑制图像直肠壁高信号（与周围血管比较），直肠壁分层和（或）周围浸润
直肠/肛管阴道瘘	无	0	无	0	没有直肠/肛管阴道瘘
	直肠阴道瘘	1	直肠阴道瘘	1	瘘管起源于直肠黏膜
	肛管阴道瘘	2	肛管阴道瘘	2	瘘管起源于肛管上皮
炎性肿块			无	0	没有炎性肿块
			弥漫性	1	周围组织弥漫性炎症
			灶性	2	T_2加权图像病变＞3mm（不包括直径＞3mm 的线性瘘管），T_1加权增强弥漫强化（肉芽肿组织）
			小脓肿	3	直径 3～10mm 局限性脓腔（不包括直径＞3mm 的线性瘘管）。T_2加权脂肪抑制呈明显高信号，T_1加权增强仅边缘强化
			中等脓肿	4	定义如上（"小脓肿"），病灶直径 11～20mm
			大脓肿	5	定义如上（"小脓肿"），病灶直径＞20mm
原发主管或支管 T_1 增强信号强化			无	0	未见强化信号
			轻度	1	信号轻度强化，但低于周围血管信号
			明显	2	瘘管显示与周围血管相同或更明显的强化信号
原发主管或支管主要特征			纤维化为主	0	50％以上的瘘管为纤维化表现（T_2加权脂肪抑制序列呈低信号）
			瘘管内肉芽组织为主	1	50％以上的瘘管为肉芽组织（T_2加权脂肪抑制序列图像呈高信号；T_1加权增强后，瘘管内组织和瘘管壁均强化）
			瘘管内分泌物或脓液	2	50％以上的瘘管为液体或脓液［T_2加权脂肪抑制序列图像呈高信号；T_1加权增强后，瘘管内组织未强化（瘘管内壁可能强化）］

5. 克罗恩病肛瘘生活质量量表

克罗恩病肛瘘作为一种侵袭性的克罗恩病表型，疾病自然进程复杂，治疗具有挑战性。

尽管随着多学科协作和多模式治疗的临床实践进展，大多数患者可以得到较有效的治疗，但仍然有部分患者不可避免地经历瘘管持续存在或复发，而疾病相关的高发病率和频繁治疗对患者的身心健康产生深远影响，严重影响患者的生活质量。因此，对克罗恩病肛瘘治疗后患者的生活质量评估至为重要。PDAI 可以用于评估瘘管活动度、日常活动受限和性生活受影响的情况，但缺少疾病本身对患者生活质量影响的评估。2020 年，Adegbola SQ 等基于患者报告结局（patient-reported outcome，PROM），针对克罗恩病肛瘘开发了一个新型的克罗恩病肛瘘生活质量量表（Crohn's anal fistula quality of life scale，CAFQol），评估克罗恩病肛瘘患者的局部与全身状况，用于指导个性化的建议与治疗[16]（见表 5-6）。

表 5-6　克罗恩肛瘘生活质量量表（CAFQoL）

在过去的 6～8 周里，回想一下您的生活是否因为肛瘘而发生改变。请回答下列问题，但不要用太多的时间去纠结某个选项，您的第一个印象分将会是最准确的答案。

A 部分：瘘管症状					
如果您有多条瘘管，请告诉我们目前最严重的一条瘘管的症状，并选出反映事实的选项	从不	偶尔	每周一次/几次	每日	每天几次
1　肛门会因为瘘管而感到剧烈疼痛吗？	0	1	2	3	4
2　肛门会因为瘘管而感到隐隐作痛吗？	0	1	2	3	4
3　瘘管有没有分泌物？	0	1	2	3	4
4　瘘管周围的皮肤会因为分泌物而不舒服吗？	0	1	2	3	4
5　瘘管的存在会影响久坐、久站甚至行走吗？	0	1	2	3	4

B 部分：瘘管治疗药物、手术方式						
对个人目前克罗恩病及肛瘘的治疗方案，包括治疗的药物、手术的方式，选出您的观点并表达您的看法	从不	偶尔	每周一次/几次	每日	每天几次	
6　治疗该病的内科药物所带来的副作用使我担忧	0	1	2	3	4	无药物治疗
7　术后创面护理、局部外观、愈后疤痕会使我感到困扰	0	1	2	3	4	未手术治疗
8　术后放置的引流线/引流管/皮筋使我感到疼痛、不适甚至烦躁	0	1	2	3	4	未挂线
9　目前关于现有的症状和（或）治疗的效果，还有什么想告诉我们的，请表述：						

续表

C 部分:瘘管对生活的影响					
因为瘘管的存在,您曾经的生活习惯和方式在过去的 6～8 周中被改变了,根据下列问题选出能够代表您态度的选项	从不	偶尔	每周一次/几次	每日	每天几次
10　影响休息甚至睡眠质量	0	1	2	3	4
11　避免与他人有过多接触(比如拥抱、坐在一起等)	0	1	2	3	4
12　影响性生活	0	1	2	3	4
13　影响社交活动(如会见朋友、参加聚会等)	0	1	2	3	4
14　影响运动(如游泳、骑车、跑步等)	0	1	2	3	4
15　影响交通方式的选择(如开车、坐火车、乘飞机等)	0	1	2	3	4
16　因患有克罗恩病且有肛瘘而感到尴尬甚至难堪	0	1	2	3	4
17　担心因为患有克罗恩病和肛瘘而受到他人异样的目光	0	1	2	3	4
18　工作岗位和(或)学习成绩因此受影响	0	1	2	3	4
19　考虑到医疗费用所带来的经济压力	0	1	2	3	4
20　在外面担心找不到卫生间	0	1	2	3	4
21　因为瘘管的存在只去干净的隔间和(或)拥有清洁设施的卫生间	0	1	2	3	4
22　外出时要带上湿纸巾方便清洁,以及新的内裤备用	0	1	2	3	4
23　瘘管的分泌物会污染内裤	0	1	2	3	4
24　担心瘘管分泌物的气味会被周围的人闻到	0	1	2	3	4
25　因为该病而感到焦虑、沮丧、消沉甚至绝望	0	1	2	3	4
26　担心瘘管会一直不愈合	0	1	2	3	4
27　害怕有一天会因为瘘管久不闭合而丧失肛门功能,最终需要造口	0	1	2	3	4
	您当前是否有造口:□是/□否				
28　害怕目前临时性的造口会因为瘘管长期存在而变为永久性造口	0	1	2	3	4
	您当前:□我没有临时性造口 　　　　□我有永久性造口				

6.新分级系统

克罗恩病肛瘘的诊治仍然是炎症性肠病临床研究的十大重点方向之一[17]。现有针对克罗恩病肛瘘的分类方法主要集中在描述瘘管形态、解剖和疾病的活动性,未能为临床管理、临床试验与研究提供明确的建议。2022 年,Geldof 等根据相关领域专家意见开发了一种新分级系统(见图 5.3)[18]。新分级系统根据现有研究结果确定克罗恩病肛瘘临床治疗、临床研究的实用性关键要素，包括：①根据疾病严重程度和治疗结果进行分层；②以患者目标为基础，积极主动的内外科联合治疗的医患共决策；③识别确定性瘘管治疗、粪便转流和直肠切除的适应证。专家组根据上述关键因素，以疾病严重程度和结果分层，使患者和临床医生目标同步，采取药物和手术联合的个体化治疗方案，建立有助于临床治疗决策和临床试验设计的实用、有效的克罗恩病肛瘘分类系统。患者可以因时间推移，根据疾病进程进入特别类别，并匹配对应的治疗策略与建议，是实现克罗恩病肛瘘患者临床实践和临床研究标准化的重要步骤。

新分级系统根据肛瘘状态定义了四种不同类型的克罗恩病肛瘘，患者可以随着时间和瘘管严重程度进入不同的分级。1 级包括症状轻微的患者。2 级包括有慢性症状的患者，瘘管需要干预。干预的目的可以是控制症状、尝试修补等确定性手术，或造口粪便转流。3 级包括需要直肠切除的患者。4 级包括直肠切除术后有持续症状的患者。每个类别的患者都同时结合了患者与医生的治疗目标，以及肛瘘的严重程度（包括瘘管的解剖、相关腔内或肛管直肠病变、疾病症状负担和对生活质量的影响）。

1 级：症状轻微的瘘管。克罗恩病肛瘘症状和疾病负担轻微，仅需要简单干预。

2 级：慢性症状性瘘管。基于治疗目标，患者接受积极主动的内外科治疗。根据治疗目标，以及症状对生活质量的影响、瘘管解剖和肛门直肠疾病负担，慢性症状性瘘管被分为三种不同的亚组类型。

2a 级：瘘管可以修复。治疗的目标是瘘管闭合。症状性肛瘘通过内外科联合处理（包括挂线引流）能够获得瘘管闭合。患者应该通过优化药物治疗，选择适当时机进行修复手术。

2b 级：症状控制。存在影响患者生活质量的瘘管相关慢性症状（如疼痛、分泌物等），但目前不适合手术修复，治疗目标是控制瘘管症状。通过优化药物治疗和外科手术控制症状，并根据患者意愿，为瘘管修复治疗提供条件。

2c 级：根据疾病进展速度，又分为 2 类。

2c—ⅰ级：早期、快速进展的瘘管。尽管已经优化了药物和手术治疗，但疾病快速进展超过 3～6 个月的症状性瘘管，会阴体破坏和（或）严重影响患者生活质量，可能需要尽快接受去功能性造口甚至直肠切除手术，以控制疾病进展。患者需要快速的内科治疗联合外科引流控制会阴部疾病，如果初始治疗失败，则应考虑去功能性造口。

2c—ⅱ级：逐渐失能性病变。疾病负担或症状进展超过 1 年或更长时间的瘘管，症状严重且持续存在，无法通过手术修复，患者生活质量显著受影响，需要行去功能性造口缓解症状。患者应当优化内科治疗并接受去功能性造口。

3 级：会阴严重损害伴复杂并发症。尽管已经施行去功能性造口，但仍然存在严重症状，会阴部损害不可逆转，或症状严重显著影响患者生活质量，需要与患者积极讨论直肠切除术。

4 级：直肠切除术后存在会阴部症状。包括因克罗恩病肛瘘行直肠切除术后有持续性会阴部症状的患者，对此需要更加积极地施行以患者治疗目标为导向的内外科联合治疗。根据患者的治疗目标、症状、生活质量的受影响情况、窦道的解剖和会阴部疾病负担，分为两个亚组。

4a 级：症状性窦道或会阴部伤口，适合内科治疗、外科手术闭合或修补。目标是窦道愈合,包括优化内科药物治疗,及适当时机、精心选择的修复手术。

4b 级:不适合手术修复的慢性症状性窦道或会阴部伤口,影响患者的生活质量。治疗目标是通过最佳药物治疗和手术控制症状。如果患者愿意,应当为他们提供能够逐步达到修复手术治疗的措施。

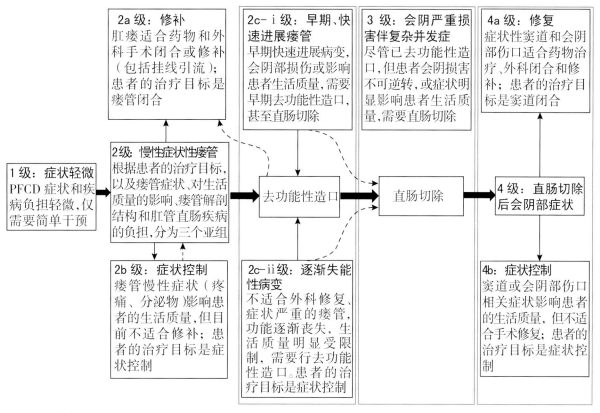

注:——→治疗,---→转归治疗。

图 5.3　克罗恩病肛瘘新分级系统

参 考 文 献

［1］Hughes LE. Surgical pathology and management of anorectal Crohn's disease. J R Soc Med,1978,71(9):644—651.

［2］Hughes LE. Clinical classification of perianal Crohn's disease. Dis Colon Rectum,1992,35(10):928—932.

［3］Irvine EJ. Usual therapy improves perianal Crohn's disease as measured by a new disease activity index. McMaster IBD Study Group. J Clin Gastroenterol,1995,20(1):27—32.

［4］Parks AG,Gordon PH,Hardcastle JD. A classification of fistula-in-ano. Br J Surg,1976,63(1):1—12.

［5］Spencer JA，Ward J，Beckingham IJ，et al. Dynamic contrast-enhanced MR imaging of perianal fistulas. Am J Roentgenol，1996，167(3)：735－741.

［6］Morris J，Spencer JA，Ambrose NS. MR imaging classification of perianal fistulas and its implications for patient management. Radiographics，2000，20(3)：623－637.

［7］Panés J，Rimola J. Perianal fistulizing Crohn's disease：pathogenesis，diagnosis and therapy. Nat Rev Gastroenterol Hepatol，2017，14(11)：652－664.

［8］Sandborn WJ，Fazio VW，Feagan BG，et al.；American Gastroenterological Association Clinical Practice Committee. AGA technical review on perianal Crohn's disease. Gastroenterology，2003，125(5)：1508－1530.

［9］Tozer P，Ng Siew C，Siddiqui MR，et al. Long-term MRI-guided combined anti-TNF-α and thiopurine therapy for Crohn's perianal fistulas. Inflamm Bowel Dis，2012，18：1825－1834.

［10］Horsthuis K，Ziech MLW，Bipat S，et al. Evaluation of an MRI-based score of disease activity in perianal fistulizing Crohn's disease. Clin Imag，2011，35：360－365.

［11］heedy SP，Bruining DH，Dozois EJ，et al. MR imaging of perianal Crohn disease. Radiology，2017，282(3)：628－645.

［12］Van Assche G，Vanbeckevoort D，Bielen D，et al. Magnetic resonance imaging of the effects of infliximab on perianal fistulizing Crohn's disease. Am J Gastroenterol，2003，98(2)：332－339.

［13］Horsthuis K，Lavini C，Bipat S，et al. Perianal Crohn disease：evaluation of dynamic contrast-enhanced MR imaging as an indicator of disease activity. Radiology，2009，251(2)：380－387.

［14］Karmiris K，Bielen D，Vanbeckevoort D，et al. Long-term monitoring of infliximab therapy for perianal fistulizing Crohn's disease by using magnetic resonance imaging. Clin Gastroenterol Hepatol，2011，9(2)：130－136.

［15］Samaan MA，Puylaert CAJ，Levesque BG，et al. The development of a magnetic resonance imaging index for fistulising Crohn's disease. Aliment Pharmacol Ther，2017，46(5)：516－528.

［16］Adegbola SO，Dibley L，Sahnan K，et al. Development and initial psychometric validation of a patient-reported outcome measure for Crohn's perianal fistula：the Crohn's Anal Fistula Quality of Life (CAF-QoL) scale. Gut，2021，70(9)：1649－1656.

［17］Hart AL，Lomer M，Verjee A，et al. What are the top 10 research questions in the treatment of inflammatory bowel disease? A priority setting partnership with the james lind alliance. J Crohns Colitis，2017，11(2)：204－211.

［18］Geldof J，Iqbal N，LeBlanc JF，et al. Classifying perianal fistulising Crohn's disease：an expert consensus to guide decision-making in daily practice and clinical trials. Lancet Gastroenterol Hepatol，2022，7(6)：576－584.

5.2　肛周克罗恩病 MRI 检查

肛管直肠因位置相对固定、蠕动较弱、周围有良好的脂肪衬托及天然的管道与外界相通，是消化道中磁共振成像（MRI）应用最早、检查效果最理想的器官。与其他影像技术相比，MRI 在肛管直肠的诊断优势在于：①软组织分辨率高，可详细显示该区域的解剖结构及病变；②全方位、多平面、多参数成像，可全面观察病变的部位、累及范围、侵犯程度和强化方式，为指导临床诊断与治疗提供有价值的信息；③扫描视野大，能显示肛管直肠病灶、邻近组织浸润及盆腔淋巴结改变。随着以动态增强磁共振成像（DCE-MRI）和弥散加权成像（DWI）为代表的功能磁共振成像（fMRI）技术的发展，MRI 在对肛管直肠及其周围病变的评价中发挥了重要作用，已成为肛管直肠和周围病变首选的影像学检查。

MRI 在肛周克罗恩病诊断中表现出较高的敏感性和特异性，已逐步成为评估肛周克罗恩病的金标准。欧洲克罗恩病和结肠炎组织（ECCO）指南推荐将 MRI 作为评估肛周克罗恩病的首选影像学检查，除诊断初始需要立即引流的感染外，所有伴肛周病变的患者都应做 MRI 检查[1]。随着生物靶向治疗的迅速发展，抗肿瘤坏死因子单克隆抗体（如英夫利昔单抗、阿达木单抗等）在克罗恩病尤其伴肛周病变的克罗恩病的治疗中发挥举足轻重的作用。ASCENT Ⅱ临床试验研究证明，英夫利昔单抗能够诱导并维持克罗恩病肛瘘临床缓解。但随后的研究结果发现，英夫利昔单抗治疗后肛瘘外口的短期闭合并不代表内部瘘管的全部愈合，MRI 监测显示内部瘘管愈合往往比瘘管外口临床闭合缓慢；一旦 MRI 显示瘘管愈合，无论其他的治疗情况如何，瘘管通常将持续闭合。因此，MRI 是监测克罗恩肛瘘治疗效果的可靠方法。

5.2.1　准备与定位

对于肛瘘、肛周脓肿患者，首次做 MRI 时尽量不做任何干预（如切开引流等），尽量保持瘘管及脓肿的原始形态进行检查。检查前，一般需排空尿液，消除膀胱过度充盈对周围病灶的影响；如需抑制胃肠道蠕动和降低肠壁张力，扫描前给予低张药物（如山莨菪碱 20mg 肌肉注射或胰高糖素 1mg 静脉注射）；需行增强扫描者，空腹检查最佳，一般在检查前 4 小时禁食禁饮即可。线圈中心对准耻骨联合，一般以正中冠状面及矢状面为正中线；扫描时，三平面定位图像上观察肛管不能偏上也不能偏下，确保肛管位于线圈的中心；然后在矢状位图像上设定冠状位及轴位的扫描定位线，冠状位扫描线平行于肛管的长轴，轴位垂直于肛管的长轴（见图5.4）。

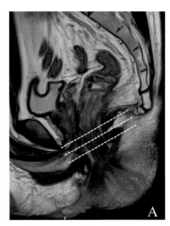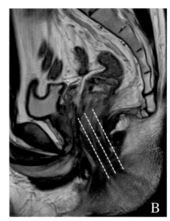

图 5.4 矢状位 T_2 加权扫描显示肛管的方向和斜轴，轴位（图 A）和冠状（图 B）扫描必须与之对齐（图片由南京中医药大学附属医院提供）

5.2.2 肛周克罗恩病常见 MRI 临床征象

2020 年，欧洲胃肠道和腹部放射病协会（European Society of Gastrointestinal and Abdominal Radiology，ESGAR）关于肛瘘和其他原因导致的肛周脓肿成像共识声明指出，对于盆腔 MRI 报告提出表 5-7 相应的内容[2]。

表 5-7 ESGAR 要求的肛周瘘管性病变 MRI 报告要素

条目	内容
1. 临床细节	放射科医师应当了解详细的临床问题
2. 瘘管	说明是否存在瘘管（或者窦道、孤立性脓肿等）； 对每一个瘘管进行描述：基于时钟的内口、外口的数量和位置； 肛瘘 Park's 和（或）St. James 大学医学院分型； 基于瘘管推断内口所在的位置和数量（推断齿线位于肛缘上方 1～2cm 或外科学肛管的下 1/3）； 瘘管挂线情况，以及瘘管和直肠炎症活动情况
3. 支管延伸	是否存在支管； 支管解剖位置（如括约肌间、坐骨直肠间隙、提肛肌上间隙，或马蹄形）和瘘道最大直径（不是体积）
4. 括约肌复合体完整性	描述内/外括约肌复合体的形态（特别是之前有瘘管手术的患者）
5. 伴随表现	如直肠炎或骨髓炎
6. 与之前的成像进行比较	描述与之前成像的差异

1. 活动性瘘管

T_2WI 序列肛瘘特征性表现是中心高信号（分泌物或肉芽组织）被周围等低信号（瘘管壁）包裹（见图 5.5）。瘘管内分泌物或炎性肉芽组织在 T_2WI 序列表现为稍高于脂肪的条形或管状结构信号，在 T_2WI-FS 及 DWI 呈明显高信号；T_1 加权增强后，瘘管内肉芽组织和瘘管壁强化，而瘘管内分泌物通常不强化。

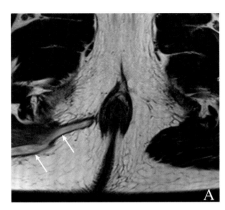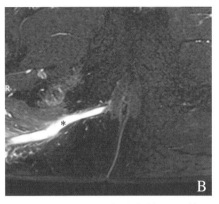

图 5.5　活动性瘘管。图 A：T_2WI 矢状位；图 B：T_2WI-FS 矢状位。活动性瘘管呈长管状，中心高信号（＊代表分泌物或炎性组织），周围低信号（箭头代表纤维化瘘管壁）包裹。（图片由南京中医药大学附属医院提供）

2.确定肛瘘内口的高度及位置

内口是瘘管与直肠相连通的部位，MRI 影像表现为 T_2WI 或 T_2WI-FS 序列高信号的瘘管直接与肛管或直肠相连通，直肠壁固有肌层的低信号连续性消失（见图 5.6A 和 B）；部分患者 MRI 不能沿瘘管追踪到肛管或直肠，只能根据瘘管的形态理性地推测内口可能存在的部位。腺源性肛瘘内口通常位于齿线部位。然而，多数克罗恩病肛瘘是由透壁性溃疡导致的感染蔓延，内口位置不定，可能位于肛管皮肤，亦可位于肛管直肠环平面或直肠下段（见图 5.6C 和 D）。

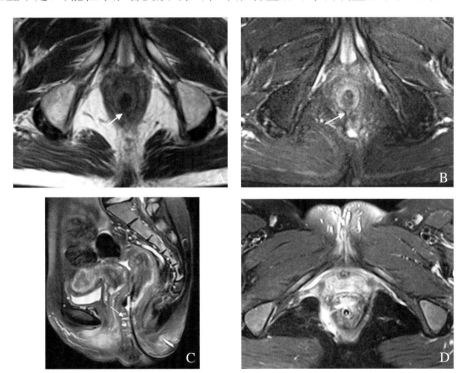

图 5.6　肛瘘内口。图 A，B：腺源性肛瘘（横截位）。图 A：T_2WI；图 B：T_2WI-FS。肛管后侧见瘘管自内口向外延伸穿过内、外括约肌，直肠壁固有肌层的低信号连续性中断，提示内口位置（白色箭头）。图 C，D：克罗恩病肛瘘（T_2WI-FS）。图 C：矢状位；图 D：横截位。直肠下段多发深溃疡（白色箭头），11 点位深溃疡穿透直肠壁形成马蹄形肛瘘。（图片由南京中医药大学附属医院提供）

3. 继发支管或脓肿

复杂的瘘管由一个原发瘘管加上任何数量的相关二级分支瘘管、盲端窦道和(或)脓肿组成(见图 5.7 和图 5.8)。这些次级分支可以出现在原发病灶延伸的任何部位,常出现在坐骨直肠间隙或括约肌间间隙。克罗恩病肛瘘常见马蹄形瘘管,表现为瘘管扩展到中线两侧,延伸的瘘管通常局限在黏膜下、内外括约肌间间隙或沿着耻骨直肠肌平面扩展到坐骨直肠间隙(见图 5.9)。马蹄形瘘管引起的慢性炎症可破坏肛门括约肌复合体,且可能延伸至肛管后深间隙,并延伸至肛提肌上间隙。在体格检查中,肛提肌上或肛管后深间隙的瘘管/脓肿通常无法触及,因此影像学对指导外科医生是至关重要的。

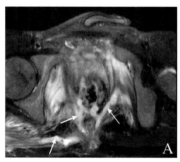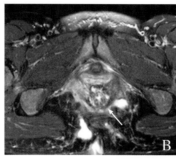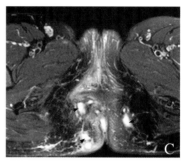

图 5.7　支管与脓腔。T_2WI-FS 横断位;支管与脓腔复杂数目多,范围广(图 A,B;白色箭头);直肠及肛门周围多发瘘管(图 B,C;黑色三角)。(图片由南京中医药大学附属医院提供)

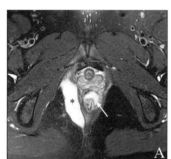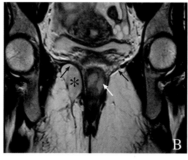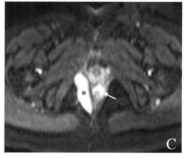

图 5.8　脓肿。图 A:T_2WI-FS 横断位;图 B:T_2WI 冠状位;图 C:DWI 横断位。右侧坐骨直肠间隙见椭圆形脓肿(*);直肠前侧见黏膜下脓肿(白色箭头);DWI 序列脓肿及瘘管呈明显高信号。肛提肌(黑色箭头所示)。(图片由南京中医药大学附属医院提供)

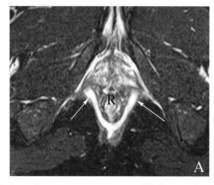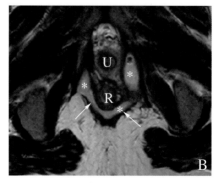

图 5.9　马蹄形肛瘘。图 A:T_2WI-FS 横断位,直肠两侧马蹄形瘘管(箭头)。图 B:T_2WI 横断位,肛提肌上方马蹄形瘘管形成(*)并向左前方延伸。注:R,直肠;U,尿道。(图片由南京中医药大学附属医院提供)

4.确定瘘管与肛门括约肌复合体的关系

克罗恩肛瘘多数较为复杂,所以无法笼统地进行 Park's 分类,只能具体分析某一条瘘管与肛门括约肌复合体之间的关系(见图 5.10 和图 5.11)。

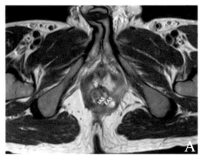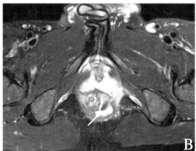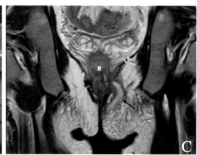

图 5.10　经括约肌肛瘘。图 A:T₂WI 横断位。图 B:T₂WI-FS 横断位。图 C:T₂WI 冠状位。左侧坐骨直肠间隙见瘘管(＊),原发主管(白色箭头)在内外括约肌间隙,于后正中穿过外括约肌(黑色三角箭头)延伸至左侧坐骨直肠间隙(黑色长箭头)。注:IAS,内括约肌;EAS,外括约肌;R,直肠;LA,肛提肌。(图片由南京中医药大学附属医院提供)

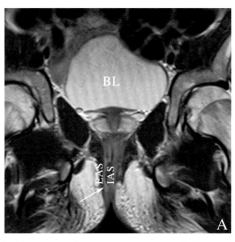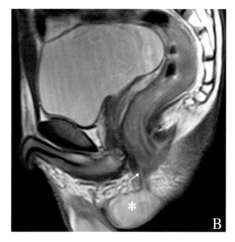

图 5.11　括约肌间肛瘘。图 A.T₂WI 冠状位。图 B.T₂WI 矢状位。右侧括约肌间隙见瘘管(白色箭头),向下延伸至会阴形成脓肿(＊)。注:IAS,内括约肌;EAS,外括约肌;BL,膀胱。(图片由南京中医药大学附属医院提供)

5.纤维化疤痕

疤痕主要成分为纤维化组织,在 T₁WI 和 T₂WI 序列均呈相对于脂肪组织的低信号,T₂WI-FS 序列呈稍高信号,因此很容易与活动性瘘管相鉴别(见图 5.12)。

6.评估邻近脏器侵犯

肛管直肠阴道瘘、尿道瘘、阴囊瘘等(见图 5.13 至图 5.15)。

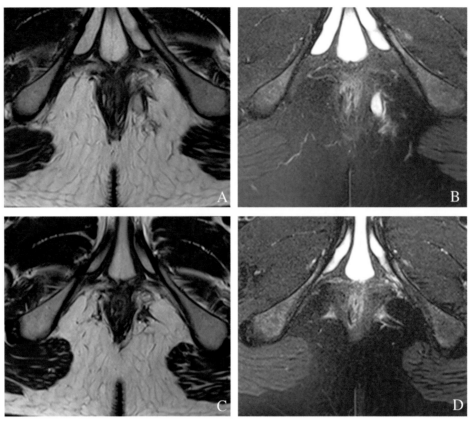

图 5.12　活动性瘘管与纤维性疤痕。图 A, B: 显示左侧坐骨直肠窝见管状活动性瘘管, T₂WI 及 T₂WI-FS 均表现为高信号。图 C, D: 经过治疗后, 原活动性瘘管愈合为纤维化疤痕, T₂WI 呈相对于脂肪组织的低信号, T₂WI-FS 序列呈稍高信号, 因此很容易与活动性瘘管相鉴别。(图片由南京中医药大学附属医院提供)

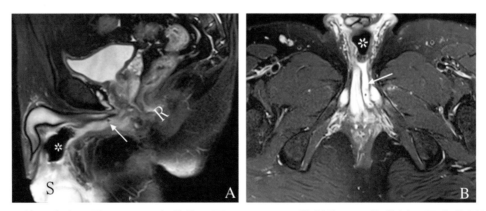

图 5.13　肛管阴囊瘘。图 A: T₂WI 矢状位。图 B: T₂WI-FS 横断位。肛管前侧可见瘘管(箭头)向左侧阴囊延伸并相通。注: R, 直肠; S, 阴囊。(图片由南京中医药大学附属医院提供)

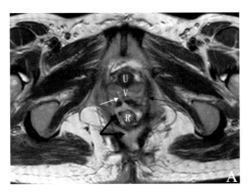
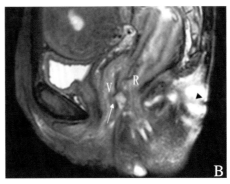

图 5.14　直肠阴道瘘。图 A：T_2WI 横断位。图 B：T_2WI-FS 矢状位。耻骨直肠肌(细黑箭头)平面见高信号直肠阴道瘘(白色箭头)，并环绕直肠形成全马蹄形肛瘘，直肠后侧见多个支腔及脓肿(粗黑箭头)。后侧见高信号瘘管与臀沟皮肤相通(黑色三角形)。注：U，尿道；V，阴道；R，直肠。(图片由南京中医药大学附属医院提供)

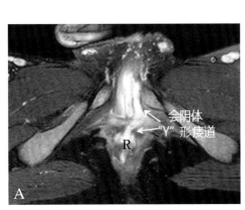
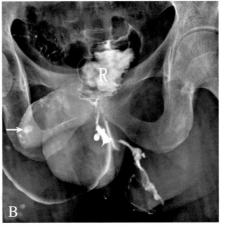

图 5.15　直肠尿道瘘。图 A：T_2WI-FS 横断位。图 B：瘘管造影。图 A 中，会阴体见高信号"Y"形瘘管，向前侧通向后尿道，向后侧与直肠相通(白色箭头)。图 B 中，造影剂由坐骨结节表面外口注入后，沿瘘道进入直肠(R)，尿道口见造影剂(白色箭头)。(图片由南京中医药大学附属医院提供)

7. 肛瘘深度愈合

分泌物减少和外口闭合不代表肛瘘完全愈合；MRI 监测下的 T_2WI-FS 序列高信号的瘘管影像消失是肛瘘完全愈合的唯一特征，提示瘘管深度愈合(见图 5.16)。

8. 直肠壁增厚、炎性或纤维化狭窄

①直肠壁增厚：正常肠壁在扩张状态下厚度 1～3mm，克罗恩病侵犯其厚度通常在 5～10mm。横断位肠壁厚度超过 6mm 被推荐用来区分活动性或非活动性疾病，但受侵犯的肠壁在缓解期依然厚于正常肠壁(见图 5.17)。②炎症或纤维化：疾病活动期，肠壁水肿在 T_2WI 显示为高信号，提示以炎症成分为主；而后期，肠壁纤维化增厚在 T_2WI 显示为低信号，提示以纤维化成分为主(见图 5.18)。

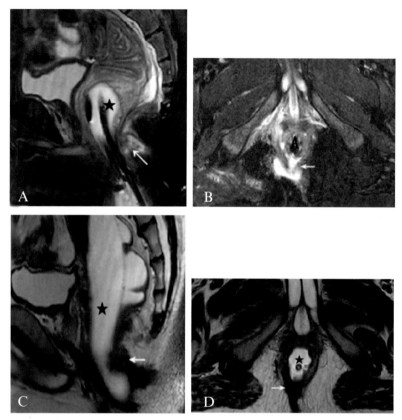

图 5.16　患者,男性,14 岁,肛瘘反复不愈合 2 年,予以英夫利昔单抗治疗,并结合肛瘘挂线引流术后。图 A、B 为术前显示,图 C、D 为术后显示。图 A:T_2WI-FS 矢状位,T_2WI 肛管后侧见高信号瘘管自齿线经括约肌间穿过外括约肌进入肛管后浅间隙(箭头)。图 B:T_2WI-FS 横断位,肛管后侧见高信号内口,与外括约肌外侧马蹄形高信号瘘管相连通(箭头)。图 C:T_2WI矢状位,瘘管愈合见低信号纤维化疤痕(箭头)。图 D:T_2WI 横断位,肛管及外括约肌外侧原有高信号瘘道被纤维化疤痕组织代替(箭头),呈低信号。注:★示直肠腔内水囊;A,肛管。(图片由南京中医药大学附属医院提供)

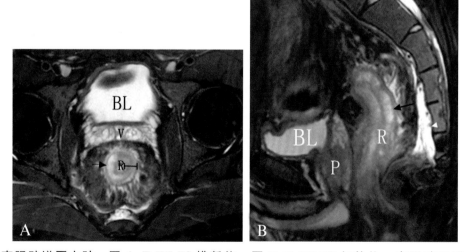

图 5.17　直肠壁增厚水肿。图 A:T_2WI-FS 横断位。图 B:T_2WI-FS 矢状位。直肠壁环形增厚,厚度＞1cm,管腔狭窄;活动期肠壁水肿在 T_2WI-FS 表现为高信号(黑色箭头);骶前积液(三角)。注:BL,膀胱;P,前列腺;R,直肠;V,精囊。(图片由南京中医药大学附属医院提供)

100

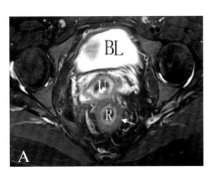
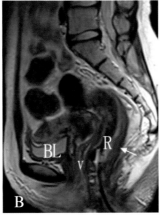
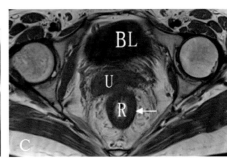

图 5.18　直肠壁增厚纤维化。图 A：T_2WI-FS 横断位。图 B：T_2WI 矢状位。图 C：T_1WI 横断位。直肠壁呈环形增厚纤维化伴肠腔狭窄（直肠内因置入水囊而扩张），T_2WI 及 T_2WI-FS 均呈等低信号，T_1WI 呈低信号。注：BL，膀胱；V，阴道；R，直肠。（图片由南京中医药大学附属医院提供）

参 考 文 献

［1］Steinhart AH，Panaccione R，Targownik L，et al. Clinical practice guideline for the medical management of perianal fistulizing Crohn's disease：the Toronto consensus. Inflamm Bowel Dis，2019，25（1）：1－13.

［2］Halligan S，Tolan D，Amitai MM，et al. ESGAR consensus statement on the imaging of fistula-in-ano and other causes of anal sepsis. Eur Radiol，2020，30（9）：4734－4740.

［3］杨柏霖，祝新，陈玉根. 肛管直肠周围疾病 MRI 图谱——案例分析. 南京：江苏凤凰科学技术出版社，2017.

5.3　直肠腔内超声检查

对于传统放射影像（如 CT 和钡灌肠等），直肠、肛管直肠交界及其周围组织成像一直具有技术挑战性。然而，在过去的几十年中，磁共振和超声影像显著改善了肛管直肠和肛周疾病的可视化检查。现在常规使用直肠腔内超声（transrectal ultrasonography，TRUS）对肛管和远端直肠进行超声检查，该技术结合了高空间分辨率和实时成像技术，极大地提高了三维评估能力。直肠腔内超声的空间分辨率高，可实时扫描显示亚毫米结构，在临床应用中有重要价值[1]。直肠腔内超声可采用 5～12MHz 电子和机械腔内探头，包括凸阵、双平面和 360°

环阵探头，进行灰阶超声、彩色多普勒超声、超声造影及弹性超声检查。同样，肛管直肠和肛周区域也可以采用经会阴超声探头，该方法具有成本低、实用性强和非侵入性的优点，可作为经直肠腔内超声的有效替代，特别适用于孕妇和儿童[2,3]。

5.3.1 检查方法

直肠腔内超声检查前需要灌肠清洁直肠，以免残余粪渣产生伪像。检查时，患者取左侧卧位或截石位。患者耐受性好，不需要镇静。建议检查前行直肠乙状结肠内镜检查，明确可疑病变区域，使直肠腔内超声检查更有针对性，可提高诊断准确性，为临床诊断提供更多信息。

患者取左侧卧位，屈曲双侧髋关节 90°，膝关节呈休息位。用手分开臀部，暴露肛门位置，嘱患者放松后，将充分包裹于耦合剂和探头保护套中的腔内探头经由肛门缓缓置入肛管，调整探头深度，观察瘘管在肛管周围的走行，寻找瘘管的内口，随着探头机械扫查面的推进，对瘘管的走行做连续的追踪探查。有时由于周围炎症组织的包绕等，新形成的瘘管较细小，内口显示不清，可以采取通过外口向瘘管内注射 3% 过氧化氢溶液或生理盐水的方法增强瘘管及内口的显示[4,5]。

检查时通常从 12 点钟位置开始，顺时针方向手动旋转探头 360°进行肛管检查，显示肛管的系列切面，直到图像平面回到 12 点钟位置。如果高度可疑瘘管，可自瘘管外口注射超声造影剂，以助于更清晰地显示瘘管。

5.3.2 解剖学及超声声像图表现

1.正常肛管和肛门括约肌超声解剖

肛管的超声解剖主要取决于肛管壁肌层排列的变化。肛管壁由内括约肌（IAS）和外括约肌（EAS）环形肌组成。肛管构成消化道远端 2.5～5cm，分为与括约肌相关的 3 个层次。耻骨直肠肌被视为肛管直肠交界，耻骨直肠肌和会阴横肌界定了肛管的近端。在头侧 1/3，耻骨直肠肌围绕肛管后壁形成一个高回声"U"形结构，前部包绕低回声的会阴体。在肛管中部 1/3，耻骨直肠肌部分纤维与外括约肌融合，在前侧形成完整的肌环，并且可以观察到肛门内括约肌清晰显示为完整的中间层低回声，与外侧的外括约肌存在清楚的分界。肛管远端 1/3 高回声的外括约肌继续向远端延续，直至其在肛门水平的终点，而内括约肌则不连续。因此，外括约肌构成远端肛管的最外层（见图 5.19）。

肛管在横截面通常可以观察到三个清晰的层次（见图 5.20）。黏膜层和黏膜下层共同显示为环绕转换器的强回声带。中间是在肛管中部显示最清晰的低回声带，即肛门内括约肌，平均厚度 2～4mm。外侧是显示更宽的混合性高回声，代表肛门外括约肌，厚度为 10～13mm。女性的外括约肌的腹侧部分小于背侧部分。在肛门内外括约肌两个圆柱层之间是括约肌间间隙，在经肛直肠超声检查中呈现为高回声带、部分伴有低回声的联合纵肌。因此，括约肌间间隙也可能显示为混合回声。

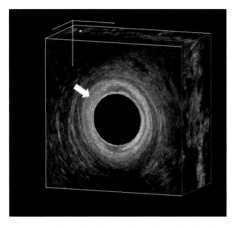

图 5.19　外括约肌构成远端肛管的最外层（黄色粗箭头）。（图片由南京中医药大学附属医院提供）

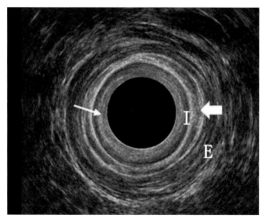

图 5.20　最内部围绕转换器的强回声带是黏膜层和黏膜下层（黄色细箭头），其外侧的低回声带是内括约肌，再外侧是混合高回声的外括约肌，内外括约肌之间隐约可见混合回声的括约肌间间隙（黄色粗箭头）。注：I，肛门内括约肌；E，肛门外括约肌。（图片由南京中医药大学附属医院提供）

女性会阴体将肛门与阴道分开。会阴体是会阴部的中央区域，外括约肌、会阴海绵体、会阴浅横肌和会阴深横肌在会阴体交叉融会。临床上常将会阴体定义为：在肛管中部，置于阴道内指尖的超声反射图像、肛门内括约肌和肛管上皮间的组织结构。文献报道，女性会阴体的正常厚度≥12mm。

2. 直肠壁正常超声解剖

通过直肠超声可以清晰显示直肠壁的 5 层结构，由内向外分别为高—低—高—低—高回声（见图 5.21）。该超声结构与直肠解剖结构紧密相关：最内层的高回声线是探头/充水球囊与直肠黏膜形成的界面；其紧邻的低回声层代表黏膜和黏膜肌层；第二个高回声层代表黏膜下层；再向外的低回声为固有肌层；最外层的高回声对应固有肌层与直肠周围脂肪的界面。直肠腔内超声检查时必须明确显示这些分层结构，尤其是直肠癌分期。为了确定淋巴结的情况，对直肠系膜和周围组织成像也很重要。通过超声可进一步区分固有肌的内环和外纵肌层，并识别周围的解剖结构，包括前列腺、精囊腺、膀胱、阴道和子宫。

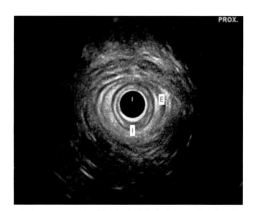

图 5.21　直肠腔内超声显示的直肠壁 5 层结构。（图片由北京协和医院提供）

3. 克罗恩病肛瘘与肛周脓肿

对肛瘘或脓肿的患者，可行直肠超声检查明确肛瘘内口的位置、与括约肌的解剖关系、病变范围、监测括约肌间脓肿等（见图 5.22）。根据 Park 分型，肛瘘分为括约肌间型、经括约肌型、括约肌上型和括约肌外型。研究表明，通过直肠超声可显示小的括约肌间脓肿或瘘管，是评估肛瘘内口的首选影像方法[6]。荟萃分析显示，直肠超声检测瘘管的敏感性和特异性分别为 0.87(95%CI:0.70～0.95)和 0.43(95%CI:0.21～0.69)，直肠超声诊断准确性与 MRI 相似[7]。然而，由于超声束穿透力有限，所以直肠超声对坐骨或肛提肌上瘘管的显示欠佳。研究表明，使用三维超声及超声造影有望克服这一缺点，原发性瘘管的分类符合率大于 80%[8]。

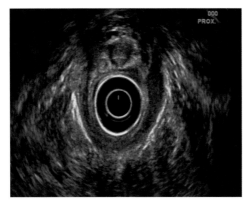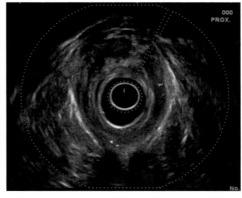

图 5.22 直肠周围瘘。直肠耻骨肌水平可见"U"形低回声，底部与肠腔相通，左侧向外延伸。CDFI:周边及内部可见丰富血流信号。(图片由北京协和医院提供)

直肠超声有助于鉴别克罗恩病或非克罗恩病导致的肛瘘，指导肛瘘的治疗。如果克罗恩病患者的肛瘘仅为单纯的隐匿性瘘，则不需要升级治疗，因此鉴别克罗恩病或非克罗恩病导致的肛瘘有重要临床价值[5,6]。为了区分克罗恩病患者的克罗恩病相关瘘管和隐匿性瘘管，Blom 等[9]提出了以下 3 个征象：瘘管分叉或第二分支延伸，横截面宽度≥3mm，瘘管内可见高回声内容物。没有上述征象，或仅有 1 项征象，考虑为隐匿性瘘；而 2 项或 3 项征象同时存在时，则高度可疑为克罗恩病相关瘘。克罗恩病相关肛瘘症状持续时间较长、肛周克罗恩病活动指数较高者，往往需要生物制剂治疗。

前瞻性随机研究表明，经直肠超声可用于指导克罗恩病肛瘘的内科和外科治疗，有助于治疗方式的选择[6]。通过三维重建可以清晰显示瘘管的长度及位置，评估经括约肌肛瘘患者的肛门失禁风险。经直肠超声有助于监测瘘管治疗后变化，显示脓肿的部位和范围，从而有助于选择合适的治疗方法。

4. 直肠/肛门狭窄

直肠/肛门狭窄是肛周克罗恩病患者的常见并发症，多数狭窄是由长期炎症导致的。狭窄可以是可逆的(炎症性狭窄)或不可逆的(纤维性狭窄)，狭窄的部位可以累及肛管或远端直肠。准确诊断狭窄部位对于治疗有重要意义。通过灰阶超声可以显示狭窄段直肠壁或肛管的厚度，结合彩色多普勒超声、超声造影及弹性成像有助于鉴别诊断炎症性狭窄和纤维性狭窄。

参 考 文 献

［1］ Kim MJ. Transrectal ultrasonography of anorectal diseases：advantages and disadvantages. Ultrasonography，2015，34（1）：19－31.

［2］ Nuernberg D，Saftoiu A，Barreiros AP，et al. EFSUMB recommendations for gastrointestinal ultrasound part 3：endorectal，endoanal and perineal ultrasound. Ultrasound Int Open，2019，5（1）：E34－E51.

［3］ Christensen AF，Nyhuus B，Nielsen MB. Interobserver and intraobserver variation of two-dimensional and three-dimensional anal endosonography in the evaluation of recurrent anal cancer. Dis Colon Rectum，2009，52（3）：484－488.

［4］ Sirikurnpiboon S，Phadhana-anake O，Awapittaya B. Comparison of endoanal ultrasound with clinical diagnosis in anal fistula assessment. J Med Assoc Thai，2016，99 Suppl 2：S69－S74.

［5］ Wiese DM，Beaulieu D，Slaughter JC，et al. Use of endoscopic ultrasound to guide adalimumab treatment in perianal Crohn's disease results in faster fistula healing. Inflamm Bowel Dis，2015，21（7）：1594－1599.

［6］ Spradlin NM，Wise PE，Herline AJ，et al. A randomized prospective trial of endoscopic ultrasound to guide combination medical and surgical treatment for Crohn's perianal fistulas. Am J Gastroenterol，2008，103（10）：2527－2535.

［7］ Siddiqui MR，Ashrafian H，Tozer P，et al. A diagnostic accuracy meta-analysis of endoanal ultrasound and MRI for perianal fistula assessment. Dis Colon Rectum，2012，55（5）：576－585.

［8］ Murad-Regadas SM，Regadas FS，Rodrigues LV，et al. The role of 3-dimensional anorectal ultrasonography in the assessment of anterior transsphincteric fistula. Dis Colon Rectum，2010，53（7）：1035－1040.

［9］ Blom J，Nyström PO，Gunnarsson U，et al. Endoanal ultrasonography may distinguish Crohn's anal fistulae from cryptoglandular fistulae in patients with Crohn's disease：a cross-sectional study. Tech Coloproctol，2011，15（3）：327－330.

第6章　肛周克罗恩病常用治疗药物

余乔　陈焰　杨柏霖

克罗恩病是可累及全消化道任何部位的慢性非特异性肠道炎性疾病,主要表现为三种疾病模式:炎症、狭窄和瘘管。近年来,克罗恩病发病率在我国呈明显上升趋势。在20世纪90年代前,克罗恩病治疗的重点是控制疾病症状的急性发作。然而,过去20年随着新型治疗药物不断出现,尤其生物制剂的临床应用,克罗恩病的治疗目标发生显著改变,包括:①疾病控制并维持临床缓解;②药物毒性下降,并发症的发生率降低;③患者生活质量提高;④手术和住院次数减少;⑤获得黏膜愈合甚至深度愈合。

在成人克罗恩病患者中,肛周克罗恩病(perianal Crohn's disease,pCD)的发病率约为25%～80%;其中克罗恩病肛瘘(perianal fistulizing Crohn's disease,PFCD)的发病率最高,约为17%～43%[1]。肛周克罗恩病具有复发性、进展性和致残性,严重影响患者的生活质量。肛周克罗恩病治疗需要多学科协作,同时医患应当保持密切和坦诚的关系,医疗团队需要充分考虑患者的意愿来制定个体化治疗方案(包括药物选择、药物使用时机、药物和手术联合治疗、药物维持时间等)。总体而言,克罗恩病是一种以药物治疗为主的疾病。肛周病变受肠道疾病活动程度的影响。评估和治疗肛周克罗恩病需要针对患者进行详细病史问询、体格检查、内镜评估及影像学检查,通常需要内外科协作(基于内科药物治疗的外科干预)。肛周克罗恩病的总体治疗目标是控制肛周症状、避免排便失禁和直肠切除。

无症状、不影响肛管直肠功能的肛周克罗恩病无须治疗,症状性肛周克罗恩病常常需要药物和手术联合的多模式治疗。部分肛周病变通过局部处理(如坐浴)、补充纤维素或使用止泻剂调节肠道症状可以缓解。传统改善克罗恩病肠道症状的药物,如氨基水杨酸衍生物、糖皮质激素等,对肛周病变的治疗效果不佳。

近年来,随着各种生物制剂在临床的广泛应用,肛周克罗恩病治疗亦发生了根本性改变。本章主要介绍肛周克罗恩病的常用药物,包括抗生素、免疫抑制剂和生物制剂。内外科医生均应熟悉治疗克罗恩病肛周疾病相关药物的使用方法和注意事项。

6.1　5-氨基水杨酸及其药物前体

基于现有临床证据,目前尚无 5-氨基水杨酸及其药物前体治疗肛周克罗恩病的确切疗效报道[2]。5-氨基水杨酸局部灌肠或栓剂可能可以改善肛周克罗恩病的部分症状[3]。

6.2　抗生素

抗生素常被作为最初治疗肛周克罗恩病和腔内病变的药物。环丙沙星和甲硝唑类药物是治疗肛周克罗恩病的常用抗生素,可作为缓解急、慢性肛周病变症状的初步用药。文献报道使用抗生素治疗肛周克罗恩病的样本量小,并且患者往往会使用多种不同类型的抗生素,抗生素治疗肛周克罗恩病的文献证据质量相对较低。然而,虽然缺乏大型的对照研究,但大部分专家共识或指南认为甲硝唑和环丙沙星是治疗肛周克罗恩病的一线抗生素,有助于控制复杂肛周病变的症状。抗生素需要联合其他药物和(或)手术的多模式治疗才能实现肛周病变的愈合,临床常作为肛周克罗恩病治疗的合并用药。甲硝唑可影响肠道菌群和白细胞趋化作用,多个非对照试验研究表明甲硝唑可以治愈活动的感染性肛周病变。然而,甲硝唑需要大剂量、长期使用才能预防肛周病变的复发,目前尚没有应用抗生素治疗的标准时限,其通常需要长期治疗(平均 8～12 周),停药后肛周症状易复发[4]。甲硝唑最明显的副作用是神经病变的风险,呈剂量依赖性,一般不必处理,终止治疗后即可缓解。Maeda 等[5]进行了随机对照试验研究,74 例伴有肛周病变的克罗恩病受试者(33 例用 10% 甲硝唑软膏,41 例用安慰剂)对降低肛周克罗恩病活动指数(perianal Crohn's disease activity index,PCDAI)评分无效,但接受甲硝唑治疗的受试者肛周分泌物显著减少($P=0.012$),肛周疼痛明显减轻($P=0.059$),同时没有报告严重的不良事件。

研究显示,环丙沙星治疗肛周克罗恩病比甲硝唑更安全。一项包括 3 项随机对照试验研究共纳入 123 例应用甲硝唑和环丙沙星治疗克罗恩病肛瘘的系统回顾和荟萃分析显示,使用抗生素 4～12 周可以显著减少瘘管分泌物(相对危险度[RR]0.80;95% CI:0.66～0.98)[6]。2015 年一项纳入 15 个随机对照试验研究($n=1407$)的系统回顾与荟萃分析显示,虽然环丙沙星对克罗恩病患者无明显效果,但在克罗恩病肛瘘亚组,治疗组的反应率比安慰剂组更高(瘘管数量减少 50% 以上,RR 1.64,$P=0.005$)[7]。2014 年一项随机对照试验研究显示,与单独使用阿达木单抗(adalimumab,ADA)相比,环丙沙星与阿达木单抗联合治疗活动性克罗恩病肛瘘,在第 12 周获得更高的临床应答(瘘管数量减少 50%,47% vs 71%,$P=0.047$)和临床缓解（瘘管闭合,33％ vs 65％,$P=0.009$）[8]。

虽然抗生素治疗能够减少瘘管分泌物,但停用后似乎没有长期获益。尽管抗生素在治疗肛周克罗恩病方面的证据不确定,但 2019 年发表的"肛周瘘管性克罗恩病临床治疗实践指南——多伦多共识"认为抗生素可作为肛周克罗恩病的初始治疗选择,能防止脓肿形成,以及为更多的治疗方案提供桥接治疗[9]。

6.3 免疫抑制剂

免疫因素是炎症性肠病的发病因素之一,炎症性肠病患者往往存在免疫功能紊乱。自 20 世纪 70 年代以来,6-巯嘌呤（6-MP）和硫唑嘌呤（AZA）一直被应用于皮质类固醇和生物制剂诱导治疗后的维持缓解。免疫抑制剂起效较慢,治疗炎症性肠病的作用机制可能是阻止淋巴细胞增殖、激活细胞反应机制、抑制趋化中性粒细胞。随着生物制剂的快速发展且价格大幅下降,免疫抑制剂已经逐渐不作为单一的克罗恩病维持治疗;但对于伴有肛周病变等的中重度克罗恩病患者而言,免疫抑制剂与生物制剂联合使用,既可以增加疗效,又可以预防生物制剂的免疫原性。

硫唑嘌呤/巯基嘌呤等免疫抑制剂有助于克罗恩病肛瘘的闭合和维持[10,11]。巯嘌呤类药物联合生物制剂有积极意义,目前临床常先用英夫利昔单抗联合免疫抑制剂诱导治疗,病情缓解后再以英夫利昔单抗或免疫抑制剂单药维持治疗可治愈部分肛周瘘管[12,13]。免疫抑制剂虽有助于克罗恩病肛瘘的闭合和维持,但不良反应相对多见,需要在严密监测下使用。尤应重视硫唑嘌呤等药物可能导致骨髓抑制、并发感染等副作用。硫唑嘌呤的不良反应多出现在服药 3 个月内,但也可能发生于 1 年内甚至 1 年以上。初次用药期间需要在第 1 个月内每周复查一次血常规,每 2 周复查肝功能;第 2～3 个月,每 2 周复查血常规,每月复查肝功能;以后,每月复查血常规;半年后,视情况复查。为了预测硫唑嘌呤导致的骨髓抑制,欧美共识推荐患者在使用前检测硫嘌呤甲基转移酶（TPMP）基因型,如患者有基因突变,应该避免使用或在严密监控下减量使用,但该基因对我国人群的敏感性相对低。NUDT15 基因预测亚洲人群使用后发生骨髓抑制的敏感性和特异性更高,因此中国炎症性肠病专家共识建议对亚洲患者使用硫唑嘌呤前进行 NUDT15 基因多态性检测[14,15]。

新的免疫抑制剂,如麦考酚吗乙酯（骁悉）和他克莫司治疗克罗恩病的临床疗效已被证实。有报道显示他克莫司对活动性肛瘘有效[16],但需对药物浓度进行检测,以控制对肾脏等的毒性作用。

6.4 生物制剂

生物制剂是源自生物体的基因工程蛋白质,作用于针对免疫系统的特定部分,在 20 世纪 90 年代后期被应用于克罗恩病的诱导和维持治疗。随着对克罗恩病发病机制的不断探究, 以炎症反应过程中不同环节为作用靶点的生物制剂,如抗 TNF-α 单抗、抗黏附分子抗体和抗 IL-23 等炎性细胞因子制剂的陆续出现,临床医生能够根据患者本身情况、合并症情况、疾病 特征等在生物制剂之间进行个体化治疗选择。实验室技术的进步使临床能够跟踪药物血液 浓度和抗体,以监测疾病进展并衡量治疗成功率。所有使用生物制剂的内外科医师都需要经 过专科培训以明确其使用方法、适应证和禁忌证等相关事宜,同时内外科医师在治疗过程中 均应与患者保持密切联系,以便及时处理可能出现的问题。

6.4.1 抗 TNF-α 单克隆抗体类药物

目前批准上市的抗 TNF-α 单克隆抗体(抗 TNF-α 单抗)有 4 种:英夫利昔单抗 (infliximab,IFX)、阿达木单抗(adalimumab,ADA)、戈利木单抗(golimumab)和赛妥珠单抗 (certolizumab,CZP)。目前,在国内被国家药品监督管理局(National Medical Products Administration,NMPA)批准用于治疗克罗恩病的有英夫利昔单抗和阿达木单抗。

大量的临床资料显示,抗 TNF-α 单抗的应用显著提高了炎症性肠病患者的临床缓解率, 能促进黏膜愈合及瘘管闭合,改善炎症性肠病患者的肠外表现,降低炎症性肠病患者的住院 率和手术率,减轻疾病所带来的经济负担。克罗恩病预后不良的高危因素包括:①合并肛周 病变;②病变范围广泛(病变累及肠段的长度累计>100cm);③伴食管、胃、十二指肠病变; ④发病年龄<40 岁;⑤首次发病即需要糖皮质激素治疗。对于有 2 个及以上高危因素的患 者,应在明确诊断后尽早使用生物制剂作为一线诱导治疗药物。国内外指南均明确指出,对 于伴有肛周病变的克罗恩病患者,抗 TNF-α 单抗应作为肛周克罗恩病诱导缓解的首选用药, 如诱导缓解有效,建议继续维持治疗。

需要特别指出的是,如果患者有肛周脓肿或深部感染,则需要在充分引流的前提下才可 以使用生物制剂。治疗前可通过麻醉下探查(examination under anesthesia,EUA)、盆腔磁 共振(magnetic resonance imaging,MRI)和经直肠腔内超声(transrectal ultrasound,TRUS) 等方法进行肛周感染的评估。同样,抗 TNF-α 单抗在治疗过程中需密切注意机会感染,特别 是肛周脓肿的发生[17]。

1.英夫利昔单抗

TNF-α 在炎症性肠病中通过白细胞迁徙、抑制抗炎因子、增加中性粒细胞和嗜酸性细胞 活性等作用,产生细胞毒效应和前炎症效应,最终导致一系列组织损伤和坏死[18]。英夫利昔单抗(商品名:类克)是基因重组的人鼠嵌合抗 TNF-α 单克隆抗体,通过结合可溶性 TNF 和膜结合型 TNF,从而阻断 TNF-α 活性。英夫利昔单抗是首个在前瞻性临床研究(ACCENT Ⅰ)被证实能够有效诱导克罗恩病肛瘘瘘管闭合的药物,应用 14 周时肛瘘闭合率为 55%[17]。随后,ACCENT Ⅱ进一步证实英夫利昔单抗治疗克罗恩病肛瘘的有效性,195 名在 ACCENT Ⅰ中对英夫利昔单抗诱导治疗有应答的克罗恩病肛瘘患者(90% 为肛周瘘管)被随机分配至英夫利昔单抗维持治疗组或安慰剂组。第 54 周,实现瘘管完全闭合的比例在英夫利昔单抗维持治疗组为 36%,而在安慰剂组为 19%($P=0.009$),英夫利昔单抗维持治疗显著降低了克罗恩病肛瘘患者的住院率和手术率[19]。英夫利昔单抗的这些作用在一些非对照病例分析的临床实践中得到了广泛证实,但停药后多数患者会复发,故通常需要长期维持治疗。

英夫利昔单抗治疗克罗恩病分为诱导缓解和维持治疗两个过程。诱导治疗分别自第 0、2、6 周按 5mg/kg 起始剂量静脉输注;随后,每隔 8 周 1 次静脉输注维持治疗。如果患者应答良好,通常在英夫利昔单抗诱导治疗 1 周后有明显的临床效果,在 14 周可见到明显的内镜下缓解。英夫利昔单抗治疗肠道病变的有效谷浓度为 3～7μg/mL。然而,研究显示合并肛周病变的克罗恩病患者往往需要更高的英夫利昔单抗谷浓度,建议大于 10μg/mL,甚至可能要达到 20μg/mL,瘘管愈合患者的英夫利昔单抗药物浓度水平显著高于未愈合患者($P<0.0001$),愈合率随着药物浓度的增加而逐渐增加[20,21]。研究显示,如果出现抗药物抗体,则患者瘘管愈合的概率明显降低。抗 TNF-α 类药物联合巯嘌呤类药物或氨甲蝶呤治疗不但有协同作用,而且可以减少抗体产生,从而提高抗 TNF-α 类药物浓度。因此,联合免疫调节剂或加大剂量优化生物制剂治疗能够提高对肛周克罗恩病治疗的有效性和持久性。

2021 年 9 月 24 日,NMPA 批准国产英夫利昔单抗生物仿制药注射用英夫利昔单抗(商品名:安佰特;海正生物制药有限公司)用于治疗类风湿关节炎、成人及 6 岁以上儿童克罗恩病、瘘管性克罗恩病、强直性脊柱炎、银屑病和成人溃疡性结肠炎。

2. 阿达木单抗

阿达木单抗(ADA)是紧随英夫利昔单抗上市的全人源性 IgG₁ 型抗 TNF-α 单抗,为皮下给药型生物制剂,作用机制与英夫利昔单抗相似。阿达木单抗免疫原性较低,即使对英夫利昔单抗抵抗或不耐受的患者也显示出良好的疗效和安全性。2020 年,进口阿达木单抗(商品名:修美乐;艾伯维公司)在中国获准用于克罗恩病临床治疗。国产阿达木单抗生物仿制药格乐立(百奥泰生物制药股份有限公司)和安健宁(海正生物制药有限公司)于 2020 年在国内获准上市。

2009 年,一项阿达木单抗治疗克罗恩病肛瘘的多中心双盲随机对照试验研究显示,阿达木单抗在应用 56 周时的疗效明显优于安慰剂组,大部分瘘管愈合可以维持 2 年以上[22]。2016 年,一项包括 4 项随机对照试验的 Meta 分析纳入了 179 例抗 TNF-α 治疗和 109 例安慰剂治疗的克罗恩病肛瘘患者,英夫利昔单抗、阿达木单抗和安慰剂治疗的瘘管闭合率分别为 46%、30% 和 13%,三者间差异有统计学意义[23]。CHARM 研究包括 117 例基线合并瘘管的患者(克罗恩病肛瘘占 97%),阿达木单抗治疗组在用药 56 周时的瘘管闭合率为 33%,安慰剂组为 13%($P=0.043$);26 周时瘘管闭合的患者在 56 周均保持瘘管闭合[24]。

阿达木单抗为皮下给药,首次治疗剂量为 160mg,2 周后为 80mg,随后每 2 周一次 40mg

维持治疗。如果患者应答良好,在治疗 2～4 周,症状明显缓解;8～12 周,内镜缓解。应在初次使用后 8～12 周对阿达木单抗疗效进行系统性评估(内容同英夫利昔单抗),以确认是否达到内镜缓解。此外,还应该监测阿达木单抗谷浓度、抗阿达木单抗抗体浓度和 TNF-α 浓度,阿达木单抗有效稳态谷浓度一般在 4～8μg/mL,根据系统性评估结果综合判断患者对阿达木单抗的治疗应答。对于判定为原发无应答或继发失应答者,通过药物浓度测定结果优化治疗方案,包括增加剂量(80mg 隔周治疗)或缩短给药时间(每周 40mg)。

3. 抗 TNF-α 单抗和其他类药物的联合治疗

抗 TNF-α 单抗与巯嘌呤类药物或氨甲蝶呤联合使用可能提高抗 TNF-α 单抗治疗克罗恩病肛瘘的效果。抗 TNF-α 单抗和抗生素联合使用也较单药更有效。多伦多共识小组提出一个有条件的建议,推荐克罗恩病肛瘘患者在抗 TNF-α 单抗初始治疗时就联合使用硫唑嘌呤或氨甲蝶呤[9]。该推荐在很大程度上基于腔内克罗恩病患者的数据和较高的抗 TNF-α 水平与改善瘘管愈合率相关的结论。高质量证据(SONIC 研究)显示,英夫利昔单抗联合免疫抑制剂治疗腔内克罗恩病比英夫利昔单抗或硫唑嘌呤单药治疗在诱导症状缓解和黏膜愈合方面更有效。联用免疫抑制剂治疗会增加抗 TNF-α 单抗药物水平并减少抗体的产生,这些因素都与瘘管结局相关。尽管缺乏高级别临床证据证明抗 TNF-α 单抗和免疫抑制剂联合治疗克罗恩病肛瘘较抗 TNF-α 单抗单药治疗的临床益处,但联合治疗在总体上表现出良好的长期应答率[24]。必须注意的是,联合治疗在获益的同时,骨髓抑制、感染等药物不良反应也相应增加,采用联合治疗方案的内外科医生应该熟知药物使用的注意事项和并发症,充分权衡利弊。

文献证实,英夫利昔单抗联合抗生素治疗克罗恩病肛瘘的效果较单药治疗更好,并且能有效减少瘘管分泌物。

6.4.2　维得利珠单抗

2014 年,美国食品与药品管理局(Food and Drug Administration,FDA)和欧盟药品监管局(European Medicine Agency,EMA)批准人源化抗 α4β7 整合素抗体维得利珠单抗(vedolizumab,VDZ,商品名:安吉优)用于治疗中重度克罗恩病。维得利珠单抗是一种具有器官靶向性的人源化单克隆抗体,通过选择性结合淋巴细胞 α4β7 整合素,抑制淋巴细胞向肠道黏膜迁移和聚集,减轻肠道局部炎症反应。2020 年 11 月,我国 NMPA 批准将维得利珠单抗用于治疗成人克罗恩病。

目前,尚缺乏专门的随机对照试验来评估维得利珠单抗对肛周克罗恩病的疗效,临床数据显示维得利珠单抗在这方面的获益较小。2018 年,Feagan 等[25]报道了 153 例克罗恩病肛瘘患者应用维得利珠单抗治疗的效果,14 周和 52 周的结果显示瘘管闭合率差异无统计学意义,但在 52 周维得利珠单抗治疗的患者瘘管闭合率升高(11% vs. 31%)。ENTERPRISE 研究比较了两种静脉注射维得利珠单抗治疗克罗恩病肛瘘的方案,所纳入的患者中 78% 抗 TNF-α 治疗失败,其中 92% 的患者同时有肛周挂线[26]。一组患者在第 0、2、6 周接受标准维得利珠单抗诱导治疗剂量 300mg,然后在第 14 周和第 22 周维持治疗;另一组患者在第 10 周时增加一次用药。研究结果显示，第 30 周时 54% 患者临床应答，43% 患者瘘管完全闭合，但两组间无显著差异。最近一项研究纳入了 151 名接受维得利珠单抗治疗的克罗恩病肛瘘患者（99% 的患者曾经使用过至少一种抗 TNF-α 单抗治疗），在治疗 6 个月后，23% 的患者临床好转（瘘管临床闭合），67% 的患者在第 30 周因肛周或肠道疾病加重而停用维得利珠单抗治疗[27]。此外，这项研究中，31% 无临床症状的克罗恩病肛瘘患者在使用维得利珠单抗治疗后出现临床症状。这些研究结果似乎没有足够的证据支持克罗恩病肛瘘患者在抗 TNF-α 单抗治疗失败后使用维得利珠单抗能够获益。

维得利珠单抗的作用机制是阻止循环淋巴细胞表达的 α4β7 整合素与仅在胃肠道血管内皮选择性表达的黏膜地址素细胞黏附分子-1（mucosal addressin cell adhesion molecule-1，MAdCAM-1）结合。Lopez 等[28]认为肛管及其周围的血液供应主要来自髂内动脉的分支，主要表达血管细胞黏附分子-1（vascular cell adhesion molecule-1，VCAM-1）而不是 MAdCAM-1。因此，维得利珠单抗理论上不能阻止淋巴细胞向远端直肠和肛管运输。然而，这种理论需要得到进一步研究。

维得利珠单抗的常规输注为每次 300mg，在第 0、2 和 6 周，静脉输注作为诱导缓解治疗；随后，每 8 周静脉输注一次维持治疗。

6.4.3 乌司奴单抗

乌司奴单抗（ustekinumab，UST，商品名：喜达诺）是抗白介素 12 和 23（IL-12/23）的全人源化 IgG$_1$ 单抗，可结合 IL-12 和 IL-23 的共同亚基 $p40$，影响 CD4$^+$ T 细胞向 Th1 细胞分化，阻断下游的 Th1 和 Th17 效应通路，调控细胞免疫，从而达到抑制炎症反应的作用。2016年，FDA 批准将其用于治疗克罗恩病；2020 年 5 月，NMPA 批准将其用于治疗成人克罗恩病。对传统治疗药物（糖皮质激素或免疫抑制剂）治疗失败，或抗 TNF-α 单抗应答不足、失应答或无法耐受的成年中重度活动性克罗恩病患者，可以应用乌司奴单抗进行诱导缓解和维持治疗。2019 年欧洲克罗恩病和结肠炎组织（ECCO）指南推荐乌司奴单抗可作为中重度克罗恩病治疗的一线生物制剂。对确诊时有两个及以上预后不良高危因素的克罗恩病患者，可一线使用乌司奴单抗治疗。

2017 年，Sands[29]总结了乌司奴单抗治疗克罗恩病的三项随机、双盲、安慰剂对照、多中心研究的 III 期临床试验（UNITI-1、UNITI-2 和 CERTIFI）中伴有克罗恩病肛瘘患者的亚组数据，40% 的克罗恩病患者有肛瘘史，但仅 10.8%～15.5% 的患者入组时有活动性肛瘘。第 8周时，乌司奴单抗 130mg 剂量组瘘管完全闭合率为 24.2%，6mg/kg 剂量组为 27.7%，合并后乌司奴单抗组总的瘘管闭合率为 24.7%（37/150），显著高于安慰剂组的 14.1%（10/71，P＝0.073）。两项真实世界的研究显示，乌司奴单抗治疗瘘管的应答率分别为 67%（8/12）和61%（11/18）。另一项评估克罗恩病患者经乌司奴单抗治疗后临床、内镜和影像学反应的回顾性研究显示，在 45 名伴有肛瘘的患者中，31.1%（14/45）达到盆腔 MRI 或腔内超声显示瘘管完全愈合。近期一项前瞻性、观察性、真实世界队列研究分析了 221 例克罗恩病患者应用乌司奴单抗的效果，其中 98.6% 的患者至少 1 种抗 TNF-α 单抗治疗失效，46.6% 患者维得利珠单抗治疗失效,28 例伴活动性肛瘘,研究的主要终点为无激素缓解率。结果显示,乌司奴单抗治疗后 24 周肛周症状临床缓解率为 35.7%(10/28)[30]。鉴于目前应用乌司奴单抗治疗克罗恩病肛周病变的病例数尚少,其有效性尚需要更多研究证据。

乌司奴单抗治疗方案为首次根据体重进行单次静脉输注,以快速改善病情。首次输注根据体重计算乌司奴单抗剂量:体重≤55kg,剂量为 260mg;体重 55~85kg,剂量为 390mg;体重>85kg,剂量为 520mg。无论患者体重如何,首次给药后第 8 周均以 90mg 乌司奴单抗皮下注射作为诱导缓解方案;此后,每 8~12 周 90mg 乌司奴单抗皮下注射维持治疗,以持续控制病情。临床实际使用过程中可根据患者具体病情静脉滴注或适当缩短皮下注射时间以控制病情。

6.4.4　应用生物制剂的停药时机

与腔内克罗恩病一样,对于肛周克罗恩病的停药时机并无定论,但停药是一个无法回避的重要问题。英夫利昔单抗等生物制剂长期维持用药可以降低住院率和手术率,但长期使用生物制剂会导致抗体产生、治疗反应下降、并发感染、费用高等相关问题。然而,维持缓解的患者在停药后 1 年内有 40% 复发,2 年内有 50% 复发,伴有高危因素的患者更易复发。因此,停药时机需要视患者具体情况而定,应与患者充分沟通,并告知患者在停药后保持规律随访以早期发现复发情况。

目前,肛周克罗恩病患者应用生物制剂的停药相关研究尚缺乏。多伦多共识小组推荐,只有在影像学检查证实肛周病变完全愈合的情况下才可考虑停止抗 TNF-α 单抗治疗[9]。如果患者长期持续无激素缓解,内镜达到完全黏膜愈合,肛周 MRI 影像提示瘘管深度愈合,则可以考虑停用生物制剂。对于停药后复发的患者,再次启用相同治疗仍有较高的应答率,且抗体的产生并不很常见。另外,建议对达到愈合标准的患者考虑停药,但对停药患者应加强定期监测以预防复发。

6.4.5　应用生物制剂相关的其他问题

1. 结核筛查与处理

所有生物制剂的临床应用都可能增加机会感染,其中抗 TNF-α 单抗治疗尤其可能诱发或加重结核,因此,在使用生物制剂前应常规进行结核筛查。筛查内容包括详细询问结核病史和结核病接触史,进行胸部 CT 检查和结核菌素试验。有条件者行结核分枝杆菌特异性 T 细胞酶联免疫斑点试验(T-SPOT)或 γ-干扰素释放试验(IGRA)。

如果确认合并活动性结核,禁用抗 TNF-α 单抗,同时应该立即进行正规抗结核治疗,可以考虑予以沙利度胺、肠内营养或氨基水杨酸等治疗。如果条件许可,可以选择对感染影响较小的生物制剂(如维得利珠单抗或乌司奴单抗)。正规抗结核治疗 6~9 个月后,可以考虑抗 TNF-α 单抗治疗。潜伏结核感染的患者在英夫利昔单抗治疗前建议给予 1~2 种抗结核药物预防性抗结核治疗 3 周,如果使用英夫利昔单抗治疗应继续抗结核治疗 6~9 个月。陈旧性结核患者在英夫利昔单抗治疗期间是否接受预防性抗结核治疗，建议根据既往治疗情况采取个体化方案，并与专科医师讨论后决定。在英夫利昔单抗治疗期间，应至少每年评估结核风险，治疗期间一旦出现活动性结核，应立即停用英夫利昔单抗并进行规范抗结核治疗[31,32]。

2.肝炎筛查与处理

我国病毒性肝炎高发，在应用生物制剂治疗前应常规筛查病毒性肝炎，尤其乙型病毒性肝炎，包括乙型肝炎表面抗原（HBsAg）、表面抗体（抗-HBs）、e抗原（HBeAg）、e抗体（抗-HBe）、核心抗体（抗-HBc）和肝功能，并对HBsAg阳性、抗-HBc阳性者定量检测HBV-DNA。HBsAg阳性且肝功能正常患者，不论HBV-DNA水平如何，均需预防性使用核苷酸类药物进行抗病毒治疗。以英夫利昔单抗为例，推荐在英夫利昔单抗治疗前2周开始持续抗病毒治疗至药物停用后至少6个月，并建议选用强效低耐药的抗病毒药物（如恩替卡韦或替诺福韦）。对HBsAg阴性、抗-HBc阳性的患者，若HBV-DNA阳性，也需要进行预防性抗病毒治疗。若HBV-DNA阴性，英夫利昔单抗治疗过程中应定期（每3个月）监测HBV血清学指标和HBV-DNA，一旦HBV-DNA或HBsAg转为阳性，应立即启动抗病毒治疗。如HBV血清学标记物均呈阴性，推荐于英夫利昔单抗治疗前接种HBV疫苗[31,32]。

相对抗TNF-α单抗而言，维得利珠单抗和乌司奴单抗对感染性疾病的影响较小；但对于已存在慢性感染的患者，使用时也应注意激发感染的可能，需要在治疗前、治疗期间定期评估感染的风险。

3.有肿瘤病史的克罗恩病患者，免疫抑制剂与生物制剂的应用

对于既往有恶性肿瘤病史的炎症性肠病患者，治疗具有挑战性。一方面，考虑到使用免疫抑制剂有导致肿瘤复发或发展新肿瘤的风险，肿瘤学家建议避免使用免疫抑制剂。另一方面，治疗不足可能会导致患者疾病活动、生活质量下降、进行性消化道损伤和致残的风险增加。炎症性肠病患者终生罹患肠道和肠外恶性肿瘤的风险显著增加，而既往有恶性肿瘤病史的患者，复发和新发肿瘤的风险几乎增加一倍。

美沙拉秦和皮质类固醇不会增加恶性肿瘤的发生风险，但免疫抑制剂有增加恶性肿瘤的发生风险，这种风险与所使用的免疫抑制剂种类和肿瘤类型相关[33]。硫唑嘌呤会增加EB病毒（EBV）相关淋巴瘤、非黑色素瘤皮肤癌和泌尿道肿瘤的发生风险，氨甲蝶呤有增加淋巴瘤和肺癌发生风险的报道。GETAID试验纳入了79例近期（<5年）有癌症病史且接受抗TNF-α治疗的炎症性肠病患者，治疗前肿瘤诊断的平均时间为17个月（1～65个月），最常见的是乳腺癌（$n=17$）和皮肤癌（$n=15$）；在中位随访21个月（1～119个月）期间，有15例患者发现肿瘤，8例为肿瘤复发，7例为新发肿瘤[34]。目前，乌司奴单抗和维得利珠单抗的数据显示没有增加肿瘤复发或新发的风险。2015年的一项meta分析显示，维得利珠单抗没有增加恶性肿瘤的发生风险[35]。最近一项临床研究纳入了463例在确诊癌症后接受炎症性肠病相关治疗的患者，其中96例患者在确诊后接受维得利珠单抗治疗，184例患者接受抗TNF-α单抗治疗，并有183例患者未接受免疫抑制剂治疗（对照组）。中位随访6.2年后，维得利珠单抗组有18名患者肿瘤复发（$n=11$）或肿瘤新发（$n=7$）；多变量Cox模型去除混杂因素后，与未接受免疫抑制剂治疗的患者相比，维得利珠单抗（HR 1.38；95%CI：0.38～1.36）或抗

TNF-α 单抗治疗(HR 1.03;95％CI:0.65～1.64)与既往有恶性肿瘤病史患者的肿瘤复发或新发的风险增加无关[36]。目前,缺乏关于乌司奴单抗在炎症性肠病患者治疗中肿瘤发生的大型研究,但来自乌司奴单抗治疗银屑病的登记数据库(PSOLAR)分析结果显示,乌司奴单抗没有增加除非黑色素皮肤癌之外的恶性肿瘤发生率[37]。

对于既往有恶性肿瘤病史的患者,炎症性肠病的治疗首先应评估癌症复发的风险,包括肿瘤的临床分期、组织和病理学特征、治疗方法、肿瘤科医生的意见以及炎症性肠病的活动程度,在此基础上选择最佳的炎症性肠病治疗方案。ECCO 指南建议至少在肿瘤治疗 2 年内应该限制使用免疫抑制类药物(包括抗 TNF-α 单抗);对于有中-高复发风险的肿瘤(包括泌尿道肿瘤、消化道肿瘤、白血病和多发性骨髓瘤等),则这个时间应延长至 5 年[38]。如果既往患有 EBV 相关淋巴瘤、HPV 相关癌和泌尿道癌,则应避免使用硫唑嘌呤,而有黑色素瘤病史患者应尽量避免使用英夫利昔单抗。对于有再激活风险的肠外肿瘤,可以考虑使用维得利珠单抗;但在消化道肿瘤患者应避免使用维得利珠单抗。2020 年,Beaugerie 等[39]推荐患有肿瘤的炎症性肠病患者的炎症性肠病药物管理见图 6.1。

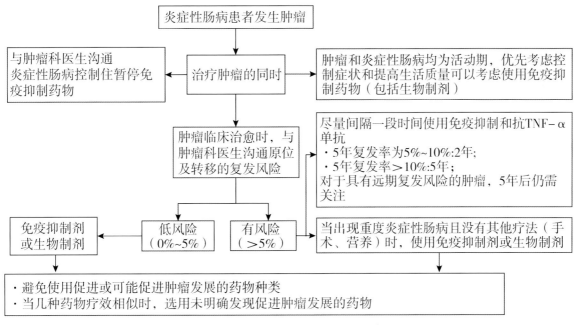

图 6.1　肿瘤患者的炎症性肠病管理

总而言之,症状性的肛周克罗恩病患者需要药物和手术治疗相结合。其中,药物治疗包括抗生素、生物制剂、免疫抑制剂等。抗生素可作为缓解症状的药物,生物制剂是诱导缓解和维持治疗的重要药物,联合用药在维持生物制剂高浓度对肛周克罗恩病的治疗有积极意义。同时,肛周克罗恩病患者需要个体化治疗,而要做好真正的个体化治疗需要内外科医生共同积极参与。

参 考 文 献

［1］Vermeire S，Van Assche G，Rutgeerts P. Perianal Crohn's disease：classification and clinical evaluation. Dig Liver Dis，2007，39(10)：959－962.

［2］de Zoeten EF，Pasternak BA，Mattei P，et al. Diagnosis and treatment of perianal Crohn disease：NASPGHAN clinical report and consensus statement. J Pediatr Gastroenterol Nutr，2013，57(3)：401－412.

［3］Rutgeerts P. Review article：treatment of perianal fistulizing Crohn's disease. Aliment Pharmacol Ther，2004，20(Suppl 4)：106－110.

［4］Basu A，Wexner SD. Perianal Crohn's Disease. Curr Treat Options Gastroenterol，2002，5(3)：197－206.

［5］Maeda Y，Ng SC，Durdey P，et al. Randomized clinical trial of metronidazole ointment versus placebo in perianal Crohn's disease. Br J Surg，2010，97(9)：1340－1347.

［6］Khan KJ，Ullman TA，Ford AC，et al. Antibiotic therapy in inflammatory bowel disease：a systematic review and meta-analysis. Am J Gastroenterol，2011，106(4)：661－673.

［7］Su JW，Ma JJ，Zhang HJ. Use of antibiotics in patients with Crohn's disease：a systematic review and meta-analysis. J Dig Dis，2015，16(2)：58－66.

［8］Dewint P，Hansen BE，Verhey E，et al. Adalimumab combined with ciprofloxacin is superior to adalimumab monotherapy in perianal fistula closure in Crohn's disease：a randomised，double-blind，placebo controlled trial (ADAFI). Gut，2014，63(2)：292－299.

［9］Steinhart AH，Panaccione R，Targownik L，et al. Clinical practice guideline for the medical management of perianal fistulizing Crohn's disease：the Toronto consensus. Inflamm Bowel Dis，2019，25(1)：1－13.

［10］Pearson DC，May GR，Fick GH，et al. Azathioprine and 6-mercaptopurine in Crohn disease. A meta-analysis. Ann Intern Med，1995，123(2)：132－142.

［11］Korelitz BI，Adler DJ，Mendelsohn RA，et al. Long-term experience with 6-mercaptopurine in the treatment of Crohn's disease. Am J Gastroenterol，1993，88(8)：1198－1205.

［12］Schröder O，Blumenstein I，Schulte-Bockholt A，et al. Combining infliximab and methotrexate in fistulizing Crohn's disease resistant or intolerant to azathioprine. Aliment Pharmacol Ther，2004，19(3)：295－301.

［13］Roumeguère P，Bouchard D，Pigot F，et al. Combined approach with infliximab，surgery，and methotrexate in severe fistulizing anoperineal Crohn's disease：results from a prospective study. Inflamm Bowel Dis，2011，17(1)：69－76.

［14］中华医学会消化病学分会炎症性肠病学组.炎症性肠病诊断与治疗的共识意见.中

华炎性肠病杂志，2018(3)：18.

[15] Chao K，Wang X，Cao Q，et al. Combined detection of NUDT15 variants could highly predict thiopurine-induced leukopenia in Chinese patients with inflammatory bowel disease：a multicenter analysis. Inflamm Bowel Dis，2017，23(9)：1592－1599.

[16] Sandborn WJ，Rutgeerts P，Enns R，et al. Adalimumab induction therapy for Crohn disease previously treated with infliximab：a randomized trial. Ann Intern Med，2007，146(12)：829－838.

[17] Present DH，Rutgeerts P，Targan S，et al. Infliximab for the treatment of fistulas in patients with Crohn's disease. N Engl J Med，1999，340(18)：1398－1405.

[18] Mitrev N，Vande Casteele N，Seow CH，et al. Review article：consensus statements on therapeutic drug monitoring of anti-tumour necrosis factor therapy in inflammatory bowel diseases. Aliment Pharmacol Ther，2017，46(11－12)：1037－1053.

[19] Sands BE，Anderson FH，Bernstein CN，et al. Infliximab maintenance therapy for fistulizing Crohn's disease. N Engl J Med，2004，350(9)：876－885.

[20] Yarur AJ，Kanagala V，Stein DJ，et al. Higher infliximab trough levels are associated with perianal fistula healing in patients with Crohn's disease. Aliment Pharmacol Ther，2017，45(7)：933－940.

[21] Mitrev N，Kariyawasam V，Leong RW. Infliximab trough cut-off for perianal Crohn's disease-another piece of the therapeutic drug monitoring-guided infliximab dosing puzzle. Aliment Pharmacol Ther，2017，45(9)：1279－1280.

[22] Colombel JF，Schwartz DA，Sandborn WJ，et al. Adalimumab for the treatment of fistulas in patients with Crohn's disease. Gut，2009，58(7)：940－948.

[23] de Groof EJ，Sahami S，Lucas C，et al. Treatment of perianal fistula in Crohn's disease：a systematic review and meta-analysis comparing seton drainage and anti-tumour necrosis factor treatment. Colorectal Dis，2016，18(7)：667－675.

[24] Colombel JF，Sandborn WJ，Reinisch W，et al. Infliximab，azathioprine，or combination therapy for Crohn's disease. N Engl J Med，2010，362(15)：1383－1395.

[25] Feagan BG，Schwartz D，Danese S，et al. Efficacy of vedolizumab in fistulising Crohn's disease：exploratory analyses of data from GEMINI 2. J Crohns Colitis，2018，12(5)：621－626.

[26] Schwartz DA，Peyrin-Biroulet L，Lasch K，et al. Efficacy and safety of 2 vedolizumab intravenous regimens for perianal fistulizing Crohn's disease：ENTERPRISE study. Clin Gastroenterol Hepatol，2021，S1542－3565(21)01042－9.

[27] Chapuis-Biron C，Bourrier A，Nachury M，et al. Vedolizumab for perianal Crohn's disease：a multicentre cohort study in 151 patients. Aliment Pharmacol Ther，2020，51(7)：719－727.

[28] Lopez N，Ramamoorthy S，Sandborn WJ. Recent advances in the management of

perianal fistulizing Crohn's disease:lessons for the clinic. Expert Rev Gastroenterol Hepatol,
2019,13(6):563－577.

[29] Sands BE. Fistula healing in pivotal studies of ustekinumab in Crohn's disease.
Gastroenterology,2017,152(5):S185.39.

[30] Biemans VBC,van der Meulen-de Jong AE,van der Woude CJ,et al. Ustekinumab
for Crohn's disease:results of the ICC registry,a nationwide prospective observational cohort
study. J Crohns Colitis,2020,14(1):33－45.

[31] 中华医学会消化病学分会炎症性肠病学组. 炎症性肠病合并机会性感染专家共识
意见. 中国实用内科杂志,2017,37(4):303－316.

[32] 李玥,钱家鸣. 抗肿瘤坏死因子 α 单克隆抗体治疗炎症性肠病专家共识(2017). 协
和医学杂志,2017,8(Z2):239－243.

[33] Cosnes J. What should be done in inflammatory bowel disease patients with prior
malignancy? Dig Dis,2017,35(1－2):50－55.

[34] Poullenot F,Seksik P,Beaugerie L,et al. Risk of incident cancer in inflammatory
bowel disease patients starting anti-TNF therapy while having recent malignancy. Inflamm
Bowel Dis,2016,22:1362－1369.

[35] Luthra P,Peyrin-Biroulet L,Ford AC. Systematic review and meta-analysis:
opportunistic infections and malignancies during treatment with anti-integrin antibodies in
inflammatory bowel disease. Aliment Pharmacol Ther,2015,41(12):1227－1236.

[36] Vedamurthy A,Gangasani N,Ananthakrishnan AN. Vedolizumab or tumor
necrosis factor antagonist use and risk of new or recurrent cancer in patients with
inflammatory bowel disease with prior malignancy:a retrospective cohort study. Clin
Gastroenterol Hepatol,2022,20(1):88－95.

[37] Papp K,Gottlieb AB,Naldi L,et al. Safety surveillance for ustekinumab and other
psoriasis treatments from the psoriasis longitudinal assessment and registry (PSOLAR). J
Drugs Dermatol,2015,14(7):706－714.

[38] Annese V,Beaugerie L,Egan L, et al. European evidence-based consensus:
inflammatory bowel disease and malignancies. J Crohns Colitis,2015,9(11):945－965.

[39] Beaugerie L,Rahier JF,Kirchgesner J. Predicting,preventing,and managing
treatment-related complications in patients with inflammatory bowel diseases. Clin
Gastroenterol Hepatol,2020,18(6):1324－1335. e2.

第7章　肛周克罗恩病临床护理

李英

　　肛周克罗恩病是克罗恩病伴有肛周病变的统称,文献报道约 25%～80% 的成人克罗恩病患者合并肛周病变[1]。肛周克罗恩病患者局部表现有三种典型特征:①组织破坏(皮赘、溃疡、肛裂);②肛管直肠狭窄;③瘘管与脓肿(肛瘘、直肠阴道瘘、肛周脓肿)。其中,瘘管型肛周病变的发病率最高,达 17%～43%[2,3]。肛周克罗恩病兼具肛周病变和(或)肠道病变,是克罗恩病最具代表性的侵袭性病变之一,常表现为疾病进程更为激进和预后更差[4]。

　　肛周克罗恩病病程长,迁延不愈,治疗棘手且易复发,需要终生药物维持,治疗花费大,给患者造成痛苦和心理压力,严重影响患者的生活质量。在疾病的不同阶段,均应重视护理干预,这对提高疾病的治疗效果具有积极意义[5,6]。

7.1　住院期间一般护理

　　保持病室空气清新,环境舒适安静,定时通风换气,减少人员探视。急性期及重症患者需卧床休息;缓解期患者应注意劳逸结合,保证充足睡眠以减少机体能量消耗,避免过度劳累。吸烟患者应戒烟,同时避免被动吸烟,疾病活动期应尽量避免或限制饮酒[7-10]。

7.2　饮食护理

　　营养不良是克罗恩病患者的常见症状,饮食护理尤为重要,良好的饮食习惯有助于病情恢复。饮食护理的主要原则是指导患者进食质软易消化、高蛋白、高热量、高维生素、少纤维又富有营养的食物;并且忌食生冷、油腻、辛辣食物,少食动物脂肪、加工食品、碳酸饮料、咖啡、浓茶、巧克力、油炸食品等,慎用牛奶乳制品[7,8,11,12];多食蔬菜水果可能有利于减轻疾病症状,同时还应补充叶酸等微量元素。对疾病不同时期患者的饮食建议如下。

7.2.1 疾病活动期

对于疾病处于急性活动期或肠道存在狭窄的患者,饮食应循序渐进,少食多餐,进食易消化的低脂(每日40g以下)、少渣饮食(流质或半流质),减少膳食纤维(特别是不可溶膳食纤维)的摄入。同时应注意补充无机盐,以纠正腹泻引起的电解质紊乱。若口服不能满足机体营养需求,为防止肠道病变进展加重,应考虑使用全肠内营养或静脉补充营养。肠内营养以要素饮食为主,其中又以肠内营养粉为主。关注患者的进食情况,定期测量体重,了解营养状况[5,11,12]。待病情缓解后可逐渐增加餐量,直至完全恢复正常饮食。

7.2.2 疾病缓解期

在饮食总原则的基础上,建立饮食日志,根据不耐受食物采取有针对性的饮食"轮替""禁忌"等调整计划,形成个体化的饮食方案。饮食调养应贯穿于疾病的整个治疗过程,将药食同源融合于疾病的辨证分型,给予辨证施膳,如:湿热型,可食山药、冬瓜等清热利湿之品;气滞血瘀型,可食山楂、藕等活血化瘀之品;肝肾不足型,可食鸽子蛋、板栗、枸杞等强肝补肾之品[8,11]。

7.3 鼻饲管护理

对于经口不耐受或无法遵从进食要求的患者,通常采用放置鼻胃管的方式输注肠内营养,以确保达到预期的营养目标,有效改善患者的营养状态[11]。

营养液用专用输液泵匀速输注,遵循"浓度由低到高,容量由少到多,速度由慢到快"的原则,温度控制在37℃左右。输注过程中观察有无回输导管堵塞、腹胀、腹泻等不良反应。营养液输注管每24小时更换1次,每次输注前后用温生理盐水冲管,输注期间每4小时冲管1次[13]。妥善固定鼻饲管,保持管道通畅,每班观察管道有无脱出、固定胶布有无松动。

7.4 用药护理

肛周克罗恩病病情容易反复,正确、规律的用药是症状缓解的前提。

7.4.1　生物制剂输注护理

1. 英夫利昔单抗

英夫利昔单抗(infliximab,IFX)是一种人/鼠嵌合型单克隆抗体,是第一个经临床随机对照试验研究证实对克罗恩病肛瘘(perianal fistula of Crohn's disease,PFCD)有效的生物制剂,能有效地诱导和维持瘘管闭合,目前推荐作为克罗恩病肛瘘的一线治疗药物[14,15]。但其鼠源性对人而言是一种抗原,反复使用可引起变态反应,因此在护理上尤应重视其使用安全性[16]。

英夫利昔单抗未使用的药物需在 2~8℃冷藏避光干燥保存,药液一旦溶解和配制须在 3 小时内使用。为保证用药安全,药物需在严格无菌操作下按说明书现配现用。输注时需严格控制输注速度,以 10mL/h 初始输注,之后每隔 15 分钟调速至 20mL/h、40mL/h、80mL/h、150mL/h,最后隔 30 分钟调至 250mL/h 至输液完毕。整个输液时间不得少于 2 小时。严密观察患者有无药物过敏反应,尤其在输液过程中或输液结束后 2 小时内,包括发热、寒战、瘙痒、荨麻疹、胸痛、低血压、高血压或呼吸困难和喉头水肿等[16]。

2. 阿达木单抗

阿达木单抗(adalimumab,ADA)是一种全人源性肿瘤坏死因子特异性重组 IgG_1 单克隆抗体,作用于炎症细胞,加快炎症细胞凋亡,能有效诱导和维持克罗恩病患者活动性炎症的临床反应或提高缓解率[17],同时亦可有效地促进瘘管闭合[18],且患者的耐受性良好。美国胃肠病学会(AGA)、欧洲克罗恩病和结肠炎组织(ECCO)及中国炎症性肠病专家共识均推荐将阿达木单抗作为传统治疗控制不佳的克罗恩病的一线治疗药物之一,对于有多个高危因素的克罗恩病患者可考虑将其用于初始治疗[19-21]。

阿达木单抗未使用的药物通常冷藏(2~8℃)避光保存。如有特殊需要,在常温(≤25℃)条件下储存 14 天,须避光保存,且不可再返回冷藏(2~8℃)储存;如果在 14 天内没有使用或储存温度超过 25℃,应丢弃。阿达木单抗诱导剂量:初始剂量,160mg,皮下注射;第 2 周,80mg,皮下注射。阿达木单抗维持剂量:40mg,每隔 1 周皮下注射。对于到 12 周时仍无疗效的患者,应慎重考虑是否继续治疗。皮下注射前 15~30 分钟从冰箱取出,选择合适的注射部位(大腿上部或腹部),2 次注射部位间隔距离>3cm,避开发红、淤青或发硬的皮肤区域,酒精消毒,捏取皮肤,45°进针。其不良反应与英夫利昔单抗相似。

3. 维得利珠单抗

维得利珠单抗(vadolizumab,VDZ)是一种人源化单克隆抗体,通过靶向作用于只存在于肠道 T 细胞表面的 α4β7 整合素,选择性抑制淋巴细胞浸润肠黏膜,减轻肠道炎症反应[22]。维得利珠单抗被证明在诱导和维持炎症性肠病缓解方面有效,具有良好的安全性[23],适合作为传统治疗或抗 TNF-α 单抗治疗效果不佳或不耐受患者的生物制剂选择[22]。

维得利珠单抗未使用的药物通常冷藏(2~8℃)避光保存。其用法为静脉输注,分别于第 0、2、6 周及以后每 8 周静脉输注 300mg。为保证用药安全,药物需在严格无菌操作下按说明书现配现用，禁止振摇。药液一旦溶解和配制，须在 4 小时内使用。输液时间持续在 30 分钟以上。

4. 乌司奴单抗

乌司奴单抗（ustekinumab，UST）是全球首个全人源"双靶向"IL-12 和 IL-23 抑制剂，抑制炎症反应，调节肠道固有平衡，改善炎症性肠病患者肠道慢性炎症，从而维持长期缓解[24]，患者耐受良好。2019 年 ECCO 指南推荐将其作为传统治疗或抗 TNF-α 单抗治疗效果不佳或不耐受患者的生物制剂选择[25]。

乌司奴单抗未使用的药物通常冷藏（2～8℃）避光保存。其用法：首次为静脉输注，用药剂量根据体重分层，第 8 周及此后每 12 周皮下注射 90mg。静脉输液时为保证用药安全，药物需在严格无菌操作下按说明书现配现用，禁止振摇。药液一旦溶解和配制，须在 8 小时内完成输液。输液需装有管线内置式、无菌、无热源、低蛋白结合性过滤器（孔径 0.2μm）的输液器，输液时间至少 1 小时。皮下注射时须提前 30 分钟从冰箱中取出，选择合适的注射部位（大腿上部或距离肚脐至少 5cm 的腹部），酒精消毒，捏取皮肤进针，拔针后持续按压 10 秒。

7.4.2 口服用药护理

肛周克罗恩病患者口服治疗用药包括激素类、免疫抑制剂类、氨基水杨酸类等，因此非常有必要让患者熟知药物作用与副作用，知晓药物治疗的重要性。中药汤剂应根据患者的辨证分型，急性期重在治标祛邪，以化湿解毒为主，兼以健脾温肾；缓解期重在治本，以健脾温肾、改善全身状况为主，辅以清热利湿[26]。护理上应督促按时服药，指导合理用药，服药期间定期复查血常规、肝肾功能。密切观察用药反应，发生严重不良反应的应及时报告医生，对症处理。

7.5 肛周皮肤护理

指导患者平时衣着尽量选用棉质、宽松舒适的衣裤，勤更换、勤清洗。对于急性期肛周渗液较多者，建议使用一次性棉质内裤[7]。对腹泻患者，选用无刺激性的湿巾轻拭肛周，以免损伤皮肤。便后及时用温水清洗，配合中药熏洗，以消炎杀菌、祛风止痒、收敛止痛，女性患者月经期间禁止坐浴，防止逆行感染。注意保持肛周皮肤清洁干燥，若肛周湿疹，可涂擦黄芩油膏或咪唑类抗真菌药。肛周糜烂可以用三明治法予以皮肤保护粉＋伤口保护膜外用，局部有感染症状时可予以银离子敷料抗炎收敛。对于肛周脓肿累及臀部皮肤组织的患者，建议使用符合其臀部大小的 U 形沙枕，可避免患者长期侧卧或俯卧带来的不适。当直肠肛门瘘或直肠会阴瘘渗液较多时，可用人工肛袋接瘘口，收集分泌物，减少对皮肤的刺激[27]。

7.6　术后护理

7.6.1　创面观察

术后应密切观察敷料有无渗血、渗液。若局部有少量渗血,创面稍加压迫即可;若出血较多,要及时报告医生,配合止血处理。护士需加强巡视,密切观察患者神志、面色、血压、脉搏及呼吸情况,同时询问患者有无腹痛、腹胀及肛门坠胀,警惕大出血的风险。

7.6.2　创面换药

对于肛周克罗恩病术后患者,创面换药非常重要,换药时需要仔细观察肉芽生长情况,分泌物的色、质、量及有无异味,彻底清洁创面及每个管腔后予以黄芩油纱条贴敷创面。肛瘘挂线者引流处换药时适当牵拉丝线或皮筋尾端,以保持引流通畅。当肉芽超出创面影响上皮生长时,应及时用刮匙去除或组织剪剪除,应将油纱条填塞至创面底部,防止形成空腔或假性愈合[1,28]。同时,换药后可配合微波照射创面处 15～20 分钟,以促进创面愈合。平素嘱患者适当下床走动,以助局部引流。

7.6.3　疼痛护理

肛周克罗恩病患者常合并腹痛,加之术后创面较大,肛周神经丰富,患者自感疼痛明显,故在采取护理干预之前需询问患者疼痛的部位、性质、持续时间以及伴随症状,查找疼痛的原因。

对于术后伤口疼痛,术前应培养患者良好的排便习惯,安慰其克服术后排便恐惧,必要时使用缓泻剂,便后及时用中药熏洗以减轻排便疼痛。换药时,动作尽量轻柔,同时配合音乐疗法,分散注意力,以减轻疼痛。亦可使用中医传统技术,如穴位贴敷、艾灸(取穴:长强、八髎穴等),以缓解疼痛[8]。若疼痛不能减轻,遵医嘱予以镇痛药物治疗。

若有腹痛,则可在排除肠梗阻、穿孔或腹腔脓肿及其他外科疾病的情况下,予以隔姜灸(取穴神阙、天枢、上巨虚、双足三里等),以温中健脾、温通经络而缓解疼痛[5]。

7.6.4　心理护理

中医认为,喜、怒、忧、思、悲、恐、惊七情可导致疾病发生和加重。文献显示,肛周克罗恩病患者负性情绪较高,影响疾病的康复[8]。因此,心理护理需贯穿整个围手术期护理过程。

入院时,与患者建立良好的护患关系,消除其负性情绪。通过面对面沟通、发放宣教手册、宣传栏宣传等多种方式,讲解疾病相关知识。术前重点做好患者的手术宣教,通过同伴教育的方式增强患者战胜疾病的信心,同时应严密观察患者的情绪变化,沟通疏导。术后整体评估患者存在的心理问题,耐心倾听,及时给予安慰,使患者摆脱不良情绪,配合治疗,以促进疾病的恢复。出院时,鼓励家属给予患者更多家庭支持,以提升患者自我价值感。

7.7 康复指导

鼓励患者保持乐观情绪,建立良好的生活规律,培养业余爱好,动静结合,缓解期适当休息及锻炼,提高抗病能力;急性期初愈者,在体力恢复后循序渐进地适当活动[8]。加强营养,避免肠道感染及腹部受凉而诱发或加重腹泻。遵医嘱服药,有疑问及时与医护沟通,不可自行减量及停药。保持肛周清洁干燥,穿着棉质透气衣裤,嘱患者出院后门诊按时换药,定期复查,如有异常应及时就诊。同时鼓励其参与社会实践,提高社会适应能力和生活质量。

7.8 造口护理

7.8.1 造口类型

部分肛周病变患者因病情需要接受肠造口术。造口类型按时间可分为临时性造口、永久性造口;按部位可分为回肠造口、结肠造口;按方式可分为单腔造口、双腔造口和袢式造口。

7.8.2 造口一般护理

1.饮食及饮水:减少粗纤维食物摄入,如蘑菇、韭菜等;避免或少食易产气食物、易产生异味的食物及易引起便秘或腹泻的食物,如豆类、乳制品、碳酸类饮料、洋葱、蒜、干果、油炸食物、口香糖等。回肠造口患者每天至少饮水2000mL,避免因体液流失过多造成脱水。

2.沐浴:伤口完全愈合后便可沐浴,宜采用淋浴。可依个人爱好带着袋子或除去袋子淋浴。

3.着装:选择舒适的衣物,不压迫造口即可。

4.工作:患者体力恢复即可恢复正常工作,避免提重物,以免引起造口旁疝。

5.运动:鼓励患者运动;避免剧烈运动,如拳击、仰卧起坐等压迫造口的运动。

6.复诊:遵医嘱复查,若出现异常及时就诊。

7.8.3　造口袋的选择

1.回肠造口:粘贴性能强、无碳片的一件式或两件式开口袋。因回肠造口排泄物为稀便和糊状便,水分多,故用开口袋有助于及时排出排泄物。

2.升结肠造口、横结肠造口:一件式、二件式开口袋,尤其横结肠造口宜选用底盘大的造口袋。

3.降结肠造口、乙状结肠造口:一件式、二件式开口袋,或闭口袋均可;排气良好的患者可使用含碳片造口袋。

4.患者外出或旅游时可选用小巧的、隐蔽性能强的闭口袋。

7.8.4　造口袋的更换

1.更换时机:患者应选择排泄物较少的时间段更换造口袋,如饭前或饭后 2～4 小时。回肠造口更换时间相对结肠造口要缩短。

2.去除造口袋:一手按压皮肤,另一手轻揭造口底盘,自上而下慢慢去除造口袋。如去除困难,可用热毛巾湿敷将底板浸透,避免用力去除造口底盘而造成皮肤损伤。

3.清洁造口及周围皮肤:可用纱布或软毛巾浸湿后由外向内轻轻擦洗造口,避免用力过大而损伤造口黏膜。同法由外向内清洗造口周围皮肤,然后用干纱布或纸巾吸干皮肤上的水分。勿使用含乙醇成分或碘酒等消毒水清洁造口及周围皮肤。

4.检查造口底盘、造口黏膜及周围皮肤:检查造口周围皮肤是否有红疹、皮损、溃烂、过敏等。同时观察造口黏膜并测量造口大小,根据造口周围皮肤是否平坦,判断造口底板容易渗漏的部位与方向。

5.处理皮肤及造口黏膜的异常情况:如发现造口黏膜局部有出血或者皮肤上有破溃、脱皮、过敏等现象,应及时对症处理;若不会处理,请及时寻求专业人员帮助。皮肤有凹陷或皱褶,可用防漏膏或垫片将凹陷处垫平后再粘贴造口底板。

6.粘贴造口袋:造口底板剪裁的大小比造口大 1～2mm。剪裁合适后,可用手指将底板的造口圈磨光,以免剪裁不齐的边缘损伤造口黏膜。揭去贴在底板上的保护纸,自下而上粘贴。如为两件式造口产品,应将开口端闭合后再与底板扣合,并仔细检查扣合是否紧密。

7.及时排空造口袋:尤其是回肠造口,因其排泄物稀薄、量多,术后初期可高达 2000mL,当排泄物达造口袋容量的 1/3 时应及时排放,以免渗漏。

参 考 文 献

［1］Vermeire S，Van Assche G，Rutgeerts P. Perianal Crohn's disease：classification and clinical evaluation. Dig Liver Dis，2007，39(10)：959－962.

［2］de Zoeten EF，Pasternak BA，Mattei P，et al. Diagnosis and treatment of perianal Crohn disease：NASPGHAN clinical report and consensus statement. J Pediatr Gastroenterol Nutr，2013，57(3)：401－412.

［3］谷云飞，杨柏霖，李悠然.肛周克罗恩病的诊断及治疗.中华炎性肠病杂志，2017，1(2)：126－128.

［4］竺平，陈玉根，谷云飞，等.合并直肠炎与未合并直肠炎肛周克罗恩病的临床特征及疗效分析.中华消化外科杂志，2016，15(12)：1170－1174.

［5］高慧.克罗恩病的护理体会.护士进修杂志，2009，24(23)：2166－2168.

［6］凡莉，黄骞，黄迎春，等.炎症性肠病护理研究结果的可视化分析.护理管理杂志，2018，8(8)：533－537.

［7］王秀英，黄榕，徐丽，等.克罗恩病合并肛瘘患者的个体化护理措施.现代消化及介入诊疗，2016，3(21)：486－487.

［8］徐翎翎，张苏闽，洪艳燕，等.中西医结合护理干预40例克罗恩病肛瘘术后的体会.内蒙古中医药，2016，7：159－160.

［9］陈婷婷，周云仙.克罗恩患者吸烟饮酒现状的调查与分析.护士进修杂志，2017，13(32)：1193－1197.

［10］Crohn's and Colitis Foundation of America. Managing Inflammatory Bowel Diseases as a Young Adult.［2016－07－01］. http：//www. ccfa. org.

［11］李冠炜，任建安，黎介寿.饮食与克罗恩病.中华胃肠外科杂志，2015，12(18)：1288－1292.

［12］黄榕，丁红，彭阳，等.80例克罗恩病患者的护理.现代临床护理，2014，13(2)：37－39.

［13］符浪，张雪琴.克罗恩病患者肠内营养治疗的护理.医学信息，2015，28(50)：119－120.

［14］竺平，杨柏霖，孙金芳.肛周瘘管性克罗恩病应用手术联合英夫利昔单抗治疗后再次手术的风险因素研究.结直肠肛门外科，2019，25(1)：24－28.

［15］Gecse KB，Bemelman W，Kamm MA，et al. A global consensus on the classification，diagnosis and multidisciplinary treatment of perianal fistulising Crohn's disease. Gut，2014，63(9)：1381－1392.

［16］秦琴.优化类克输注流程提高患者用药安全.实用临床护理学杂志，2016，1(7)：186.

［17］Scheinfeld N. Adalimumab（HUMIRA）：a review. J Drugs Dermatol，2003，2（4）：375－377.

［18］Lichtiger S，Binion DG，Wolf DC，et al. The CHOICE trial：adalimumab demonstrates safety，fistula healing，improved quality of life and increased work productivity in patients with Crohn's disease who failed prior infliximab therapy. Aliment Pharmacol Ther，2010，32（10）：1228－1239.

［19］Gomollón F，Dignass A，Annese V，et al. 3rd European evidence-based consensus on the diagnosis and management of Crohn's disease 2016：part 1：diagnosis and medical management. J Crohns Colitis，2017，11（1）：3－25.

［20］Terdiman JP，Gruss CB，Heidelbaugh JJ，et al. AGA Institute Clinical Practice and Quality Management Committee. American Gastroenterological Association Institute guideline on the use of thiopurines，methotrexate，and anti-TNF-α biologic drugs for the induction and maintenance of remission in inflammatory Crohn's disease. Gastroenterology，2013，145（6）：1459－1463.

［21］中华医学会消化病学分会炎症性肠病学组.抗肿瘤坏死因子 α 单克隆抗体治疗炎症性肠病专家共识.协和医学杂志，2017，8（4－5）：239－243.

［22］Cesarini M，Fiorino G. Leukocyte traffic control：a novel therapeutic strategy for inflammatory bowel disease—an update. Expert Rev Clin Immunol，2013，9（4）：301－306.

［23］郑雅丹，李岭，庞智.炎症性肠病生物治疗的最新研究进展.胃肠病学和肝病学杂志，2020，2（29）：212－217.

［24］陈旻湖.抗白介素-12/23 单克隆抗体治疗炎症性肠病：从基础到临床.中华炎性肠病杂志，2020，4（1）：16－19.

［25］Torres J，Bonovas S，Doherty G，et al. ECCO guidelines on therapeutics in Crohn's disease：medical treatment. J Crohns Colitis，2020，14（1）：4－22.

［26］肖秋平，耿学斯.中西医结合治疗肛周克罗恩病 17 例.中国中西医结合外科杂志，2015，1（21）：57－58.

［27］乔燕.克罗恩病患者腹泻合并肛周皮肤感染的护理.当代护士，2015，7：22－23.

［28］谷云飞.肛周克罗恩病外科处理.中国实用外科杂志，2013，7（33）：560－563.

第8章 肛周皮赘

陈红锦 杨柏霖

克罗恩病患者肠道病变与肠外表现大多是同时出现的。然而，研究显示皮肤表现可能先于肠道疾病数月甚至数年，充分突出了其在克罗恩病诊断中的重要性。肛周皮赘（anal skin tags，AST）被认为是克罗恩病最常见的皮肤表现，但很少像克罗恩病相关的其他肛周病变（如肛瘘、肛门狭窄等）那样被临床医生所重视。肠道病变与肛周特征性皮赘之间的关联已经在临床得到证实，肛周皮赘在肠道病变活动期肿大是克罗恩病的特征性皮肤表现。

8.1 流行病学

1986 年，Keighley 和 Allan[1]回顾性分析 202 例克罗恩病患者，肛周皮赘的发生率为 37%（75/202），占肛周病变的 68%。Bonheur 等[2]分析了美国 Lenox Hill 医院连续 169 例炎症性肠病患者（克罗恩病 105 例，溃疡性结肠炎 64 例），结果显示 38.5%（65/169）患者伴有典型肛周皮赘（象耳状皮赘），其中克罗恩病患者中伴有典型肛周皮赘的占 46.7%（49/105），溃疡性结肠炎患者中伴有典型肛周皮赘的占 24.6%（16/64），在克罗恩病患者中的发生率明显高于溃疡性结肠炎患者（46.7% vs. 24.6%）；克罗恩病肛周皮赘发生与肠道病变位置有明显的关联（其中，结肠占 46.9%，回肠占 36.7%，回结肠占 16.3%）。然而，新西兰一项基于人群的临床研究显示，克罗恩病肛周皮赘的发生率仅为 2.9%（21/715）[3]。Peyrin-Biroulet 等[4]研究发现，美国明尼苏达州 Olmsted 县 1970—2004 年 310 例克罗恩病患者中共有 63 例存在肛周皮赘，其中 50.8%（32/63）是症状性皮赘；确诊后 5 年、10 年和 30 年的累积发病率分别为 14.7%、18.7% 和 32.2%；与肛周皮赘发生相关的基线因素是女性（HR 2.9）和其他肠外表现（HR 2.9）。相比较于溃疡性结肠炎患者，克罗恩病患者更多地需要皮赘切除。McKenna 等[5]报道在 97 例接受痔或肛周皮赘治疗的炎症性肠病患者（克罗恩病 49 例，溃疡性结肠炎 48 例）中，克罗恩病患者更多地需要皮赘切除（克罗恩病患者 vs. 溃疡性结肠炎患者＝22∶5），而溃疡性结肠炎患者更多地接受内痔处理（克罗恩病患者 vs. 溃疡性结肠炎患者＝23∶33）。

8.2　临床表现

2003 年，美国胃肠病学会（AGA）将克罗恩病伴发的肛周皮赘分为两种类型，即Ⅰ型皮赘和Ⅱ型皮赘[6]。Ⅰ型皮赘：继发于淋巴管阻塞而导致的淋巴水肿，通常伴发肛裂、肛管溃疡或痔，与肠道活动性炎症一致（见图 8.1）；Ⅱ型皮赘：象耳状（elephant ear）皮赘，是克罗恩病的特征性皮赘，主要由慢性淋巴水肿导致，患者除感觉难以清洁和外形难看外，通常没有症状（见图 8.2）。两种皮赘的临床特征见表 8-1。在肠道炎症活动时，肛周皮赘会增大或水肿肥厚更为明显。皮赘通常是无痛的，当临床出现明显疼痛症状时，需要考虑是否伴发其他肛周病变，如溃疡、肛周脓肿等。肛周皮赘可长期存在，但一般不会恶变。迄今为止，仅有个案报道了肛周皮赘的恶变[7]。

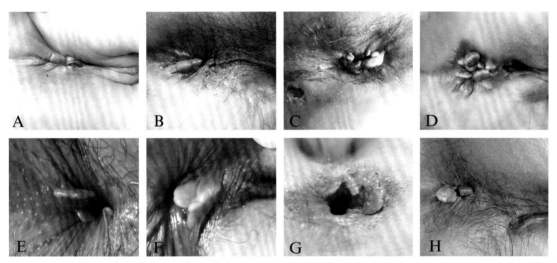

图 8.1　Ⅰ型皮赘（通常伴有活动性肠道炎症）。图 A～D：单纯水肿皮赘。图 E～H：肛裂或肛管溃疡导致的皮赘（图片由南京中医药大学附属医院提供）

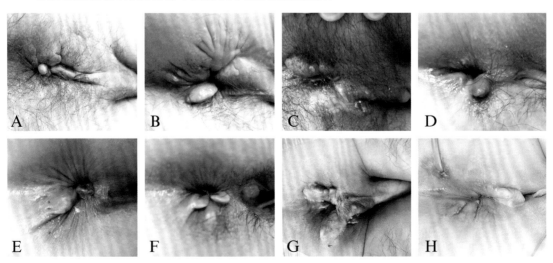

图 8.2　Ⅱ型皮赘（象耳状皮赘）。（图片由南京中医药大学附属医院提供）

表 8-1　两种类型克罗恩病皮赘的临床特征

Ⅰ型皮赘	Ⅱ型皮赘
质地较硬	质地柔软或韧
红色或青紫	皮肤肉色或蜡色
单发或多发	单发或多发
较大	不同大小
触痛或轻微疼痛	无痛
表面形状不规则	扁平或圆形/表面光滑
多伴发肛裂或肛管溃疡	无明显肛裂或肛管溃疡

　　与肛瘘、肛管直肠狭窄和肛管溃疡等肛周病变相比，肛周皮赘的临床症状较少，并且多数不需要特定治疗。因此，肛周皮赘即使被视为克罗恩病最常见的肛周病变，临床医生一般也不太关注。Korelitz 等[8]针对 23 名无症状肛周皮赘的儿童克罗恩病患者追踪儿科医生的诊治习惯，结果显示除非存在肛门疼痛或直肠出血等肛周临床症状，否则多数儿科医生不会对出现腹痛或腹泻的儿童患者进行肛周皮赘的检查。作者认为，肛周皮赘常先于胃肠道炎症出现，应当引起临床医生的警惕，对有胃肠道症状的儿童进行无症状肛周皮赘的检查，可以帮助更早地诊断克罗恩病。另一方面，结直肠外科医生在进行肛门局部检查时，如果遇到典型、无痛的象耳状皮赘，应当警惕存在肠道疾病的可能，尤其对伴有腹泻、腹痛或发育迟缓的年轻患者，应该有意识督促患者进行胃肠道病变的进一步检查评估。

　　目前，克罗恩病患者典型肛周皮赘的组织学特点尚不明确。Taylor 等[9]对 26 例已经确诊克罗恩病患者切除的肛周皮赘进行病理检查，结果显示在 30% 患者的皮赘内发现典型的非干酪样上皮肉芽肿；与直肠活检组织相比，皮赘内肉芽肿形态更加典型和丰富，有利于辅助确诊克罗恩病。然而，临床并不推荐常规切除肛周皮赘进行组织学检查（尤其是无症状的患者），系统认识克罗恩病相关皮赘的临床形态学特征，有助于临床医生在体格检查时做出判断，提高克罗恩病的早期诊断率。

8.3　治　疗

　　克罗恩病相关的肛周皮赘通常不需要特别处理，一般不推荐手术治疗。Bonheur 等[2]报道的 170 例炎症性肠病相关的肛周皮赘中，86% 的患者无明显临床症状，40% 的患者症状自发性消失。在某些情况下，切除可能会引起伤口不愈合而导致严重的问题。2003 年，美国胃肠病学会（AGA）针对肛周克罗恩病的技术评论指出，由于手术伤口愈合的问题，对于大多数肛周皮赘，尤其Ⅰ型皮赘，结直肠外科医师应避免切除；对肛周卫生清洁困难的患者，在肠道炎症有效控制的前提下可以考虑切除Ⅱ型皮赘，一般没有创面难以愈合的顾虑[6]。对于诊断不明确或肠道治疗控制不佳的克罗恩病患者，肛周皮赘手术可能会导致创面愈合困难。受到早期临床研究结果的影响，由于担心手术创面难以愈合和可能出现肛门狭窄、肛门失禁等严重并发症，大多数结直肠外科医生尽量避免切除肛周皮赘。随着诱导和维持克罗恩病治疗更有效药物（如免疫抑制剂和生物制剂等）的临床应用，逐渐尝试对这些病变进行切除活检，以明确肛周皮赘的组织病理学特征，可以指导临床克罗恩病诊断，或者作为判断局部病灶与肠道治疗反应之间关系的辅助手段（见图 8.3）。

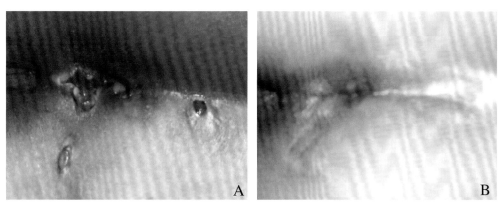

图 8.3　女性克罗恩病患者，28 岁。图 A：外痔切除＋复杂性肛瘘术后 5 个月。前侧外痔切除创面不愈合。图 B：确诊克罗恩病，英夫利昔单抗（IFX）联合肛瘘挂线治疗后，前侧不愈合创面在英夫利昔单抗诱导治疗结束时愈合（图片由南京中医药大学附属医院提供）

McKenna 等[5]报道 2000－2017 年 49 例接受痔和（或）皮赘切除手术的克罗恩病患者中，5 例患者最终接受直肠切除术。这 5 例患者全部经历了肛周皮赘的切除（平均切除 3 个皮赘），在皮赘切除期间有 4 例患者接受生物制剂或硫唑嘌呤治疗。值得重视的是，直肠切除并不继发于皮赘切除术后创面不愈合。该文献作者认为虽然肛周皮赘切除不是导致直肠切除的最终诱因，但无论是肛周皮赘较多，亦或是接受生物制剂和免疫抑制剂治疗，都预示疾病程度更为严重。

参 考 文 献

[1] Keighley MR，Allan RN. Current status and influence of operation on perianal Crohn's disease. Int J Colorectal Dis，1986，1：104－107.

[2] Bonheur JL，Braunstein J，Korelitz BI，et al. Anal skin tags in inflammatory bowel disease：new observations and a clinical review. Inflamm Bowel Dis，2008，14（9）：1236－1239.

[3] Eglinton TW，Barclay ML，Gearry RB，et al. The spectrum of perianal Crohn's disease in a population-based cohort. Dis Colon Rectum，2012，55（7）：773－777.

[4] Peyrin-Biroulet L，Loftus EV Jr，Tremaine WJ，et al. Perianal Crohn's disease findings other than fistulas in a population-based cohort. Inflamm Bowel Dis，2012，18（1）：43－48.

〔5〕McKenna NP,Lightner AL,Habermann EB,et al. Hemorrhoidectomy and excision of skin tags in IBD:harbinger of doom or simply a disease running its course?. Dis Colon Rectum,2019,62(12):1505－1511.

〔6〕Sandborn WJ，Fazio VW，Feagan BG，et al. American Gastroenterological Association Clinical Practice Committee. AGA technical review on perianal Crohn's disease. Gastroenterology,2003,125(5):1508－1530.

〔7〕Somerville KW,Langman MJ,Da Cruz DJ,et al. Malignant transformation of anal skin tags in Crohn's disease. Gut,1984,25:1124－1125.

〔8〕Korelitz BI,Partiula B,Teagle K,et al. Increasing Pediatricians' awareness of the association between anal skin tags and earlier diagnosis of Crohn's disease. Inflamm Intest Dis,2018,3(1):40－42.

〔9〕Taylor BA,Williams GT,Hughes LE,et al. The histology of anal skin tags in Crohn's disease:an aid to confirmation of the diagnosis. Int J Colorectal Dis,1989,4(3):197－199.

第9章 痔

陈红锦　鲁梦捷　杨柏霖

在正常人群中,痔是常见疾病。澳大利亚最近的一项流行病学调查显示40％的成年人患痔;乔鲁冀等研究显示中国沈阳地区成年人痔的发生率为23.1％;美国则每年有超过300万人在门诊接受痔治疗[1-3]。美国结肠和直肠外科医师学会(American Society of Colon and Rectal Surgeons,ASCRS)和中华医学会外科学会分会结直肠肛门外科学组制定的痔临床诊治指南中均明确指出,对于非炎症性肠病患者的痔,应该逐步采取饮食干预、药物治疗、套扎治疗和外科手术治疗的策略[4,5]。然而,目前有限的研究数据表明,炎症性肠病患者痔切除手术后发生严重并发症的风险显著高于非炎症性肠病患者,而其中克罗恩病患者痔术后并发症的发生率比溃疡性结肠炎患者高出近3倍(17.1％ vs.5.5％)[6]。关于炎症性肠病患者痔治疗仍然存在较多的不确定性和争议,这些指南也均没有涉及炎症性肠病患者痔的治疗。

9.1　流行病学

1975年,Thomson提出痔是"血管性衬垫"的概念,认为直肠末端的左侧、右前和右后三个部位存在肛管直肠的衬垫组织,衬垫组织的黏膜下层含有丰富的血管及平滑肌、胶原和弹性纤维组织,在排便过程中充血的衬垫可以暂时性下移保护肛管免受伤害,排便后恢复原位。如果粪便干硬、排便过度用力或排便次数增多,肛管固定及支持组织功能下降,衬垫组织不能恢复至正常生理位置,则导致脱垂和出血。在炎症性肠病患者中,痔相对少见,且很少出现症状。尽管缺乏确切的流行病学数据,但文献报道炎症性肠病患者痔发生率在3.3％～20.7％,显著低于正常成年人群。与普通人群(24％)相比,症状性痔在克罗恩病患者中并不常见,发生率约为7％[7]。新西兰一项基于人群的数据显示,肛瘘是肛周克罗恩病最常见的表型(50％),而痔仅占全部肛周病变的1.6％[8]。研究认为,克罗恩病患者痔症状可能独立于炎症相关的病理基础,主要是由慢性腹泻导致的[9,10]。痔并非克罗恩病患者的特异性临床表现,因此,Hughes进行克罗恩病肛周病变分类时并没有将痔纳入[11]。由于克罗恩病患者临床常伴发多种肛周病变,所以大多数研究更多地关注肛瘘、肛管直肠狭窄等致残性病变,而且克罗恩病肠道病变(尤其是伴有直肠炎症或肛管直肠溃疡时)有可能与痔存在共同的临床

133

症状，因而克罗恩病患者中痔的发生率可能被低估。另一方面，克罗恩病常伴发肛周皮赘，尽管这些皮赘类似于混合痔的外痔部分，但由于克罗恩病相关的肛周皮赘病理基础与肠道炎症一致，因此不能被误认为痔[12]。

9.2 临床症状和分期

9.2.1 临床症状

便血是痔患者就诊最常见的主诉，通常在排便过程中或便后出现，且常因排便过度努挣或腹泻而加重。出血可以表现为手纸染血、滴血或喷射状出血，出血严重时可以导致严重贫血。脱出是痔的另一常见症状，往往表现为便后肿物脱出肛外，可自行回纳或需要手托复位，部分患者表现为痔脱出嵌顿而无法回纳。肛周克罗恩病患者便血的原因相对复杂，出血多数是因为肛管溃疡和（或）活动性直肠炎相关的直肠溃疡。伴发痔的克罗恩病患者可能没有明显的症状，出血或脱垂通常在腹泻时加重。肛门瘙痒也是痔的常见症状，肛周克罗恩病患者的肛门瘙痒多数是由伴发的肛瘘、肛管直肠溃疡和狭窄引起的肛门潮湿或粪便污渍浸泡皮肤所致的。Lightner 等[13]统计美国两大医学中心（Cleveland Clinic Ohio 和 Cedars-Sinai Medical Center）1995—2009 年 24 年间共 36 名克罗恩病患者接受痔切除手术的情况，其中男性 16 名（44.4%），中位年龄为 49 岁；患者从确诊克罗恩病到接受痔切除手术的中位时间为 8 年，肠道病变位于结直肠的有 52.7%（L2,19/36）、回肠末端的有 25%（L1,9/36）、回结肠的有 16.7%（L3,6/36），仅有肛周病变者为 5.6%（2/36）；接受治疗时主要症状为疼痛 44.4%（16/36）、出血 33.3%（12/36）和脱垂 22.2%（8/36）；2/3 的患者伴有其他肛周病变，包括肛周皮赘 33.3%（12/36）、肛瘘 16.7%（6/36）、肛裂 16.7%（6/36）和尖锐湿疣 2.8%（1/36）。

体格检查应当包括直肠指诊和肛门镜检查。如果这两项检查未能确诊痔，则需要进一步明确是否有其他出血性的肛周病变，如肛裂、肛管直肠溃疡和直肠活动性炎症。当上述病变仍未能明确出血原因时，必须做结肠镜检查等进一步评估。

9.2.2 分 期

目前，国内外最常用的内痔分类方法是 Goligher 分类法，该方法根据痔的脱垂程度将内痔分为 4 期（见表 9-1）。

表 9-1　内痔分期

分期	症状
Ⅰ	便时带血；滴血或喷射状出血，便后出血可自行停止；无痔脱出
Ⅱ	常有便血；排便时有痔脱出，便后可自行还纳
Ⅲ	偶有便血；排便或久站、咳嗽、劳累、负重时有痔脱出，需用手还纳
Ⅳ	偶有便血；痔持续脱出或还纳后易脱出，偶伴有感染、水肿、糜烂、坏死和剧烈疼痛

9.3　治　疗

　　痔的治疗目的重在消除、减轻痔的症状，无症状的痔无须治疗。医生应根据患者情况、医生本人经验和医疗条件，采取合理的非手术或手术治疗方法。由于目前尚缺乏高质量证据的文献支持，所以对克罗恩病患者症状性痔的最佳治疗方法仍不明确。有关炎症性肠病患者痔术后并发症的数据尚不清楚，文献报道其发生率在 $0\%\sim100\%$。文献综述显示，克罗恩病患者痔手术治疗后并发症的发生率显著高于溃疡性结肠炎患者（17.1% vs. 5.5%）[6]。从早期的文献报道看，应严格禁止对已经明确诊断为炎症性肠病患者的痔行切除术。Jeffrey 等[14]回顾性分析了 1935—1975 年英国 St. Mark 医院 62 例（42 例 UC 患者，20 例 CD 患者）炎症性肠病患者痔治疗情况，结果显示溃疡性结肠炎与克罗恩病患者治疗后并发症的发生率存在显著差异，42 例溃疡性结肠炎患者在 58 次痔治疗后有 4 例发生术后并发症，而 20 例克罗恩病患者在进行 26 次痔治疗后有 11 例出现并发症；最终 1 例溃疡性结肠炎患者、6 例克罗恩病患者因并发症而需要接受直肠切除术。作者认为，对于溃疡性结肠炎患者，症状性痔手术治疗相对是安全的，而对克罗恩病患者则应当禁止外科手术治疗。然而，Wolkomir 等[15]报道了 17 例症状性痔的克罗恩病患者接受痔切除手术的情况，88.2%（15/17）的患者术后手术切口愈合没有任何并发症，在长达 11.5 年随访后有 3 例患者需要直肠切除，但与之前的痔切除手术并无直接关系，作者认为对疾病处于静止期且无法通过保守治疗获效的患者，可以选择性行痔切除手术。随着免疫抑制剂尤其生物制剂在临床的广泛应用，克罗恩病的疾病进程发生了极大变化。尽管目前缺乏有关应用生物制剂治疗在克罗恩病患者痔切除术中作用的临床证据，但研究已证实生物制剂能够促进肛周克罗恩病患者肛周手术创面的快速愈合，并且能使 30% 的肛瘘患者完全缓解[16]。

9.3.1　保守治疗

　　改善饮食、保持大便通畅并注意肛周清洁和坐浴对各类痔的治疗都有效。对于因便秘或腹泻偶然导致的便血，不需要直接治疗痔，只需针对诱发便血的原因采取相应措施即可。对于便秘患者,饮食调整(包括摄入足量的纤维素和水)是首选的一线非手术治疗方法。增加纤维素和水的摄入,适当使用大便松软剂或缓泻剂,保持大便通畅和有规律的排便习惯,避免长时间如厕和过度用力努挣,可以显著改善Ⅰ、Ⅱ期痔的出血和脱垂症状。对腹泻或排便次数增多的患者,可以适当应用止泻剂和调节饮食来改善。医生应充分重视坐浴在肛肠疾病中的应用价值,肛门部清洁可以使患者更加舒适,温水坐浴可以促进局部血液循环,降低肛门静息压,缓解肛门疼痛。此外,目前市售的一些外用乳膏、洗剂和栓剂,以及口服药物(如地奥司明片、草木犀流浸液片等),都能有效缓解痔的临床症状。

D'Ugo等[17]报道对45例伴有症状性痔的克罗恩病患者最初都采用了保守治疗。这些患者全部接受温水坐浴并口服地奥司明片治疗。没有腹泻的患者同时进高纤维饮食、纤维补充剂和增加液体摄入量,以软化大便。结果显示,62.2%(28/45)患者获得满意的治疗效果。

9.3.2　手术治疗

可能受到传统的克罗恩病患者行痔外科手术会导致直肠切除发生率高的思想禁锢,为避免潜在的手术并发症,多数外科医生不愿意对这些患者采取积极的手术干预方式。但关于切口愈合不良的争议主要来源于20世纪70—80年代的研究。随着时代的发展,免疫抑制剂和生物制剂在临床广泛应用,显著改善了克罗恩病的疾病进程。最近一些临床研究显示,生物制剂联合外科手术切除症状性痔在克罗恩病患者中可能是安全的。

1.套扎治疗

套扎治疗适用于各期内痔和混合痔内痔部分,是Ⅱ、Ⅲ期内痔伴有出血和(或)脱出患者首选的初始干预措施。1986年,Keighley和Allan[18]报道了对2例克罗恩病患者采用胶圈套扎治疗症状性痔,其中1例继发肛门狭窄。2013年,D'Ugo等[17]报道了对2例处于缓解期的克罗恩病患者应用胶圈套扎治疗,术后患者未出现任何并发症。最近,有一篇文献纳入接受胶圈套扎治疗的35例炎症性肠病痔患者(克罗恩病15例;溃疡性结肠炎20例),所有患者均未出现伤口延期愈合等术后并发症,但有1例因痔疮复发在另外一家医院接受痔上黏膜环切术(procedure for prolapse and hemorrhoids,PPH)治疗后出现严重的直肠狭窄[19]。套扎治疗留下的创面较小,因此只要有效控制肛管或直肠炎症,应用套扎治疗症状性痔就是相对安全的。目前,国内通过技术改进将传统胶圈改用弹力线。理论上,弹力线具有强度高、摩擦力更大的优点,套扎更为牢固,痔核脱落后溃疡创面更小。

2.痔切除术

美国结肠和直肠外科医师学会(ASCRS)教科书建议外科医师在对克罗恩病患者选择痔切除手术时需要格外谨慎[20]。对于已经确诊的克罗恩病患者,只有在肠道疾病稳定、不需要皮质类固醇药物治疗且CDAI<150的情况下,才可以考虑手术治疗。2014年的一项荟萃分析结果显示,在99例行痔切除术的克罗恩病患者中,有17例(17.1%)患者出现术后并发症:10例肛周脓毒血症(其中6例需要行直肠切除术),2例严重的肛门失禁(1例接受结肠造口转流手术,1例接受直肠切除术),4例肛门狭窄和1例肛管溃疡并均接受了直肠切除[6]。

D'Ugo 等[17]在意大利进行的一项涉及 15 例克罗恩病患者行痔手术(开放式痔切除手术 11 例、闭合式痔切除术 3 例和 PPH 手术 1 例)后的临床研究,治疗结果显示并发症总发生率为 46.7%(7/15)。其中 8 名术前未被诊断的克罗恩病患者术后并发症的发生率显著高于已确诊的克罗恩病患者(75.0% vs.14.3%)。同样,Cracco 和 Zinicola[6]对 11 项回顾性研究进行系统评价发现,对未明确诊断的克罗恩病患者行痔切除术的并发症发生率明显高于已确诊的患者(50.0% vs.9.8%)。上述研究说明,患者在行痔切除术前未被确诊炎症性肠病,术后并发症的发生率显著增高。相关图例见图 9.1。

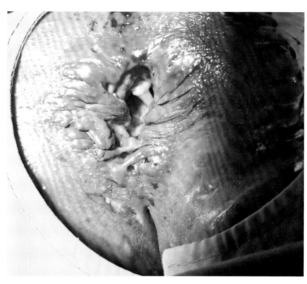

图 9.1　女,33 岁。2010 年行痔切除术,术后创面不愈合,向周围侵袭性破坏。该患者在 2013 年确诊克罗恩病,反复应用糖皮质激素和美沙拉秦治疗 7 年。现肛管皮肤损坏,局部皮桥和黏膜桥形成,后侧肛门括约肌缺损,肛周广泛性瘘管形成(2020 年 8 月)。(图片由南京中医药大学附属医院提供)

Lightner 等[13]报道 36 例接受痔手术治疗的克罗恩病患者研究数据,结果显示从患者确诊克罗恩病到接受痔切除手术的中位时间为 8 年;在手术治疗期间,药物治疗方案包括激素 25.0%(9/36)、免疫抑制剂 22.2%(8/36)和生物制剂 25.0%(9/36);痔切除手术后中位随访时间 31.5 月,11.1%(4/36)患者出现可能与痔切除手术相关的长期并发症,其中 1 例肛门狭窄、1 例创面未愈合、1 例肛瘘形成和 1 例间断性反复出血。这组患者均未出现因痔手术而需要直肠切除术或粪便转流造口手术的情况,但有 3 例因严重的肛瘘($n=2$)和回肠储袋重造($n=1$)而接受回肠造口手术。作者认为,随着生物制剂的临床应用,在克罗恩病患者中切除症状性痔手术有可能是安全的。

3.经肛痔动脉结扎术

经肛痔动脉结扎术(transanal hemorrhoid dearterialization,THD)通过结扎阻断供应痔核的动脉血管,促使痔组织充血减轻,肛垫内连接结缔组织再生,从而促使内痔组织萎缩并减轻痔脱垂症状。与痔切除术相比,经肛痔动脉结扎术具有减轻术后疼痛和快速恢复工作能力的优点,但不足之处是复发率略高[21]。1995 年,Morinaga 等[22]首先描述了应用超声多普勒引导痔动脉结扎术(Doppler-guided hemorrhoidal artery ligation,DGHAL),随后这种微创手术方式得到迅速推广应用。

经肛痔动脉结扎术理论上是适合克罗恩病患者的微创手术方式。Karin 等[23]报道了 13 例没有直肠受累克罗恩病患者的症状性Ⅲ期痔，均采用经肛痔动脉结扎术，经过 18 个月的随访，76.9%(10/13)的患者症状消除，所有患者都没有出现与手术相关的并发症。这些结果表明，对于没有直肠炎的症状性痔患者，经肛痔动脉结扎术是有吸引力的微创治疗手段。

DGHAL 的另一种改良手术，多普勒引导下痔动脉结扎＋直肠肛管修补术（Doppler-guided hemorrhoidal artery ligation＋recto-anal repair，DGHAL-RAR），在结扎痔供血动脉的同时将脱垂痔核组织通过缝合固定到肛管近端或低位直肠[24]（见图 9.2）。目前，该技术已经在非克罗恩病患者的痔治疗中得以应用，但是由于该技术需要在肛管直肠多次缝合，理论上必然会导致更多的黏膜损伤，但尚不清楚这种黏膜损伤是否会增加手术创面的愈合难度。

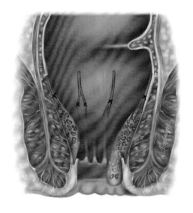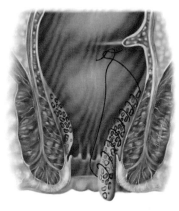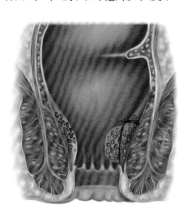

图 9.2　多普勒引导下痔动脉结扎＋直肠肛管修补术示意

4.痔上黏膜环切术

与常规痔切除手术相比，痔上黏膜环切术（procedure for prolapse and hemorrhoids，PPH）存在不可预知的并发症，特别是术后威胁生命的并发症（尤其是败血症和出血）的发生风险显著增加。因此，在患者已经被确诊为炎症性肠病的情况下，不建议外科医生应用痔上黏膜环切术治疗[17]。相关图例见图 9.3。

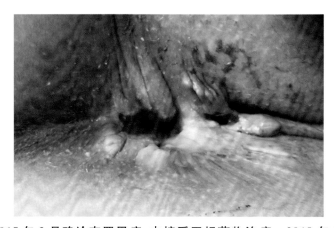

图 9.3　女，25 岁。2015 年 3 月确诊克罗恩病，未接受正规药物治疗。2018 年 9 月，当地医院行痔上黏膜环切术治疗，术后吻合口形成广泛溃疡，侵蚀性破坏肛管皮肤，并形成肛瘘（2019 年 3 月）。（图片由南京中医药大学附属医院提供）

克罗恩病患者的每一次肛周手术都有潜在的风险,外科医生应谨慎行事。对于伴有症状性痔的克罗恩病患者,应当首选保守治疗,外科手术需慎重考虑。对于保守治疗失败的症状性痔,如果肠道疾病处于缓解期,那么痔手术可能是安全的;但是如果肠道疾病处于活动期,那么行痔手术是危险的,应尽量避免,因为手术造成的伤口并发症可能会导致比痔更难处理的问题。对于已经确诊炎症性肠病的患者,外科医生在应用外科手段干预之前必须详细告知患者发生相关并发症的风险,并获取知情同意。外科治疗应选择常规痔切除术或痔微创手术(如经肛痔动脉结扎术),但应避免应用痔上黏膜环切术。同时,结合生物制剂治疗,使疾病获得深度缓解,可以最大限度地减少具有明确手术指征的炎症性肠病患者痔术后相关并发症的发生。

参 考 文 献

[1] Riss S,Weiser FA,Schwameis K,et al. The prevalence of hemorrhoids in adults. Int J Colorectal Dis,2012,27:215—220.

[2] 乔鲁冀,曾宪东,殷志韬,等. 我国沈阳地区肛肠疾病流行病学调查. 中国肛肠病杂志,2015,35(003):16—19.

[3] Everhart JE,Ruhl CE. Burden of digestive diseases in the United States part Ⅰ: overall and upper gastrointestinal diseases. Gastroenterology,2009,136:376—386.

[4] 中国中西医结合学会大肠肛门病专业委员会. 中国痔病诊疗指南(2020). 结直肠肛门外科,26(5):519—533.

[5] Davis BR,Lee-Kong SA,Migaly J,et al. The American Society of Colon and Rectal Surgeons Clinical Practice Guidelines for the Management of Hemorrhoids. Dis Colon Rectum,2018,61:284—292.

[6] Cracco N,Zinicola R. Is haemorrhoidectomy in inflammatory bowel disease harmful? An old dogma re-examined. Colorectal Dis,2014,16(7):516—519.

[7] Truong A,Zaghiyan K,Fleshner P. Anorectal Crohn's disease. Surg Clin North Am,2019,99(6):1151—1162.

[8] Eglinton TW,Barclay ML,Gearry RB,et al. The spectrum of perianal Crohn's disease in a population-based cohort. Dis Colon Rectum,2012,55(7):773—777.

[9] Johanson JF. Association of hemorrhoidal disease with diarrheal disorders:potential pathogenic relationship? Dis Colon Rectum,1997,40(2):215—221.

[10] Delcò F,Sonnenberg A. Associations between hemorrhoids and other diagnoses. Dis Colon Rectum,1998,41(12):1534—1542.

[11] Hughes LE. Clinical classification of perianal Crohn's disease. Dis Colon Rectum,1992,35(10):928—932.

［12］ D'Ugo S，Stasi E，Gaspari AL，Sileri P. Hemorrhoids and anal fissures in inflammatory bowel disease. Minerva Gastroenterol Dietol，2015，61(4)：223－233.

［13］ Lightner AL，Kearney D，Giugliano D，et al. Excisional hemorrhoidectomy：safe in patients with Crohn's disease? Inflamm Bowel Dis，2020，26(9)：1390－1393.

［14］ Jeffery PJ，Parks AG，Ritchie JK. Treatment of haemorrhoids in patients with inflammatory bowel disease. Lancet，1977，1(8021)：1084－1085.

［15］ Wolkomir AF，Luchtefeld MA. Surgery for symptomatic hemorrhoids and anal fissures in Crohn's disease. Dis Colon Rectum，1993，36(6)：545－547.

［16］ Antakia R，Shorthouse AJ，Robinson K，et al. Combined modality treatment for complex fistulating perianal Crohn's disease. Colorectal Dis，2013，15：210－216.

［17］ D'Ugo S，Franceschilli L，Cadeddu F，et al. Medical and surgical treatment of haemorrhoids and anal fissure in Crohn's disease：a critical appraisal. BMC Gastroenterol，2013，13：47.

［18］ Keighley MR，Allan RN. Current status and influence of operation on perianal Crohn's disease. Int J Colorectal Dis，1986，1(2)：104－107.

［19］ McKenna NP，Lightner AL，Habermann EB，et al. Hemorrhoidectomy and excision of skin tags in IBD：harbinger of doom or simply a disease running its course? Dis Colon Rectum，2019，62(12)：1505－1511.

［20］ Steele SR，Hull TL，Read TE，et al. The ASCRS Textbook of Colon and Rectal Surgery. 3rd ed. Arlington Heights Ⅱ，USA：Springer，2016：199.

［21］ De Nardi P，Capretti G，Corsaro A，et al. A prospective，randomized trial comparing the short-and long-term results of doppler-guided transanal hemorrhoid dearterialization with mucopexy versus excision hemorrhoidectomy for grade Ⅲ hemorrhoids. Dis Colon Rectum，2014，57：348－353.

［22］ Morinaga K，Hasuda K，Ikeda T. A novel therapy for internal hemorrhoids：ligation of the hemorrhoidal artery with a newly devised instrument (Moricorn) in conjunction with a Doppler flowmeter. Am J Gastroenterol，1995，90：610－613.

［23］ Karin E，Avital S，Dotan I，et al. Doppler-guided haemorrhoidal artery ligation in patients with Crohn's disease. Colorectal Dis，2012，14：111－114.

［24］ Walega P，Krokowicz P，Romaniszyn M，et al. Doppler guided haemorrhoidal arterial ligation with recto-anal-repair (RAR) for the treatment of advanced haemorrhoidal disease. Colorectal Dis，2010，12：e326－e329.

第10章 肛管直肠溃疡

竺平 杨柏霖

　　发生在肛管或远端直肠，与克罗恩病相关的溃疡被称为肛管直肠溃疡。肛管直肠溃疡属于克罗恩病的非瘘管性肛周病变，包括浅溃疡和深溃疡。如果溃疡仅累及肛管的鳞状上皮层，通常被称为浅溃疡。浅溃疡的基底部宽而深，边缘隆起，往往伴有较大的皮赘，周围皮肤呈蓝紫色（见图10.1A）；如果溃疡下方肌肉纤维暴露，有肉芽组织或边缘隆起，则称为深溃疡（见图10.1B）；深溃疡伴有组织破坏，则将其归为穴样溃疡（cavitating ulcer）（见图10.1C）[1]。目前，对这类病变的临床特点所知甚少，在其治疗方面也缺乏循证医学证据。其临床特点包括溃疡好发于前后中线以外的位置，呈多发性、复发性或持续不愈合。克罗恩病肛管直肠溃疡通常与直肠炎症的活动有关，可能无明显症状，也可能伴有疼痛、瘙痒、分泌物和出血，以及肥厚的水肿性皮赘，并可能导致肛管直肠组织破坏、肛管直肠狭窄、复杂性肛瘘和脓肿[2]。如果进行活检病理，可能发现特异性的上皮内肉芽肿[3]。肛管直肠溃疡是克罗恩病肠道疾病活动的一种外在表现，其预后与继发的纤维化和狭窄形成有关。伴有严重溃疡的克罗恩病患者行直肠切除术的风险为25%，主要与溃疡引起的狭窄有关[4]。50%的克罗恩病肛管直肠溃疡能自发愈合，保守治疗的成功率为75%[5]，约20%的溃疡会持续存在[6]。局部治疗可以改善症状，部分接受生物制剂治疗患者，肛周溃疡可以完全治愈。

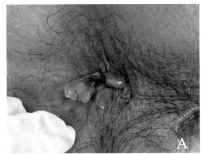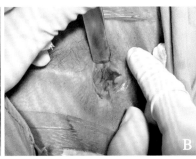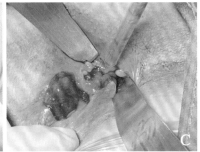

图10.1　CD肛管直肠溃疡。图A：多发浅溃疡及典型的Ⅰ型皮赘，周围皮肤呈蓝紫色改变。图B：肛缘前侧见边缘凸起的深溃疡，溃疡基底部内括约肌纤维裸露。图C：穴样溃疡伴周围组织破坏。（图片由南京中医药大学附属医院提供）

10.1　流行病学及临床病程

肛管直肠溃疡在克罗恩病患者中很常见，据报道，发生率为5％～43％[7-9]。不同文献报道差异较大，这可能与回顾性研究、病例选择偏倚以及对溃疡的定义不同有关。Wolff 等[10]对在美国梅奥诊所就诊的 86 例克罗恩病患者平均随访 26 年，肛管直肠溃疡的发生率为35％。而 Keighley 和 Allan[11]报道在 202 例克罗恩病患者中，肛管直肠溃疡的发生率仅为19％。据早期报道，穴样溃疡的发生率为5％～10％[6,8,11]。在最近一项单中心的涉及 282 名肛周克罗恩病患者的回顾性研究中，54.6％（154/282）患者伴有肛门溃疡，其中 50％（77/154）属于穴样溃疡[12]。

肛管直肠溃疡预示着疾病进程更具有侵袭性，未来发生肠道疾病活动和其他肛周并发症的可能性也显著增加[6]。克罗恩病肛管直肠溃疡可能有两个不同的演变模式，部分可以治愈，部分患者形成肛瘘、肛周脓肿或肛门直肠狭窄。Buchmann[13]经过 10 年随访发现，仅 19％的患者存在持续性溃疡，50％出现不同程度的肛管直肠狭窄和硬结。Sweeney 和 Ritchie[9]研究发现，49％的肛管直肠溃疡在针对肠道病变的药物治疗后获得持久愈合，平均愈合时间约为 8.4 个月。最近一项研究也得到相似的结果，溃疡平均愈合时间为 29 周，初始愈合率为 63％，半数患者随访两年持续愈合[12]。Fleshner 等[7]的研究结果显示，高达 26％的患者形成肛瘘或脓肿，23％的患者最终需要行直肠切除术。Figg 和 Church[15]研究发现，与没有侵犯会阴体的肛周克罗恩病患者相比，会阴体存在的自发性溃疡、不愈合的无痛肛裂或者蜡样水肿等肛周病变的愈合比例显著降低（66％ vs 32％），更多的患者需要接受直肠切除手术（3.7％ vs 26％）。

10.2　病因病理

位于肛管的浅溃疡常与自发性肛裂相混淆。自发性肛裂由便秘、腹泻等原因导致肛管上皮撕裂，通常发生在肛管前侧（10％）或后侧（90％）中线，表现为典型周期性疼痛和便血。克罗恩病患者可能患有肛裂，如果没有合并克罗恩病相关的其他肛周病变，内括约肌通常痉挛紧张，肛管高张力。与自发性肛裂不同，克罗恩病肛管溃疡继发于黏膜炎症，常常多发，可位于前后中线之外、边缘卷曲潜行，并超出肛管至肛缘皮肤，肛管通常低张力。然而，临床与文献报道均很难把两者完全区分开。

文献鲜有关于克罗恩病肛管直肠溃疡病因的描述，因此对其了解甚少。瑞典一项针对20 名没有肛周病变和直肠炎的克罗恩病患者的测压结果显示，这些患者的肛门静息压和直肠敏感性比正常人高，这一发现部分解释了克罗恩病患者发生肛管直肠溃疡和肛瘘概率较高的原因[16]。

　　克罗恩病肛周病变可分为原发性和继发性。原发性病变是由与肠道病变相似的特发性炎症引起的，包括浅溃疡、深溃疡（穿透性病变）和淋巴水肿。克罗恩病肛管直肠溃疡与肠道纵形溃疡非常相似，反映了克罗恩病的总体活动性，与结肠尤其直肠受累密切相关[6,17]。通常在近端肠道炎症活动时暴发，肠道炎症消退时缓解。继发性病变由原发性病变机械性损伤和感染性并发症导致，如肛瘘、肛周脓肿和狭窄等[18]。肛管浅溃疡可能发展为皮下肛瘘，深溃疡会导致深部脓肿和复杂性肛瘘，并向周围蔓延形成走行复杂的瘘管（见图 10.2）。前侧溃疡直接穿透外阴或阴道，或向上延伸穿过直肠阴道隔形成肛管/直肠前庭瘘或直肠阴道瘘（见图 10.3）。皮下组织淋巴水肿则会形成巨大的肛门皮赘。

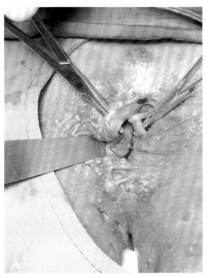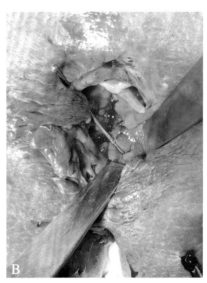

图 10.2　图 A：浅溃疡形成的皮下肛瘘。**图 B：**直肠深溃疡形成复杂的肛瘘（探针穿过处）。（图片由南京中医药大学附属医院提供）

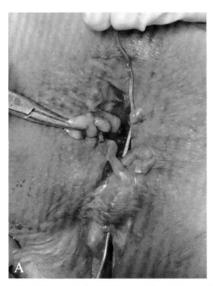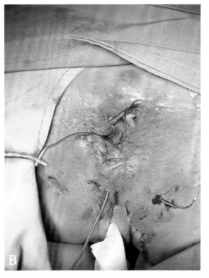

图 10.3　图 A：前侧的深溃疡直接穿透会阴体形成直肠阴道瘘（探针穿过处）。**图 B：**深溃疡穿透会阴体形成直肠前庭和复杂肛瘘。（图片由南京中医药大学附属医院提供）

10.3　临床表现

克罗恩病肛管直肠溃疡的临床表现具有多样性，包括浅溃疡、边缘破坏和持续疼痛的深溃疡或穴样深溃疡，以及呈"刀割样"线形溃疡[19,20]。

与位于前后中线的自发性肛裂不同，约 9％～20％ 克罗恩病肛管溃疡发生在非前后正中线位置[6,7,9]（见图 10.4）。克罗恩病肛管直肠溃疡的特征性表现包括外形不规则、基底部肉芽增生、边缘突起和炎症性改变明显等（见图 10.5）。溃疡多发生于肛管上段或邻近的直肠黏膜（见图 10.6）。疾病处于进展期时，溃疡会延伸至肛周或会阴部，或出现明显组织破坏的穴样溃疡（见图 10.7）[1,8]。多发性溃疡的发生率为 14％～33％[7,9]。75％患者同时伴有直肠炎[6]。

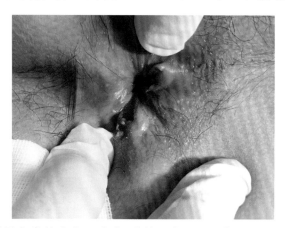

图 10.4　肛缘非中线位置见多发的宽大深溃疡，边缘凸起。（图片由南京中医药大学附属医院提供）

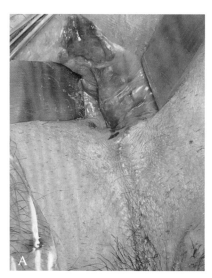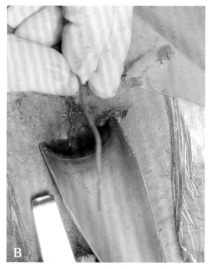

图 10.5　肛管后侧深溃疡，并向上穿透形成黏膜下肛瘘。图 A：肛管后侧深溃疡，外形不规则，边缘突起，基底部肉芽增生和明显的炎症性改变。图 B：溃疡向头侧蔓延形成黏膜下瘘管（探针穿过处）。（图片由南京中医药大学附属医院提供）

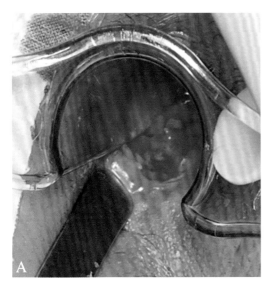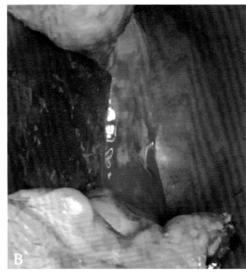

图 10.6　深溃疡。图 A:肛管深溃疡。图 B:直肠深溃疡。(图片由南京中医药大学附属医院提供)

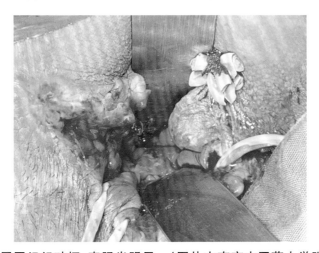

图 10.7　穴样溃疡,伴周围组织破坏,直肠炎明显。(图片由南京中医药大学附属医院提供)

　　尽管教科书中描述经典克罗恩病肛管直肠溃疡通常无痛,但基于大型转诊中心的临床病例报道显示,肛门疼痛的发生率为 $44\%\sim70\%$ [7,9]。其他伴随症状还包括分泌物、瘙痒和出血等,仅 16% 的患者没有明显的肛门不适感[7]。对以剧烈疼痛为主诉的患者,应及时进行详细查体或麻醉下探查排除潜在脓肿。Wallenhorst 等[12]回顾性研究显示,肛管直肠溃疡的克罗恩病患者常伴发其他肛周病变,以肛瘘最为常见(占 56.5%),孤立性病变仅占 35.7%。相关图例见图 10.8 和图 10.9。穴样溃疡的临床病程较浅溃疡更为严重,更有可能引起明显的疼痛和瘘管。溃疡边缘通常不规则、水肿、组织破坏和分离,56% 的患者会出现严重和持续性疼痛[6]。Siproudhis 等[6]对 101 名克罗恩病患者无论有无症状均进行肛门直肠检查,结果显示有肛管直肠溃疡的患者出现肛周疼痛的比例更高(35% vs. 19%),肠道进展(40% vs. 22%)和肛周累及(42% vs. 12%)的程度更严重。

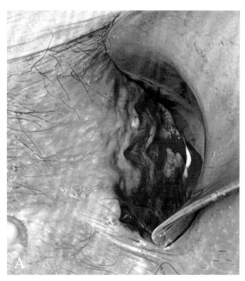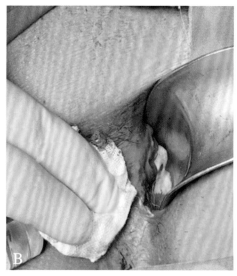

图 10.8　33 岁男性克罗恩病患者。图 A：直肠深溃疡及直肠炎。图 B：溃疡穿透直肠全层形成高位经括约肌瘘，自外口注入过氧化氢溶液，见气泡自直肠深溃疡处溢出。（图片由南京中医药大学附属医院提供）

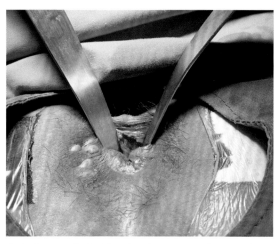

图 10.9　30 岁男性克罗恩病患者。肛管前侧不规则深溃疡，穿透形成多发外口的肛瘘。（图片由南京中医药大学附属医院提供）

10.4　诊断标准

10.4.1　临床分期与评估

克罗恩病肛管直肠溃疡可以根据 Hughes-Cardiff 分型分为 U0（无溃疡）、U1（浅溃疡）和 U2（深溃疡），见表 10-1[1]；据 2003 年美国胃肠病学会（AGA）的临床分型标准，则直接分为肛裂和肛管溃疡[19]。

表 10-1　CD 肛管直肠狭窄的 Hughes-Cardiff 分型

溃疡(U)分型	描述	亚型
U0	无溃疡	
U1	浅溃疡	a. 后侧/前侧
		b. 侧方
		c. 伴有肿大皮赘
U2	深溃疡(穴样溃疡)	a. 肛管
		b. 直肠远端
		c. 会阴皮肤广泛侵犯(侵袭性溃疡)

　　肛管直肠溃疡是克罗恩病患者愈后不佳的重要标志,因此应重视此类病变的临床检查和记录。克罗恩病肛管直肠溃疡的评估方法包括肛周视诊、肛门直肠指检以及肛门镜检查,必要时麻醉下检查。没有肠道表现的患者则需要排除其他可能形成肛管直肠溃疡的因素,如梅毒、疱疹、获得性免疫缺陷综合征(acquired immune deficiency syndrome,AIDS)、淋病奈瑟氏球菌、沙眼衣原体、结核、白血病、癌症和放疗等。如果患者病史和临床病程提示性传播疾病(如梅毒、疱疹、AIDS 等),则需要通过活检和微生物学检查确诊。伴有坏死和纤维化的肛门癌从外观上可能与克罗恩病肛门溃疡相似,但前者可以触及肿块,并可能伴有腹股沟淋巴结肿大(见图 10.10)。肛门结核性溃疡形态多样,典型的表现是浅表性溃疡,基底部有出血坏死肉芽组织,覆盖脓液样黏液分泌物,形成的溃疡通常不伴有凸起的巨大皮赘和直肠炎,特征性病理学表现(如干酪样上皮肉芽肿)并不常见[21]。

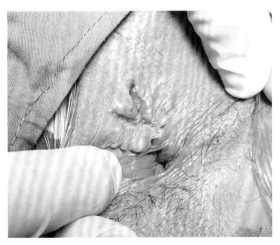

图 10.10　58 岁男性患者,肛周呈"刀割样"溃疡及皮下肿块样增生,穿刺病理显示为黏液腺癌。双侧腹股沟淋巴结肿大,穿刺活检病理为转移性腺癌。(图片由南京中医药大学附属医院提供)

10.4.2　磁共振检查

　　磁共振成像(magnetic resonance imaging,MRI)对克罗恩病肛周瘘管性病变的诊断价值已被证实优于临床检查，但对非瘘管性肛周病变（溃疡和狭窄）的诊断敏感性却明显低于临床检查。Garros 等[22]对 70 名肛周克罗恩病患者的 122 次 MRI 和临床检查进行了回顾性对比，MRI 对 95%（20/21）的浅溃疡和 87%（13/15）的深溃疡无法显示，作者建议谨慎将 MRI 作为非瘘管性肛周克罗恩病的诊断性检查方法。然而，克罗恩病肛管直肠溃疡的 MRI 表现在某些情况下仍有一定的特异性，尤其是溃疡穿透肠壁形成肛瘘、脓肿，或形成炎性或纤维性狭窄时（见图 10.11）。对于有可疑或明显伴有肛瘘、脓肿、狭窄或肿瘤的肛管直肠溃疡，首选 MRI 进行全面评估。

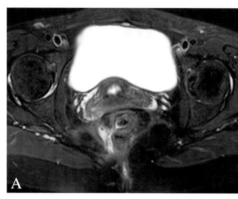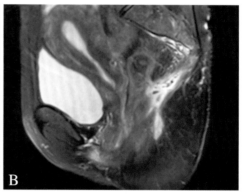

图 10.11 42 岁女性克罗恩病患者，直肠右后壁深溃疡穿透肠壁，形成复杂性肛瘘。图 A：横截面。图 B：轴状位。（图片由南京中医药大学附属医院提供）

10.5 治　疗

　　克罗恩病肛管直肠溃疡的治疗目的是改善患者的生活质量，避免发生化脓性感染、括约肌破坏或继发性狭窄等并发症。治疗药物的选择取决于患者的临床症状，溃疡深度及大小，疾病进展情况，以及是否伴有直肠炎、直肠狭窄或肛瘘等。就整体情况而言，早期治疗能够防止潜在的疾病进展。

10.5.1 局部治疗

　　克罗恩病肛管溃疡的初始治疗与自发性肛裂相似，治疗目标是改善症状和促使溃疡愈合。初始治疗包括温水坐浴、局部应用止痛药（如利多卡因软膏）和局部应用血管扩张剂（如硝苯地平或硝酸甘油软膏）。应保持肛周皮肤清洁干燥，避免过度擦拭或使用收涩类清洁剂。保守治疗更有可能对急性、无痛性溃疡有效。如果症状性溃疡持续不愈合，则应排除直肠炎的可能。尽管药物保守治疗对大多数患者有效，但持续不愈合的溃疡发展为肛瘘或脓肿的比例高达 26%[7]。

　　一项回顾性研究用 10% 的甲硝唑软膏治疗克罗恩病肛管直肠溃疡。治疗 4 周后，92%

(13/14)患者的肛周克罗恩病活动指数(PDAI)和肛门直肠疼痛得到了改善,无局部或全身性副作用[23]。随后的一项临床随机试验未证明局部应用甲硝唑软膏在改善肛周克罗恩病活动指数方面比安慰剂有明显优势,但在排除设计方案的偏倚后,甲硝唑软膏对肛周疼痛和分泌物有显著改善,进一步证实甲硝唑软膏治疗肛管直肠溃疡的作用[24]。局部使用硝酸甘油或地尔硫䓬软膏也可以有效改善临床症状[25]。局部使用 0.5mg/g 的他克莫司软膏可以有效缓解青少年克罗恩病肛管溃疡的症状[26]。每日两次局部使用 1mg/g 他克莫司软膏使 4 例成人克罗恩病肛周溃疡患者中的 3 例得到改善[27]。另一项研究显示,局部注射甲基强的松龙可以使 71.4%(5/7)肛周克罗恩病患者的疼痛得到缓解。由于存在感染风险,故需要排除急性感染或严重直肠病变后才能进行注射[28]。

10.5.2 系统性药物治疗

对于应用血管扩张药/钙通道抑制剂等局部治疗后仍未愈合的溃疡,需要更换其他治疗方案。口服药物,如类固醇、抗生素、氨基水杨酸或 6-巯基嘌呤等,都已用于克罗恩病肛管直肠溃疡的治疗,约 50% 的患者获得了临床应答[7,9,29]。相关图例见图 10.12。中位随访 7 个月后,70%(14/20)应用环孢菌素治疗的患者肛周溃疡得到治愈[30]。由于样本量只有 2 例,所以尚无法明确沙利度胺对肛门溃疡的疗效[31]。

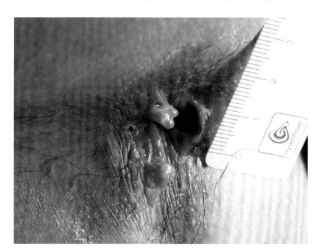 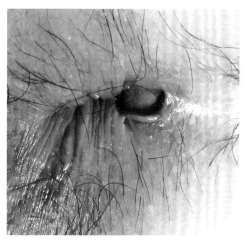

图 10.12 **17 岁男性克罗恩病患者,肛管直肠溃疡。图 A:治疗前。图 B:激素(甲基强的松龙冲击治疗后,泼尼松口服)治疗 1 个月后,患者的肛管浅溃疡、深溃疡及 I 型皮赘完全愈合。(图片由南京中医药大学附属医院提供)**

抗肿瘤坏死因子单抗(抗 TNF-α 单抗)治疗克罗恩病肛管直肠溃疡的结果较为一致。在一项纳入了 99 例患者的回顾性研究中,英夫利昔单抗可以有效诱导和维持肛管直肠溃疡的临床应答。诱导治疗后,78.2%(61/78)的肛门疼痛以及 62.7%(32/51)的肛门粪污获得了显著改善,44.7%(42/94)的溃疡获得完全愈合。中位随访 175 周后,肛管直肠溃疡的完全缓解率提高至 72.3%(68/94),浅溃疡(U1)和深溃疡(U2)的愈合率分别为 71% 和 83%,英夫利昔单抗联合巯嘌呤类药物对深溃疡的长期愈合效果更好(P=0.017)。最终只有 2 例患者需要行结直肠切除,3 例患者发生肛门脓肿[2]。Figg 和 Church[15]认为肛周及会阴部自发性溃疡或不愈合的肛裂是病情严重和愈后不佳的标志,局部手术或行直肠切除均会带来不良后果,而英夫利昔单抗可能是最合适的治疗手段。法国一项研究纳入了 50 例难治性肛门会阴病变的克罗恩病患者,英夫利昔单抗诱导治疗结束后,79.3%(23/29)的溃疡在第 8 周出现临床应答,49%的患者获得治愈,24 周随访的治愈率为 62.5%(10/16)[32]。在开始药物治疗之前,首先应排除伴发的脓肿及复杂性肛瘘,如果无法明确,则需借助 MRI 检查来帮助评估。目前,其他生物制剂,如维得利珠单抗、乌司奴单抗治疗肛管直肠溃疡的临床报道尚少。

小样本研究显示高压氧对肛管直肠溃疡的治疗有效,8 名患者中的 6 名患者愈合,其中 3 名完全愈合,3 名部分愈合[33]。

10.5.3 手术治疗

尽管大多数研究者建议采取保守治疗,但早期有些研究者主张采用更激进的手术方法。在一项纳入 56 例克罗恩病肛管溃疡患者的研究中,8 名没有直肠炎的患者接受了内括约肌切断术,7 名患者获得了愈合,而 35 名接受药物治疗的患者中有 9 名(26%)最终出现了脓肿或瘘管,该文献作者推荐将局部手术用于药物治疗无效的患者[7]。另一项纳入 25 例克罗恩病肛管溃疡患者的研究中,22 名患者在内括约肌切断术后 2 个月获得了完全愈合。平均随访 7.5 年,未发生与手术相关的并发症,3 例最终因进展性肛周病变而需要行直肠切除术[34]。然而,这些研究都是在生物制剂出现之前进行的小样本和非对照研究,证据等级较低。鉴于内括约肌切断术有引起或加重感染和肛门失禁的风险,尤其有活动性直肠炎的患者术后更易发生创面愈合不良,因此在进行临床决策时需要谨慎,尽量避免对克罗恩病患者行内括约肌切断术[35]。

对于顽固不愈的肛管直肠溃疡,应考虑排除克罗恩病外其他疾病的可能性。必须进行全面的病史询问和体格检查,重点关注全身性疾病的继发表现(如结核和 HIV 等)。分泌物送培养或组织病理活检以寻找可能的病因。麻醉下探查并进行活检以排除恶性肿瘤也是必要的。如果排除以上问题且克罗恩病是唯一病因,那么粪便转流可能是治疗选择之一。一项研究纳入了 31 名接受单纯粪便转流的肛周克罗恩病患者,包括 13 例复杂性肛瘘、6 例直肠阴道瘘以及 3 例肛管深溃疡。手术后,80.6%(25/31)的局部病灶获得完全缓解,包括 3 例肛管深溃疡的患者[36]。一项荟萃分析显示,超过 60% 的难治性肛周病变在粪便转流后得到改善[37]。中长期随访结果显示,这些患者恢复肠道连续性的比例较低(20%),而需要直肠切除的风险较高(40%)。直肠炎是无法恢复肠道连续性的独立危险因素,抗 TNF-α 单抗治疗似乎也无法改变这些结果[37]。其他药物和手术治疗失败后,直肠切除术是严重的难治性肛门直肠病变的最终手段。直肠切除可以改善患者的生活质量,但发生持续性会阴部窦道的风险约为 20%,如果手术时伴有肛门会阴部化脓性感染,则该风险还会增加[36,38]。虽然目前粪便转流和直肠切除术尚不能作为难治性克罗恩病肛管直肠溃疡的治疗方法,但至少是缓解顽固性病变的一种替代方法。外科医生必须坚持解决疾病并发症而不是根治疾病的原则,最大限度地保护患者的功能结局,并尽量减少并发症的发生。

10.6 克罗恩病肛管直肠溃疡诊治策略

克罗恩病肛管直肠溃疡诊治策略见图 10.13。

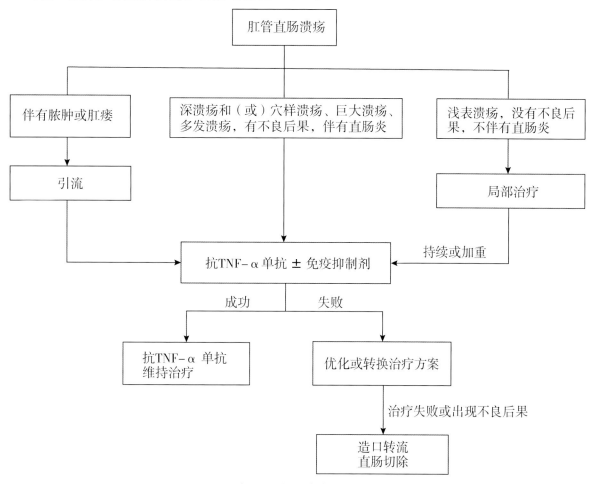

图 10.13 克罗恩病肛管直肠溃疡诊治策略

参 考 文 献

［1］ Hughes LE. Clinical classification of perianal Crohn's disease. Dis Colon Rectum，1992,35(10):928－932.

［2］ Bouguen G,Trouilloud I,Siproudhis L,et al. Long-term outcome of non-fistulizing (ulcers, stricture) perianal Crohn's disease in patients treated with infliximab. Aliment Pharmacol Ther,2009,30(7):749－756.

［3］ Bonheur JL,Braunstein J,Korelitz BI,et al. Anal skin tags in inflammatory bowel disease:new observations and a clinical review,2008,14(9):1236－1239.

［4］ Galandiuk S,Kimberling J,Al-Mishlab TG,et al. Perianal Crohn disease:predictors of need for permanent diversion. Ann Surg,2005,241(5):796－801.

［5］ Steele SR. Operative Management of Crohn's disease of the colon including anorectal disease. Surg Clin N Am,2007,87(3):611－631.

［6］ Siproudhis L,Mortaji A,Mary JY,et al. Anal lesions:any significant prognosis in Crohn's disease? Eur J Gastroenterol Hepatol,1997,9(3):239－243.

［7］ Fleshner PR,Schoetz DJ Jr,Roberts PL,et al. Anal fissure in Crohn's disease:a plea for aggressive management. Dis Colon Rectum,1995,38(11):1137－1143.

［8］ Alexander-Williams J,Allan A,Morel P,et al. Anal complications in Crohn's disease. Dis Colon Rectum,1981,24(1):22－24.

［9］ Sweeney JL,Ritchie JK,Nicholls NR. Anal fissure in Crohn's disease. Br J Surg,1988,75(1):56－57.

［10］ Wolff BG,Culp CE,Beart RW,et al. Anorectal Crohn's disease a long-term perspective. Dis Colon Rectum,1985,28(10):709－711.

［11］ Keighley MRB,Allan RN. Current status and influence of operation on perianal Crohn's disease. Int J Color Dis,1986,1(2):104－107.

［12］ Wallenhorst T,Brochard C,Le E,et al. Anal ulcerations in Crohn's disease:natural history in the era of biological therapy. Dig Liver Dis,2017,49(11):1191－1195.

［13］ Buchmann P. Natural history of perianal Crohn's disease. Ten year follow-up:a plea for conservatism. Am J Surg,1980,140(5):642－644.

［14］ Alexander-williams J,Buchmann P. Perianal Crohn's disease. World J Surg,1980,4(2):203－208.

［15］ Figg RE,Church JM. Perineal Crohn's disease:an indicator of poor prognosis and potential proctectomy. Dis Colon Rectum,2009,52(4):646－650.

［16］ Andersson P,Olaison G,Sjdahl R. Increased anal resting pressure and rectal sensitivity in Crohn's disease. Dis Colon Rectum,2003,46(12):1685－1689.

［17］ Eglinton TW，Roberts R，Pearson J，et al. Clinical and genetic risk factors for perianal Crohn's disease in a population-based cohort. Am J Gastroenterol，2012，107（4）：589－596.

［18］ Rutgeerts P. Review article：treatment of perianal fistulizing Crohn's disease. Aliment Pharmacol Ther，2004，20（Suppl 4）：106－110.

［19］ Sandborn WJ，Fazio VW，Feagan BG，et al. American Gastroenterological Association technical review on perianal Crohn's disease. Gastroenterology，2003，125（5）：1508－1530.

［20］ Hughes LE. Surgical pathology and management of anorectal Crohn's disease. J R Soc Med，1978，71（9）：644－652.

［21］ Sultan S，Azria F，Bauer P，et al. Anoperineal tuberculosis：diagnostic and management considerations in seven cases. Dis Colon Rectum，2002，45（3）：407－410.

［22］ Garros A，Siproudhis L，Tchoundjeu B，et al. Magnetic resonance imaging and clinical assessments for perianal Crohn's disease：gain and limits. Dig Liver Dis，2014，46（12）：1072－1076.

［23］ Stringer EE，Nicholson TJ，Armstrong D. Efficacy of topical metronidazole（10 percent）in the treatment of anorectal Crohn's disease. Dis Colon Rectum，2005，48（5）：970－974.

［24］ Maeda Y，Ng SC，Durdey P，et al. Randomized clinical trial of metronidazole ointment versus placebo in perianal Crohn's disease. Br J Surg，2010，97（9）：1340－1347.

［25］ Ugo SD，Franceschilli L，Cadeddu F，et al. Medical and surgical treatment of haemorrhoids and anal fissure in Crohn's disease：a critical appraisal. BMC Gastroenterol，2013，13（1）：41－47.

［26］ Casson DH，Eltumi M，Tomlin S，et al. Topical tacrolimus may be effective in the treatment of oral and perineal Crohn's disease. Gut，2000，47（3）：436－440.

［27］ Hart AL，Plamondon S，Kamm MA. Topical tacrolimus in the treatment of perianal Crohn's disease：exploratory randomized controlled trial. Inflamm Bowel Dis，2007，13（3）：245－253.

［28］ Young HL，Park H. Local depot methylprednisolone injection for painful anal Crohn's disease. Gastroenterology，1988，94（3）：709－711.

［29］ Markowitz J，Aiges H. Long-term 6-mercaptopurine treatment in adolescents with Crohn's disease. Gastroenterology，1990，99（5）：1347－1351.

［30］ Çat H，Sophani I，Lemann M，et al. Cyclosporin treatment of anal and perianal lesions associated with Crohn's disease. Turk J Gastroenterol，2003，14（2）：121－127.

［31］ Plamondon S，Ng SC，Kamm MA. Thalidomide in luminal and fistulizing Crohn's disease resistant to standard therapies. Aliment Pharmacol Ther，2007，25（5）：557－567.

［32］ Ouraghi A，Nieuviarts S，Mougenel J，et al. Infliximab therapy for Crohn's disease anoperineal lesions. Gastroenterol Clin Biol，2001，25（11）：949－956.

［33］ Colombel JF，Mathieu D，Bouault JM，et al. Hyperbaric oxygenation in severe perineal Crohn's disease. Dis Colon Rectum,1995,38(6):609—614.

［34］ Wolkomir AF,Luchtefeld MA. Surgery for symptomatic hemorrhoids and anal fissures in Crohn's disease. Dis Colon Rectum,1993,36(6):545—547.

［35］ Singh B,George BD,Mortensen NJ. Surgical therapy of perianal Crohn's disease. Dig Liver Dis,2007,39(10):988—992.

［36］ Yamamoto T,Allan RN,Keighley MR. Effect of fecal diversion alone on perianal Crohn's disease. World J Surg,2000,24:1258—1263.

［37］ Singh S,Ding NS,Mathis KL,et al. Systematic review with meta-analysis:faecal diversion for management of perianal Crohn's disease. Aliment Pharmacol Ther,2015,42(7): 783—792.

［38］ Li W,Stocchi L,Elagili F,et al. Healing of the perineal wound after proctectomy in Crohn's disease patients:only preoperative perineal sepsis predicts poor outcome. Tech Coloproctol,2017,21(9):715—720.

第11章 肛周脓肿

徐民民　杨柏霖

　　肛周脓肿(anorectal abscess)是指肛门直肠周围间隙发生的急性化脓性感染而形成的脓肿。肛周脓肿和肛瘘是同一疾病的不同阶段,肛周脓肿代表急性炎症感染期,肛瘘则是脓肿引流后的慢性进程。肛周脓肿是克罗恩病患者常见的肛周病变,严重影响患者的生活质量。克罗恩病患者慢性免疫抑制、稀便刺激、伤口愈合不良,使得肛周脓肿的治疗更具有挑战性。一项涉及 7218 例肛周脓肿/肛瘘患者的回顾性研究显示,克罗恩病患者肛周脓肿/肛瘘术后并发症的发生率为 24%,而腺源性脓肿/肛瘘仅为 4.8%,克罗恩病肛周脓肿患者的手术时间和住院时间都更长[1]。

11.1　流行病学

　　腺源性感染引起的肛周脓肿在男性的发病率高于女性,其在任何年龄段均可发病,发病的高峰年龄为 20～40 岁。与发达国家发病年龄双峰化和女性比例偏高的特点不同[2],克罗恩病在我国流行病学表现出年轻化和男性患者居多的特征[3-6]。我国克罗恩病伴肛周脓肿的发病人群总体以年轻男性多见。Eglinton 等[7]研究发现,伴有肛周病变的克罗恩病患者诊断年龄显著小于无肛周病变的患者,提示肛周克罗恩病患者的发病要更早。英国一项基于人口的肛周脓肿临床研究显示,克罗恩病患者占 4.8%(7571/158713),42.5% 的患者肛周脓肿发生在克罗恩病诊断之后,16.0% 的患者在发生肛周脓肿的同时诊断克罗恩病;41.5% 的患者肛周脓肿发生于克罗恩病诊断之前,克罗恩病的中位确诊时间为 14 个月[8]。

　　肛周脓肿在肛周克罗恩病患者中的发病率仅次于肛瘘。Eglinton 等[9]的另一项研究结果显示,在 190 例肛周克罗恩病患者中,最常见的病变是瘘管(50.0%),其次是肛周脓肿(42.1%)。竺平等[10]报道,一项 52 例的单中心肛周克罗恩病患者的临床特征分析显示,肛瘘所占的比例为 61.5%,其次是肛周脓肿(占 30.8%);27 人(51.9%)有肛周脓肿引流手术史。来自同一中心的另一项研究显示,40.3%(56/139)的克罗恩病肛瘘患者既往有肛周脓肿引流手术史,也反映出肛周脓肿在克罗恩病肛周病变患者中高发[11]。

155

11.2　病因病理

　　90％的肛周脓肿是非特异性隐窝腺感染导致的,其他特异性病因包括炎症性肠病、损伤、恶性肿瘤、结核、放线菌病、HIV 等。腺源性学说认为脓肿来源于肛门腺感染和肛门腺导管的堵塞,感染物、细菌进入肛隐窝,形成肛隐窝炎;肛隐窝炎继续扩散引起肛门腺炎,炎症刺激内括约肌痉挛而压迫腺导管,感染的肛门腺液体不能迅速排出,从而向肛门直肠周围间隙扩张;炎症通过括约肌间的淋巴和血管,向肛门直肠周围间隙内的疏松脂肪组织扩散,形成不同部位的脓肿。

　　克罗恩病引起的肛周脓肿,其机制不完全是腺源性学说能够解释的。克罗恩病本身表现出消化道全层的炎症改变,透壁性溃疡最终导致腹腔或肛门直肠周围的瘘管和脓肿。现有文献报道多关注克罗恩病肛瘘的形成机制,很少有关注克罗恩病肛周脓肿形成的病理机制,但是克罗恩病肛周脓肿的形成机制是否等同于肛瘘的形成机制尚未可知。研究认为,与肛瘘和脓肿相关的遗传因素与染色体 5q31(IBD5)易感位点的特异基因变异相关,包括有机阳离子转运体(organic cation transporter,OCTN)和免疫相关的 GTPase 家族 M 蛋白(immunity-ralated GTPase family M protein,IRGM)基因[12]。OCTN 和 IRGM 都扮演了细胞内病原菌杀戮和其他功能的发展及保护角色。核苷酸结合寡聚化结构域蛋白 2(nucleotide-binding oligomerization domain 2,NOD2)/胱冬蛋白酶激活与募集区 15(caspase-activation recruitment domain 15,CARD15)基因型与肛周克罗恩病之间的关系研究没有确定的相关性结论。不同种族的易感基因不同,西方学者多认为 NOD2 基因突变与回肠病变、纤维性狭窄、穿透病变、肛周瘘管性病变,以及手术率升高相关,IRGM 基因突变与内瘘及肛瘘相关,但这两种基因尚未在中国、日本、韩国人群中得到验证[13]。同样,研究发现多种微生物与肛周疾病有关,但没有定论。肛周克罗恩病患者体内微生物群的变化可能是克罗恩病的主要致病因素之一,也可能是继发变化。

11.3　临床表现

11.3.1　诊断标准

　　肛周脓肿的诊断通常基于病史和体格检查。克罗恩病肛周脓肿的病史采集除典型的脓肿临床症状外,还包括肛门括约肌功能、肛门直肠手术史,及相关胃肠道、泌尿道、妇科病史等信息。

　　肛周脓肿的典型症状有疼痛、肿胀、发热。位置表浅的肛周脓肿局部症状更为明显,全身症状可以表现轻微;位置较深、范围较广泛的坐骨直肠间隙的脓肿,表现有局部的红肿疼痛、发热、倦怠、腰骶部胀痛等全身症状也较为显著;而位置更深的骨盆直肠间隙、直肠后间隙等部位的脓肿,局部症状往往并不明显,但发热、恶寒、倦怠等全身症状明显,有时会伴有排尿和排便障碍。肛门直肠指诊可触及脓肿部位膨隆和波动感,或触及压痛的肿块。患者有时因为极度的疼痛而可能需要在镇静或麻醉下完成直肠指诊。克罗恩病患者的肛周脓肿临床表现除上述特点之外,通常还有病变部位的肿块僵硬、脓肿部位的皮肤粗糙、增厚甚至橘皮样改变,皮肤颜色呈现暗红色或者紫暗色,界限不清[14]。相关图例见图 11.1。

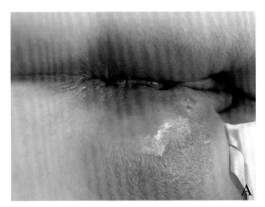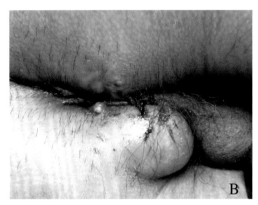

图 11.1　克罗恩病肛周脓肿。图 A:(女,32 岁)左侧坐骨直肠间隙脓肿,脓肿皮肤表面橘皮样改变。图 B:(男性,22 岁)左前侧脓肿伴肛缘皮赘,右侧肛瘘形成。(图片由南京中医药大学附属医院提供)

11.3.2　鉴别诊断

1.肛周毛囊炎、疖肿

　　肛周毛囊炎、疖肿指肛周毛囊或皮脂腺因细菌感染而发生的化脓性炎症。病原菌主要是葡萄球菌。初起为红色的丘疹,逐渐演变成丘疹性脓疱,中间有毛发贯穿,周围红晕有炎症,通常反复发作,经久不愈。疖肿表现为深在感染的红色硬结,疼痛剧烈;随后,硬结化脓,中央有坏死脓栓,破溃后脓液脓栓排出。毛囊炎和疖肿都没有与肛管直肠相通的瘘道。

2.化脓性汗腺炎

　　化脓性汗腺炎(hidradenitis suppurativa,HS)是一种慢性复发性炎症性皮肤病。典型表现为腋窝、乳房下区、肛周等毛囊皮脂腺、顶泌汗腺分布丰富部位慢性复发性的深在疼痛性结节、脓肿、窦道和桥形疤痕。肛周和会阴生殖三角区是化脓性汗腺炎侵犯的区域,两种疾病容易混淆。17%～40%的克罗恩病患者伴发肛周化脓性汗腺炎,病变常与肛周瘘管型病变症状重叠。因为齿线及以上部位没有顶泌腺,所以化脓性汗腺炎病灶通常远离肛管直肠,不会延伸到齿线部位。克罗恩病患者的肛周脓肿可以由肛门腺感染和(或)消化道的透壁性炎症引发,因此脓腔与齿线及齿线上方的直肠壁相通(见图 11.2)。

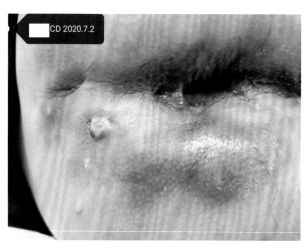

图 11.2 克罗恩病伴肛周化脓性汗腺炎（Hurley Ⅲ 期）。（男，26 岁）左侧臀部广泛的暗褐色硬结，伴窦道形成和疤痕，病灶与肛门直肠不相通，挤压有脓性分泌物。（图片由南京中医药大学附属医院提供）

3. 肛周坏死性筋膜炎

肛周坏死性筋膜炎（perianal necrotizing fasciitis，PNF）是由多种细菌混合感染导致的急性暴发性感染性疾病。表现为沿肛周和会阴三角区筋膜迅速蔓延的感染，受累部位皮肤、皮下组织及筋膜广泛进行性坏死（见图 11.3），但肌肉组织大多正常，伴随全身脓毒血症，甚至出现感染性休克、多器官功能衰竭。典型的肛周坏死性筋膜炎临床表现为与体征不相称的肛周剧烈疼痛、皮肤高张力性肿胀、张力性水疱和阴囊肿胀等。早期的肛周坏死性筋膜炎因症状不典型，易被误诊为肛周脓肿。

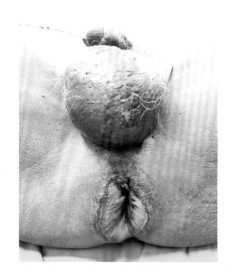

图 11.3 肛周坏死性筋膜炎。肛周皮肤、皮下组织及筋膜坏死，阴囊肿胀，颜色紫红，阴囊皮肤局部有坏死，可触及捻发音。（图片由南京中医药大学附属医院提供）

11.3.3 临床分类与评估

根据肛管直肠周围间隙对脓肿进行分类，包括：肛周脓肿、坐骨直肠间隙脓肿、括约肌间脓肿等肛提肌下间隙脓肿,以及骨盆直肠间隙脓肿、直肠后间隙脓肿、直肠黏膜下脓肿、高位肌间脓肿等肛提肌上间隙脓肿(见图 11.4)。感染可以沿着括约肌间、肛管前后浅间隙或深间隙以及肛提肌上间隙扩展,形成马蹄形脓肿(见图 11.5)。

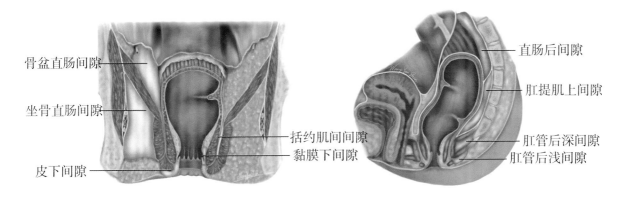

图 11.4　肛门直肠周围横断面、矢状面间隙脓肿

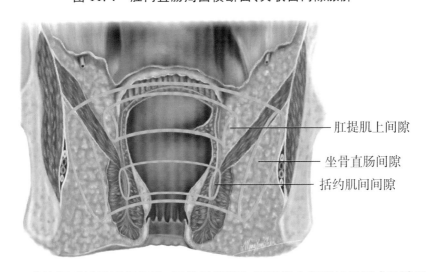

图 11.5　感染通过括约肌间间隙、肛管后间隙和肛提肌上间隙扩展形成马蹄形脓肿

11.4　影像学检查

11.4.1　超声检查

经直肠腔内超声(transrectal ultrasonography,TRUS)为盆底结构、肛管直肠疾病提供准确信息,是临床评估肛周脓肿或肛瘘的经济、有效的方法,准确率为 86%～95%,内口识别准确率为 62%～94%,是 MRI 的有效替代方法。注射过氧化氢溶液可以提高诊断的准确性和内口识别率。但是腔内超声诊断的可靠性取决于操作者，且受限于自身的穿透深度，故通过腔内超声不能准确地识别深部和远处脓肿。

　　肛周脓肿腔内超声的图像表现：在肛管直肠周围软组织内探及低回声或形态各异的以无回声为主的囊实混合性团块状回声，内部有回声点漂移感，边界尚清，后方回声增强[15]。①炎症期：病灶范围呈较局限的低回声团块，呈实性感，内部回声多较均匀，边界不清，未见明显包膜。②脓肿形成期：大小不等、形状各异的低回声或混合回声区，壁厚且内壁毛糙，中心呈无回声区，无回声区内见稀疏或密集的回声点，间或有斑片状高回声区，加压探头，脓肿内容物有流动感（见图 11.6）。③慢性期：病灶呈非均匀性液性无回声区或低回声区，可呈囊性，张力低，与皮肤或黏膜间有一条或数条管状低回声相通。

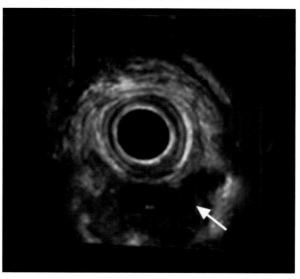

图 11.6　脓肿形成期在肛管后侧探及低回声区域，中心无回声区有稀疏回声点，内壁毛糙。（图片由南京中医药大学附属医院提供）

11.4.2　磁共振检查

　　磁共振检查具有多方位成像、扫描视野大、软组织分辨率良好等优点，有助于评估肛管直肠周围化脓性病变。美国结肠和直肠外科医师学会（ASCRS）关于肛周脓肿和肛瘘管理指南指出 MRI 对肛周脓肿及肛瘘的诊断优于 CT[16]。2016 年欧洲克罗恩病和结肠炎组织（ECCO）联合欧洲胃肠道和腹部放射学协会（ESGAR）共同发布的炎症性肠病诊断评估指南指出，MRI 是肛周克罗恩病诊断和分类最准确的影像学方法，作为一线检查方法推荐[17]。MRI 联合麻醉下检查（examination under anesthesia，EUA）或 TRUS，可提高准确性。MRI 没有辐射的弊端，对于克罗恩病肛周病变需要反复术前评估、术后监测的情况更具有可操作性。Schwartz 等[18]比较了 EUA、MRI 和 TRUS 在肛周瘘管性病变中的应用，结果其诊断准确率分别为 91％、87％和 91％，当两种检查结合时准确率可达 100％。根据 Buchanan 等[19]的研究结果，MRI 对肛周脓肿的评估和分类准确性都优于另外两种方法（MRI，90％；TRUS，81％；EUA，61％），18％的病例通过 MRI 可以发现 EUA 未能发现的潜在瘘管，从而改变手术方式。因此，除非需要急诊脓肿引流，否则 MRI 检查应在麻醉下探查之前进行。

肛周脓肿的 MRI 影像学特征：脓肿在 T_1WI 序列表现为片状等信号或低信号；在 T_2WI 序列表现为片状高信号；在 T_2WI 脂肪抑制序列（T_2WI-FS）可以更加清晰地显示脓肿，以及周围弥漫或局限性网格状高信号的炎症水肿；脓腔内炎症细胞、微生物及蛋白质形成的黏稠液体对水分子有强烈吸附作用而使其弥散受限，因此弥散加权成像呈现高信号；T_1WI 增强扫描，脓腔壁因富有血管而明显强化，脓腔不强化呈低信号。相关图例见图 11.7。

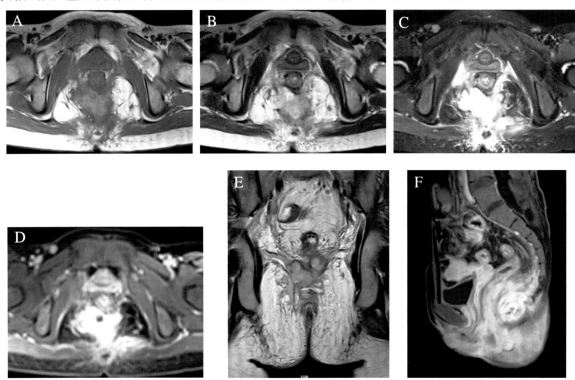

图 11.7　克罗恩病患者，女性，32 岁。磁共振显示复杂性脓肿形成。脓肿 T_1WI 序列低信号（图 A）；T_2WI 序列高信号影（图 B）；T_2WI 压脂序列明显高信号（图 C）；T_1WI 强化序列脓肿壁强化，脓腔内不强化（图 D）；冠状位 T_2WI 序列显示马蹄形肛瘘伴肛提肌上脓肿（图 E）；矢状位 T_1WI 强化序列，直肠因炎症明显强化、增厚，盆底肌下方见肛管后深间隙脓肿（图 F）。（图片由南京中医药大学附属医院提供）

11.5　治　疗

克罗恩病肛周脓肿需要多模式治疗，涉及消化内科、外科、营养科、精神科和护理的合作。及时、有效的脓肿引流是克罗恩病患者伴发肛周脓肿进行下一步治疗的前提。肠道病变的诱导和维持治疗是疾病整体向愈的基础。脓肿引流后，具体治疗药物的选择需要个体化设定，抗生素治疗可作为一种辅助治疗手段。脓毒血症一旦得到控制，及时应用生物制剂或联合免疫抑制剂治疗是更适宜的选择。尽管没有证据支持营养治疗对肛周病变的疗效，但对于营养不良的患者，改善营养状况能够促进肛周病变愈合。

11.5.1 药物治疗

切开引流是药物治疗的前提。肛周脓毒血症显著影响生物制剂、免疫抑制剂和皮质类固醇等药物的临床应用。

辅助使用抗生素没有改变腺源性肛周脓肿的治愈率，没有减少复发，对于身体状况良好的非复杂性肛周脓肿患者，在行脓肿切开引流术后不推荐常规使用抗生素；但对于伴有蜂窝组织炎、系统性疾病以及潜在免疫抑制的肛周脓肿患者，仍推荐使用抗生素治疗[16]。ECCO 指南建议，对克罗恩病伴发肛周脓肿患者，在脓肿初期炎症阶段或切开引流后，建议使用抗生素治疗[20]。目前，甲硝唑和环丙沙星被普遍认可是治疗克罗恩病肛周感染的有效抗生素，能够改善肛周病变患者的临床症状，但很少能够完全治愈，停药后病情往往会复发或加重。

激素虽可控制肠道炎症反应，但可能加重克罗恩病肛周脓肿的症状，增加手术风险。美国胃肠病学院（American College of Gastroenterology，ACG）指南明确指出，不建议应用糖皮质激素治疗克罗恩病肛瘘或肛周脓肿[21]。硫唑嘌呤、6-巯基嘌呤等免疫抑制剂治疗克罗恩病肛周病变主要是针对肛瘘进行治疗，但存在起效时间长、需要严密监测骨髓抑制等缺点。文献关于免疫抑制剂在克罗恩病患者合并肛周脓肿时的应用报道极其有限，建议仅在肛周脓肿得到充分引流后，才使用硫唑嘌呤或 6-巯基嘌呤。

感染也是生物制剂的治疗禁忌，这点与免疫抑制剂一样。克罗恩病患者只有在肛周脓肿充分引流后才可以考虑使用生物制剂，或联合使用环丙沙星。免疫抑制剂和生物制剂联合应用会增加感染的发生率。文献没有明确推荐肛周脓肿引流术后使用生物制剂的时机。与腹部手术后 2 周内不推荐使用生物制剂不同，生物制剂可以促进肛周手术创面的生长，我们的临床经验是在肛周脓肿引流术后感染得到有效控制、实验室检查结果正常时即可用药。

11.5.2 手术治疗

外科引流依然是肛周脓肿最基本的治疗。原则上，切口应紧靠肛缘，以缩短形成潜在瘘管的长度并确保引流通畅。如果疑有肛周脓肿，又没有条件立即行 MRI 检查，建议尽快麻醉下探查，并同时行脓肿引流术。

肛周脓肿的手术入路需要根据脓肿的部位和来源做出选择。皮下间隙、坐骨直肠间隙和肛管后浅间隙的脓肿直接在脓肿表面呈放射状或弧形切开，切口尽可能靠近肛缘，并注意不要损伤肛门括约肌。括约肌间或黏膜下脓肿应沿括约肌间层面切开经直肠引流。肛提肌上方骨盆直肠间隙、直肠后间隙脓肿应根据脓肿的来源确定引流方式。脓肿沿括约肌间间隙向上蔓延，则应当通过括约肌间入路经直肠引流；脓肿经坐骨直肠间隙穿透肛提肌向上蔓延，则应当通过坐骨直肠间隙切口经肛提肌向肛周引流（见图 11.8）。对于盆腔来源脓肿，则需要在 CT 定位下经直肠或肛周穿刺置管引流，部分患者甚至需要经腹腔引流。

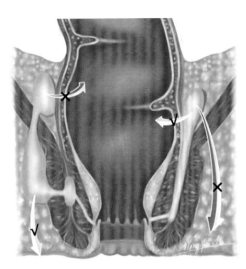

图 11.8　肛提肌上方脓肿的引流方向。脓肿经坐骨直肠间隙穿透肛提肌向上蔓延,则应当通过坐骨直肠间隙切口向肛周引流(不可以经直肠引流,以免形成高位内口);脓肿经括约肌间间隙蔓延到肛提肌上方,则应当经直肠引流或经括约肌间引流(不可以经坐骨直肠间隙引流,以免形成更为复杂的括约肌上方瘘或括约肌外侧瘘)。√,表示引流途径正确;×,表示引流途径错误

肛周脓肿患者中,30%～70%会伴发肛瘘。炎症反应和组织水肿使内口难以辨别,盲目探查可能造成假道或更大创伤。此外,克罗恩病疾病自身进展可导致括约肌复合体损伤,直肠炎症导致直肠顺应性降低。即使是中等程度的括约肌功能下降,也可能因结肠吸收水分障碍、直肠容积及顺应性下降而造成肛门失禁。因此,在克罗恩病肛周脓肿切开引流时,不建议同时行瘘管切开,挂线引流是更加稳妥的方法。

脓腔若无明显管道与肛管直肠相通勿盲目探查,行脓肿单纯切开引流或深部脓腔置管引流,在脓腔缩小过程中逐步撤除引流管。如肛周脓肿有明确内口,则建议橡皮筋挂线引流。挂线引流具有以下重要意义:①使脓腔始终处于开放状态,从而有效控制局部感染,防止脓肿反复发作;②保持肛门外括约肌的完整性,防止切割挂线造成肛门功能下降的风险;③标志内外口与瘘管的解剖关系,为后期肛瘘确定性手术提供解剖依据。

对于克罗恩病患者肛周难以控制的脓毒血症,粪便转流是一种可行的治疗方法。然而,根据粪便转流治疗克罗恩病肛瘘的研究数据,早期缓解率很高(81%),但仅有 26%～50% 的患者可以获得持续缓解,多数患者最终无法恢复肠道连续性,需要接受直肠切除[22]。

11.6　克罗恩病合并肛周脓肿病例分享

患者,女性,39 岁,肛周肿块伴疼痛 1 月余。

患者 1 个月前出现肛周肿痛,伴发热恶寒,外院使用抗生素未见好转。至南京中医药大学附属医院就诊时肛旁肿痛明显,伴有低热,便秘和腹泻交替,半年内体重减轻 10kg。患者外公、父亲、舅舅有消化系统肿瘤病史。入院专科检查:肛周红肿、触痛,肤温升高,按压波动

感明显，指诊肛肠环质软。MRI 提示坐骨直肠间隙马蹄形脓肿（见图 11.9）。结合患者全身和局部症状，诊断"肛周脓肿"，"炎症性肠病"不能排除。急诊腰麻下行肛周脓肿切开挂线引流术（见图 11.10A）。

　　肛周脓肿术后半个月完善相关检查。①小肠 CTE 未见异常；②纤维肠镜见末端回肠炎；③胃镜见慢性胃炎伴糜烂，十二指肠球炎伴增生；④小肠镜显示回肠远端见十余枚溃疡，底部欠平坦，覆盖白苔，周围黏膜充血、增生改变，溃疡间见正常黏膜，回盲瓣变形，见不规则溃疡及结节样增生改变。确诊克罗恩病（A2L1B1P）。英夫利昔单抗诱导并规律性维持治疗。半年后复查小肠镜见回肠中段散在多枚疤痕息肉样增生，局部糜烂，回盲瓣正常，伴肛瘘形成。MRI 提示经括约肌肛瘘。行改良经括约肌间肛瘘结扎术（见图 11.10B）。

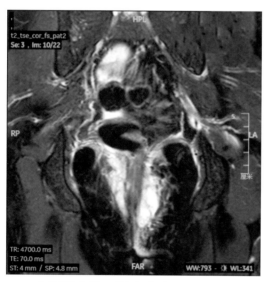
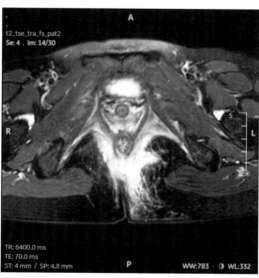

图 11.9　克罗恩病伴肛周脓肿引流前（两侧坐骨直肠间隙、肛管后间隙马蹄形脓肿），内口位于 6 点位肛肠环平面。（图片由南京中医药大学附属医院提供）

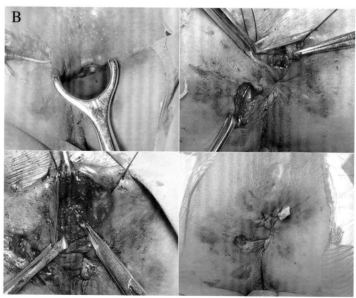
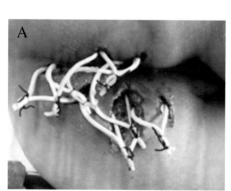

图 11.10　手术治疗。图 A：第一次脓肿引流手术；图 B：英夫利昔单抗治疗 6 个月后行改良经括约肌间肛瘘结扎术。（图片由南京中医药大学附属医院提供）

参 考 文 献

［1］Causey MW，Nelson D，Johnson EK，et al. An NSQIP evaluation of practice patterns and outcomes following surgery for anorectal abscess and fistula in patients with and without Crohn's disease. Gastroenterol Rep（Oxf），2013，1（1）：58－63.

［2］Loftus EV Jr，Sandborn WJ. Epidemiology of inflammatory bowel disease. Gastroenterol Clin North Am，2002，31（1）：1－20.

［3］李冠炜，任建安.重视我国克罗恩病流行病学的研究.肠外与肠内营养，2017，24（3）：135－137.

［4］Song XM，Gao X，Li MZ，et al. Clinical features and risk factors for primary surgery in 205 patients with Crohn's disease：analysis of a South China cohort. Dis Colon Rectum，2011，54（9）：1147－1154.

［5］Ng SC，Leung WK，Shi HY，et al. Epidemiology of inflammatory bowel disease from 1981 to 2014：results from a territory-wide population-based registry in Hong Kong. Inflamm Bowel Dis，2016，22（8）：1954－1960.

［6］Kuo CJ，Yu KH，See LC，et al. The Trend of inflammatory bowel diseases in TaiWan：a population-based study. Dig Dis Sci，2015，60（8）：2454－2462.

［7］Eglinton TW，Roberts R，Pearson J，et al. Clinical and genetic risk factors for perianal Crohn's disease in a population-based cohort. Am J Gastroenterol，2012，107（4）：589－596.

［8］Sahnan K，Askari A，Adegbola SO，et al. Natural history of anorectal sepsis. Br J Surg，2017，104（13）：1857－1865.

［9］Eglinton TW，Barclay ML，Gearry RB，et al. The spectrum of perianal Crohn's disease in a population-based cohort. Dis Colon Rectum，2012，55（7）：773－777.

［10］竺平，陈玉根，谷云飞，等.单中心肛周克罗恩病临床特点分析.中华胃肠外科杂志，2016，19（12）：1384－1388.

［11］徐民民，竺平，王浩，等.单中心 139 例克罗恩病肛瘘的临床特征分析.中国普外基础与临床杂志，2018，25（10）：1176－1182.

［12］Steele SR，Hull TL，Read TE，et al. The ASCRS Textbook of Colon and Rectal Surgery. Third ed. Arlington Heights，IL，USA：Springer Cham，2016.

［13］巫协宁.克罗恩病发病机制的初步探索.国际消化病杂志，2017，37（3）：135－139.

［14］徐民民，王浩.谷云飞教授治疗肛周克罗恩病的经验.光明中医，2014，29（12）：2503－2505.

［15］李玲华，高爽，李炯弘.三维直肠腔内超声诊断肛管直肠周围脓肿的应用价值.中国超声医学杂志，2016，32（05）：461－463.

［16］ Vogel JD，Johnson EK，Morris AM，et al. Clinical practice guideline for the management of anorectal abscess，fistula-in-ano，and rectovaginal fistula. Dis Colon Rectum，2016，59(12)：1117－1133.

［17］ Maaser C，Sturm A，Vavricka SR，et al. ECCO-ESGAR Guideline for Diagnostic Assessment in IBD Part 1：initial diagnosis，monitoring of known IBD，detection of complications. J Crohns Colitis，2019，13(2)：144－164.

［18］ Schwartz DA，Wiersema MJ，Dudiak KM，et al. A comparison of endoscopic ultrasound，magnetic resonance imaging，and exam under anesthesia for evaluation of Crohn's perianal fistulas. Gastroenterology，2001，121(5)：1064－1072.

［19］ Buchanan GN，Halligan S，Bartram CI，et al. Clinical examination，endosonography，and MR imaging in preoperative assessment of fistula in ano：comparison with outcome-based reference standard. Radiology，2004，233(3)：674－681.

［20］ Gionchetti P，Dignass A，Danese S，et al. 3rd European Evidence-based Consensus on the Diagnosis and Management of Crohn's Disease 2016：Part 2：Surgical Management and Special Situations. J Crohns Colitis，2017，11(2)：135－149.

［21］ Lichtenstein GR，Loftus EV，Isaacs KL，et al. ACG clinical guideline：management of Crohn's disease in adults. Am J Gastroenterol，2018，113(4)：481－517.

［22］ Gecse KB，Bemelman W，Kamm MA，et al. A global consensus on the classification，diagnosis and multidisciplinary treatment of perianal fistulising Crohn's disease. Gut，2014，63(9)：1381－1392.

第12章 肛 瘘

孙薛亮　强也　李静　杨柏霖

肛瘘是克罗恩病的常见并发症,病情复杂多变,治疗难度大。肛瘘作为克罗恩病的侵袭性表现,是疾病预后差的危险因素,与致残性疾病进程更严重、肠外表现更多和激素抵抗相关,其频繁复发,严重影响患者生活质量。克罗恩病肛瘘(perianal fistula of Crohn's disease,PFCD)的管理需建立在全面评估患者全身状况和瘘管局部特征的基础上,包括系统的实验室检查、影像学评估和内镜检查,以明确全身炎症与营养状况,肛管直肠瘘管的解剖学特征,以及是否存在直肠炎和肛周病变炎症活动程度等。尽管大多数患者需要手术干预,但多学科联合治疗是目前克罗恩病肛瘘的最佳管理模式。

12.1 流行病学与自然进程

克罗恩病肛瘘的发病率为 $17\%\sim43\%$[1-5]。基于人群的研究显示,17.2%的肛瘘作为首发症状出现在克罗恩病诊断之前,26.9%和55.9%的肛瘘分别于克罗恩病诊断时和诊断后发生;随着克罗恩病病程延长,肛瘘发病率也逐渐增高,克罗恩病诊断后10年和20年的肛瘘累积发病率分别为16.9%和28.3%[2]。另一项研究结果表明,克罗恩病诊断后1年、5年、10年、20年和30～40年,肛瘘累积发病率分别为11%、15%、18%、23%和24%,此后逐渐趋于稳定[3]。肛瘘发病率因克罗恩病肠道病变部位不同而异,回肠型、回结肠型和结肠型克罗恩病患者的肛瘘发病率分别为12%、15%和41%,直肠受累患者的肛瘘发病率高达92%[4]。

与腔内病变相同,克罗恩病肛瘘的自然病程也以缓解与复发交替为特征。来自丹麦的一项研究显示,中位随访10年,65.2%的患者克罗恩病肛瘘获得临床缓解,中位缓解时间为6.5个月,但高达80%的患者出现反复发作[1]。简单肛瘘的治愈率显著高于复杂性肛瘘。Molendijk 等[5]报道,经过10年随访,简单肛瘘的持续缓解率为66.7%,而复杂性肛瘘的持续缓解率仅为37.0%。Park 等[3]基于人群队列研究显示,中位随访16.2年,18.8%的患者因克罗恩病肛瘘需行直肠切除术,瘘管发生后10年和20～40年的直肠累积切除率分别为20%和22%。

克罗恩病肛瘘癌变是极其罕见的,其发生风险与瘘管病程有关。一项纳入2382例克罗恩病肛瘘患者的研究结果显示,肛瘘癌变率为0.79%;从克罗恩病确诊至肛瘘癌变的平均间期为25.4年,而肛瘘诊断与癌变的平均间期为6.0年[6]。

167

12.2　病因病理

"腺源性感染"是目前公认的肛瘘发病机制。肛门腺位于肛门内外括约肌间隙内，通过腺导管开口于肛隐窝。大多数肛管直肠感染来源于肛门腺感染引起的括约肌间脓肿，继而向周围间隙扩散形成腺源性肛瘘或脓肿。克罗恩病患者伴发的肛瘘，少数为腺源性感染，绝大多数为由肛管直肠溃疡机械性损伤或感染形成的继发性病变。由于直肠腔内高压使粪便等感染源通过肛管直肠透壁性溃疡向周围组织和间隙蔓延、感染，最终形成瘘管性病变。肛管上皮/黏膜纵形浅溃疡（U1a、U1b）常继发形成低位肛瘘或括约肌间瘘（F1a、F1c），在女性前侧则形成肛门前庭/阴道瘘（F1b）。透壁性深溃疡通常位于肛管直肠环或远端直肠（U2a、U2b），继发形成高位经括约肌肛瘘，并可能向上突破肛提肌形成较大的肛提肌上盲腔（F2a），或者是括约肌外侧瘘（F2b）。克罗恩病肛瘘的典型特征是炎症向正常组织内穿凿性侵蚀，肉芽组织过度生长，但很少出现浓稠脓液（见图 12.1）。

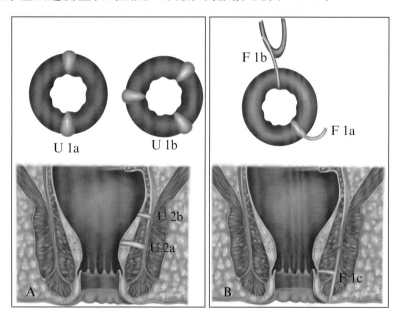

图 12.1　克罗恩病肛瘘形成机制。图 A：肛管直肠溃疡性病变，U1a 表示中线浅溃疡，U1b 表示侧方浅溃疡，U2a 表示肛管深溃疡，U2b 表示直肠深溃疡。图 B：低位肛瘘，F1a 表示低位肛瘘，F1b 表示直肠阴道瘘，F1c 表示括约肌间肛瘘。图 C：高位肛瘘，F2a 表示经括约肌肛瘘向上穿透肛提肌形成盲腔，F2b 表示括约肌外侧肛瘘

目前，克罗恩病肛瘘病理机制仍不明确。上皮间质转化（epithelial-to-mesenchymal transition，EMT）和基质重塑酶（matrix metalloproteinase，MMP）在克罗恩病肛瘘形成过程中发挥重要作用。上皮间质转化过程中，分化的上皮细胞转化为间质细胞。移行细胞中上皮细胞标记物 E-cadherin 和紧密连接蛋白表达降低，Snail、Slug 和 Twist 等上皮间质转化转录因子表达上调，α-SMA、Vimentin 和 N-cadherin 等间质细胞标记物表达增加。克罗恩病肛瘘

内发现具备上述特征的移行细胞(transitional cells,TC)证实了上皮间质转化在瘘管形成中发挥作用[7]。炎症是上皮间质转化的强效诱导因素。肠道炎症诱导上皮细胞发生上皮间质转化后,移行细胞获得迁移和侵袭能力,穿透黏膜深层,造成肠壁局部组织损伤,形成管状结构,最终与肛周皮肤贯通。基质重塑酶通过降解细胞外基质,持续重塑细胞内基质。基质重塑酶活性增强导致免疫介导的组织损伤,与克罗恩病发病密切相关。人胎儿肠炎模型中,MMP-3 增加导致肠道组织广泛损伤,抑制 MMP-3 活性可有效阻止肠道损伤[8]。肠上皮组织中 MMP-9 过表达能加重葡聚糖硫酸钠盐(dextran sulfate sodium salt,DSS)诱导的小鼠结肠炎,靶向敲除 MMP-9 能缓解肠道炎症[9]。克罗恩病瘘管组织中,MMP-3 和 MMP-9 表达明显增加,而金属蛋白酶组织抑制剂(tissue inhibitor of metalloproteinases,TIMPs)蛋白低表达,说明基质重塑酶在克罗恩病肛瘘病理机制中具有重要作用[10]。

12.3　临床表现与分类

12.3.1　临床表现

克罗恩病肛瘘有双重病因。部分可能起源于肛腺感染,并因克罗恩病肠道炎症的影响而加重,这些瘘管原则上可以按照腺源性肛瘘来治疗。然而,大部分克罗恩病肛瘘由肛管直肠溃疡机械损伤并继发感染导致,内口通常位于肛管或直肠内溃疡部位(见图 12.2A)。但就克罗恩病患者而言,无论是肛管直肠溃疡继发性损伤或感染导致的肛瘘,抑或是腺源性肛瘘,两者临床症状和体征均难以区分,且都存在术后创面愈合困难、复发率高的风险,因此临床上将这两种肛瘘均视为与克罗恩病疾病相关的肛瘘,统称为克罗恩病肛瘘。体形消瘦的青少年若伴发复杂性或复发性肛瘘,应高度怀疑克罗恩病肛瘘(见图 12.2B)。而术后创面不愈合也是克罗恩病肛瘘的另一个重要特征(见图 12.2C)。此外,肛瘘伴发明显直肠炎、合并不明原因的肛管直肠狭窄、多发结节样增生外口,以及瘘管外口凹陷等,应高度怀疑克罗恩病(见图12.3)。腺源性肛瘘与克罗恩病肛瘘的临床特征区别见表 12-1。

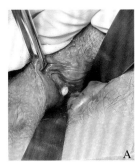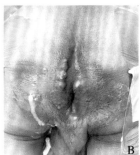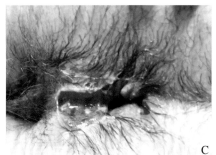

图 12.2　克罗恩病肛瘘临床特征。图 A:肛瘘内口位于肛管溃疡处;图 B:发生于体形消瘦患者的复杂肛瘘;图 C:术后创面肉芽组织水肿、不愈合。(图片由南京中医药大学附属医院、苏州市中医院提供)

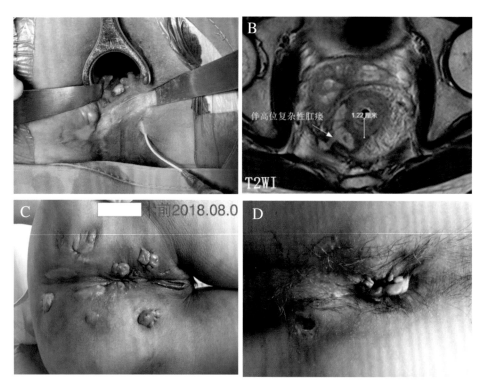

图 12.3 有异常表现的局部特征需要考虑克罗恩病肛瘘。图 A：肛瘘伴有明显的直肠炎症；图 B：高位复杂性肛瘘伴直肠狭窄，直肠 MRI 显示直肠壁明显增厚；图 C：肛周多发增生性瘘管外口；图 D：肛瘘外口呈凹陷性潜行侵蚀，肛周见典型的象耳状皮赘。（图片由南京中医药大学附属医院提供）

表 12-1　腺源性肛瘘与克罗恩病肛瘘的临床特征区别

项目	腺源性肛瘘	克罗恩病肛瘘
病因	肛腺感染	肛管直肠透壁性溃疡机械性损伤或感染
内口	内口单一，位于齿线部位	内口数量、位置不确定
范围	范围局限，符合 Park's 分类	范围广而复杂，Park's 分类无法全面反映
瘘管特征	瘘管狭小	瘘管宽大
直肠炎症	无直肠炎症	直肠炎症、狭窄
邻近器官	不侵犯邻近器官	邻近器官受侵（伴发直肠阴道瘘、直肠尿道瘘）
肛周伴发病变	很少伴发其他肛周病变	伴发其他肛周病变
肠道症状	无	腹泻、腹痛等

12.3.2　临床分类

　　为了制定正确的治疗方案，外科医师和消化内科医师应更好地了解克罗恩病肛瘘的分类。临床最常用的肛瘘分类是 Park's 等于 1976 年提出的 Park's 分类[11]。Park's 分类依据精确的肛周解剖,以肛门外括约肌为标志,根据肛瘘主管走行特征将其分为括约肌间肛瘘、经括约肌肛瘘、括约肌上肛瘘和括约肌外肛瘘(见图 12.4)。括约肌间肛瘘是指瘘管穿过肛门内括约肌,局限于括约肌间间隙走行,未穿过肛门外括约肌。经括约肌肛瘘是指瘘管穿过肛门内括约肌、肛门外括约肌,与肛周皮肤连通。括约肌上肛瘘是指瘘管穿过肛门内括约肌后,在括约肌间间隙内向上走行,继而穿过肛提肌后进入坐骨直肠间隙与肛周皮肤连通。括约肌外肛瘘是指瘘管内口位于直肠,管道穿透肛提肌后与肛周皮肤连通。Park's 分类对腺源性肛瘘的临床诊治具有重要的指导意义。但克罗恩病肛瘘存在更为复杂的支管和(或)脓腔,内口可能不在齿线部位,常合并皮赘、肛管直肠溃疡、直肠阴道瘘和肛管直肠狭窄等其他克罗恩病肛周表现,这些临床表现常会影响治疗方案的选择及患者预后。因此,Park's 分类无法全面反映克罗恩病肛瘘的复杂程度,对指导克罗恩病肛瘘治疗有极大的局限性。

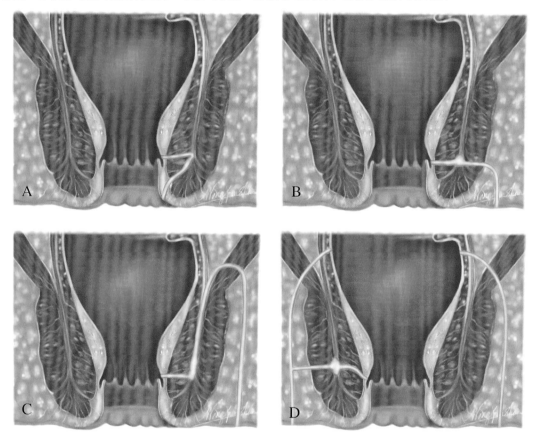

图 12.4 肛瘘 Park's 分类。图 A:括约肌间肛瘘;图 B:经括约肌肛瘘;图 C:括约肌上肛瘘;图 D:括约肌外肛瘘

美国胃肠病学会(AGA)肛周克罗恩病技术审查小组提出了一种简化但更具有临床相关性的分类方法——将克罗恩病肛瘘分为简单肛瘘和复杂肛瘘两类[12]。简单肛瘘包括皮下肛瘘、低位括约肌间肛瘘或经括约肌肛瘘;肛瘘只有 1 个外口,无肛周脓肿,无直肠阴道瘘、肛管直肠狭窄和活动性直肠炎。复杂肛瘘包括高位括约肌间肛瘘或经括约肌肛瘘、括约肌上肛瘘、括约肌外肛瘘;肛瘘有多个瘘管外口,合并肛周脓肿、直肠阴道瘘、肛管直肠狭窄或活动性直肠炎。克罗恩病肛瘘的诊断与治疗需要多学科协作,AGA 分类有利于多学科临床医生对这类复杂疾病进行共同讨论和制定治疗方案。AGA 分类中,与简单肛瘘相比,尽管同样合并有肠道病变，但复杂肛瘘患者在积极的手术干预后，仍具有较低的瘘管治愈率和更高的复发可能性，肛门失禁的风险也显著增加。

关于克罗恩病肛瘘的更多临床分类与评估见第 5 章。

12.4　影像学检查

对克罗恩病肛瘘进行初步评估时，应仔细询问患者的特异性病史。局部检查应仔细进行肛周触诊和直肠指诊，同时记录有无肛周皮赘、肛管直肠溃疡、直肠狭窄等克罗恩病特征性肛周表现。鉴别诊断需排除肛周化脓性汗腺炎、感染性疖肿、结核性病变和梅毒等传染性病变。建议行肛门镜或乙状结肠镜，确认肛瘘内口和直肠炎症情况。

无论采用哪种分类系统，针对克罗恩病肛瘘准确的解剖学描述都是至关重要的，尤其应当注意瘘管涉及范围（括约肌间、肛提肌下、肛提肌上）和马蹄形走行。由经验丰富的结直肠外科医师进行麻醉下探查（examination under anesthesia，EUA）被视为评估复杂性克罗恩病肛瘘的金标准。如果存在或疑有肛周脓肿，应及时进行麻醉下探查，并尽快引流以阻止脓毒血症进展。临床常用的影像学检查主要有经肛直肠腔内超声（transrectal ultrasonography，TRUS）和盆腔磁共振（magnetic resonance imaging，MRI），这两种方法的任意一种结合麻醉下探查对克罗恩病肛瘘及其并发症进行诊断都可以达到 100％ 的准确率。计算机断层扫描（computed tomography，CT）和瘘管造影术由于准确性很低，且不能显示瘘管与肛门括约肌的关系，所以在临床已不再推荐使用。

12.4.1　经肛直肠腔内超声

经肛直肠腔内超声（TRUS）检查简便、快速，患者耐受性好，是肛瘘诊断的常用方法。TRUS 多使用 5～10MHz 高频腔内探头，可以清晰显示肛管直肠逐层的组织结构，并可动态观察肛瘘内外口的位置、瘘管的数目、走行及相互关系等，能提供具有高空间分辨率的肛门括约肌复合体图像，是识别肛瘘和脓肿的常用方法。

TRUS 常用的机械式旋转腔内探头频率为 5～10MHz，探头可在肛管内 360°旋转，对肛管及其周围结构进行放射状扫查，多角度地观察肛管结构，扫查深度约为 5cm。通过扫描获取一系列连续的二维图像进行三维重建，重建后的三维图像可以进行任意角度的旋转、切割，因此能从不同角度观察目标病变，获得更多诊断信息。

检查时，患者取左侧卧位，屈曲双侧髋关节 90°，膝关节呈休息位。检查者用手分开患者臀部，暴露肛门位置，嘱患者放松后，将充分包裹于耦合剂和探头保护套中的腔内探头经由肛门缓缓置入肛管。调整探头深度，观察瘘管的走行并寻找瘘管内口，随着探头机械扫描面的推进，对瘘管的走行做连续追踪探查。有时周围炎症组织的包绕或新形成的瘘管较狭窄，造成内口显示不清,可以通过外口向瘘管内注射 3% 过氧化氢溶液或生理盐水以增强瘘管及内口的显示。

瘘管横截面常表现为类圆形的低回声区,直径不一(见图 12.5)。随着探头机械扫描面的推进,可以连续地显示瘘管的走行,低回声离探头越来越近,低回声靠近探头表面的位置即为瘘管内口所在位置。先测量横截面的瘘管范围,然后在三维重建图像中测量矢状面上瘘管的范围(见图 12.6),在报告中描述瘘管走行的方向。某些肛瘘可能有交错走行的瘘管及多个内口。马蹄形瘘管表现为围绕肛管的弧形低回声区(见图 12.7)。内口位于外括约肌深部以上的高位瘘管可能因位置过深无法探及而漏诊。

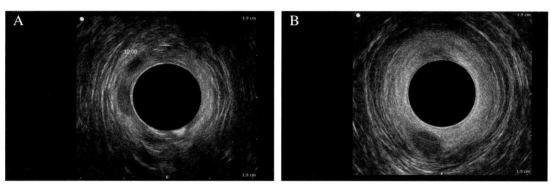

图 12.5　瘘管横截面表现为类圆形的低回声区,分别位于 10 点(图 A)和 6 点位(图 B)。(图片由南京中医药大学附属医院提供)

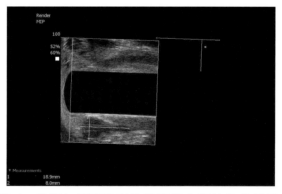

图 12.6　三维重建后的图像中,瘘管矢状面表现为沿肛管走行的条状低回声区,范围约为 18.9mm× 8.0mm。(图片由南京中医药大学附属医院提供)

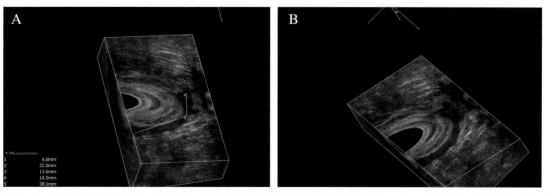

图 12.7　三维重建图像显示:马蹄形瘘管从 3 点围绕肛管弯曲走行至 6 点。(图片由南京中医药大学附属医院提供)

12.4.2　磁共振

MRI 多空间、多参数成像能力和高软组织对比度，能提供精确的影像学信息，在克罗恩病肛瘘诊断中表现出较高的敏感性和特异性，是评估克罗恩病肛瘘的金标准。欧洲克罗恩病和结肠炎组织（ECCO）指南推荐，所有伴有肛周病变的克罗恩病患者都应做 MRI 检查。MRI能从矢状位、冠状位及横截位获得原生三维断面成像，且无须重建就可获得多方位的图像，清晰显示肛管直肠周围肌肉、瘘管与肛门括约肌复合体的关系，提供外科手术所需要的解剖及病理学资料。相关图例见图12.8。此外，MRI 还可用于指导克罗恩病肛瘘临床治疗过程的监测，评估瘘管对治疗的反应，以及临床症状改善是否与影像学深度愈合一致。相关图例见图12.9。

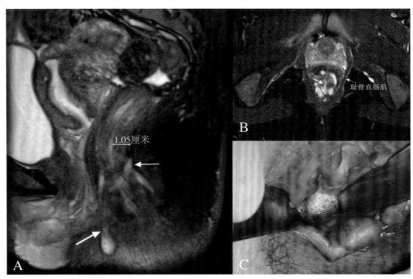

图 12.8　患者，女，31 岁，克罗恩病肛瘘。矢状位可见多个经括约肌瘘管，直肠壁明显增厚（图 A）；耻骨直肠肌平面见后侧深溃疡穿透肠壁（箭头），并在高位括约肌间形成马蹄形瘘管（图 B）；术中过氧化氢溶液证实内口位于后侧肛管直肠环平面（图 C）。（图片由南京中医药大学附属医院提供）

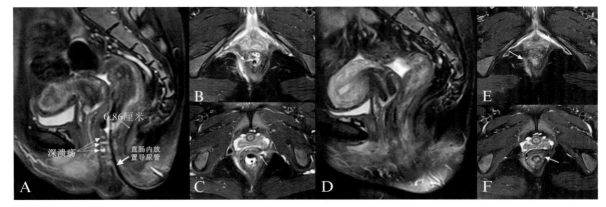

图 12.9　患者，女，25 岁，克罗恩病肛瘘伴肛管直肠狭窄。矢状位见直肠前壁多发深溃疡，直肠壁增厚（图 A），截石位 10 点见深溃疡穿透形成高位经括约肌肛瘘（图 B），1 点位见穿透性溃疡形成高位肌间瘘（图 C）。英夫利昔单抗结合肛管直肠狭窄弧形切除术（TACSt）治疗后 3 个月复查，直肠前壁深溃疡高信号消失（图 D），10 点位肛瘘明显好转（图 E），1 点位深溃疡形成的高位肌间瘘吸收（图 F）。（图片由南京中医药大学附属医院提供）

描述瘘管与肛门括约肌复合体、肛管直肠周围间隙,以及克罗恩病相关的直肠炎和直肠壁增厚对临床治疗至关重要。MRI 报告需要对克罗恩病肛瘘描述以下内容:①内口位置;②瘘管分型;③有无支管或脓腔;④是否侵犯邻近脏器;⑤直肠炎症和直肠壁增厚情况;⑥肛门括约肌复合体的完整性;⑦治疗前后影像比较,监测瘘管临床治疗效果,是否达到深度愈合。

通过 MRI 可以发现体格检查和 TRUS 不能发现的盆腔脓肿或远离肛管直肠的支管和脓腔。然而,联合使用两种技术对肛瘘的诊断准确率可以提高到 100%。

12.5　治　疗

克罗恩病的有效管理需要多学科、跨专业协作。克罗恩病肛瘘的管理更是一个复杂过程,目前尚没有足够的临床证据来确切地指导治疗,多学科诊疗(multi-disciplinary treatment,MDT)被认为是最佳的临床治疗模式。由于疾病自身发展和潜在的病理变化,对克罗恩病肛瘘应采取以内科治疗为主、以外科治疗为辅的多模式治疗方法。对于无症状、不影响肛管直肠功能的克罗恩病肛瘘,无须干预;有症状的患者常需要药物和手术联合,并遵循与患者充分沟通、共同决策的个体化治疗(包括药物选择、药物使用的时机、药物和手术的联合、药物维持时间等)。

12.5.1　药物治疗

1.氨基水杨酸和皮质类固醇

一些用于治疗克罗恩病肠道症状的常用药物,如 5-氨基水杨酸(5-ASA)衍生物和皮质类固醇等对克罗恩病肛瘘的疗效不佳。临床试验的系统评价和荟萃分析显示,5-ASA 治疗腔内克罗恩病无显著疗效,目前尚没有 5-ASA 针对克罗恩病肛瘘的临床试验。5-ASA 灌肠剂或栓剂直肠给药可以改善直肠炎症,对克罗恩病肛周病变有一定的治疗作用。不建议应用皮质类固醇药物治疗克罗恩病肛瘘。

2.抗生素

抗生素治疗克罗恩病肛瘘的文献证据质量相对较低。虽然缺乏大样本对照研究,但 ECCO 和 AGA 专家共识和指南均认可甲硝唑和环丙沙星是治疗克罗恩病肛瘘的一线抗生素,有助于改善克罗恩病肛瘘症状,作为缓解患者临床症状的初步用药。单独使用抗生素并不能维持瘘管长期愈合。一篇纳入 3 项随机对照试验的系统回顾和荟萃分析显示,使用 4～12 周抗生素可显著减少瘘管分泌物[相对危险度(RR)0.80;95%CI:0.66～0.98][13]。另一篇 Meta 分析系统回顾和分析了 15 个随机对照临床研究,与安慰剂组相比,克罗恩病肛瘘亚组分析结果显示抗生素组具有更高的应答率(瘘管分泌物减少>50%)(RR,1.64;95%CI:

$1.16\sim2.32；P=0.005)^{[14]}$。与单独应用阿达木单抗（Adalimumab，ADA）相比，环丙沙星与阿达木单抗联合治疗活动性克罗恩病肛瘘，第12周具有更为明显的临床应答（瘘管分泌物减少50%，71% vs 47%；$P=0.047$）和临床缓解率（瘘管闭合，65% vs 33%；$P=0.009)^{[15]}$。基于抗生素治疗克罗恩病肛瘘的证据，多伦多共识小组认为抗生素作为克罗恩病肛瘘的初始治疗，可以减少瘘管分泌物、防止脓肿形成，并为进一步的治疗提供桥接作用[16]。

3. 免疫抑制剂

硫唑嘌呤/巯基嘌呤等免疫抑制剂有助于克罗恩病肛瘘的瘘管闭合和维持治疗。巯嘌呤类药物联合生物制剂对克罗恩病肛瘘的治疗有积极意义，英夫利昔单抗（Infliximab，IFX）联合免疫抑制剂诱导治疗，随后英夫利昔单抗单药或免疫抑制剂治疗可维持肛周瘘管长期闭合[17,18]。他克莫司对活动性肛瘘有效，但需对药物浓度进行检测，以控制其毒性作用[19]。

4. 生物制剂

（1）抗 TNF-α 单抗

多个指南推荐抗 TNF-α 单抗类药物作为克罗恩病肛瘘诱导缓解的首选用药，如药物诱导缓解有效，建议继续将其作为维持药物[20,21]。目前，在我国上市的抗 TNF-α 单抗类原研药有英夫利昔单抗和阿达木单抗。中国国家药品监督管理局已批准4种国产抗 TNF-α 单抗上市，但目前还没有治疗克罗恩病肛瘘的相关数据。

多项研究证实，抗 TNF-α 单抗对克罗恩病肛瘘有明确的诱导和维持缓解的作用。与其他生物制剂相比，英夫利昔单抗治疗复杂性肛瘘具有更高级别的证据等级，能够有效地提高瘘管闭合率。在 ACCENTⅠ试验中，5mg/kg 或 10mg/kg 的英夫利昔单抗诱导治疗期间，瘘管完全闭合率分别为55%和38%，而安慰剂仅为13%[22]。随后 ACCENTⅡ试验证实，在54周的维持治疗期间，36%的瘘管长期闭合，安慰剂为19%（$P=0.009$）。这两项临床试验充分证实了英夫利昔单抗治疗克罗恩病肛瘘的确定性作用。在临床实践中，英夫利昔单抗常与免疫抑制剂、抗生素和手术治疗等联合使用。回顾性临床研究数据表明，诱导期英夫利昔单抗血药浓度较高的患者瘘管闭合率更高，提示伴有克罗恩病肛瘘的患者需要个体化给药[23]。CHARM 研究的亚组分析显示，在117例基线合并瘘管的患者（97%为肛周瘘管）中，阿达木单抗治疗组在56周时瘘管闭合率为33%，安慰剂组为13%（$P=0.043)^{[24]}$。尽管临床指南强烈推荐英夫利昔单抗作为克罗恩病肛瘘治疗的一线生物制剂，但对于因免疫原性导致英夫利昔单抗治疗失败（原发性无应答或继发性无应答）的患者，仍然推荐应用阿达木单抗。CHOICE 临床研究结果显示，39%（34/88）英夫利昔单抗治疗失败的患者应用阿达木单抗治疗后肛瘘达到完全闭合[25]。

研究显示，英夫利昔单抗谷浓度与瘘管治愈率显著相关，英夫利昔单抗药物高浓度有利于瘘管闭合。第4周英夫利昔单抗谷浓度与黏膜愈合和瘘管闭合率呈正相关，诱导期英夫利昔单抗谷浓度大于 $10\mu g/mL$ 显著提高了克罗恩病肛瘘的长期闭合率，且随着药物浓度的增加，闭合率逐渐增高，而出现药物抗体的患者瘘管治愈率显著降低[26]。联合使用巯嘌呤类药物或氨甲蝶呤治疗不但有协同增效作用，而且可以减少英夫利昔单抗抗体产生，提高英夫利昔单抗药物浓度，从而提高对克罗恩病肛瘘的疗效。2019年多伦多《肛周瘘管型克罗恩病医疗管理临床实践指南》推荐肛瘘患者在开始抗 TNF-α 单抗类药物治疗时就联合使用硫唑嘌呤或氨甲蝶呤[16]。尽管目前尚无前瞻性研究报道，但主动监测抗 TNF-α 单抗类药物浓度水平，并对药物浓度水平较低的患者进行剂量或用药周期调整以优化治疗，可能会有效提高瘘管治愈率。

（2）维得利珠单抗

最新的 AGA 和 ECCO 指南均认为没有足够的证据推荐使用维得利珠单抗（Vedolizumab，VDZ）治疗克罗恩病肛瘘[21,27]。维得利珠单抗是一种具有器官靶向性的人源化单克隆抗体，可选择性结合淋巴细胞表面整合素 α4β7，从而抑制淋巴细胞向肠黏膜迁移和聚集，减轻肠道局部炎症反应。目前，关于维得利珠单抗治疗克罗恩病肛瘘的结果来自 GEMIN2 临床研究的亚组分析，尽管与安慰剂相比，维得利珠单抗有促进瘘管愈合的趋势（RR：2.23；95％CI：0.57～8.72），但是治疗组最终只有 13 名患者达到治疗终点[28]。

（3）乌司奴单抗

尽管 ECCO 指南指出没有足够的证据推荐使用乌司奴单抗（Ustekinumab，UST）治疗克罗恩病肛瘘，但 2021 年 AGA 指南认为乌司奴单抗能够有效实现活动性瘘管闭合并维持瘘管的长期愈合（低质量证据）[21,27]。乌司奴单抗是一种抗 IL-12/23 p40 亚基的全人源 IgG$_1$ 单克隆抗体。三期临床研究（UNITI-1 和 UNITI-2 临床试验）亚组分析的结果显示，乌司奴单抗诱导治疗能够有效促使肛周瘘管闭合。最近一项来自法国多中心观察性回顾性研究（BioLAP 研究）纳入 207 例肛周克罗恩病患者，其中 84.1％（174/207）曾接受过抗 TNF-α 单抗治疗，95.2％（197/207）接受过免疫抑制剂治疗，28％（58/207）接受过维得利珠单抗治疗。接受乌司奴单抗治疗时，71.5％（148/207）伴有活动性肛周克罗恩病，其中 88 例同时行肛瘘挂线治疗，研究终点 38.5％（57/148）患者肛周克罗恩病治疗有效（6 个月治疗评估时，肛周病变不需要额外的内科或外科干预），50％（28/56）达到 MRI 影像学愈合，32.9％（29/88）成功拆除瘘管挂线[29]。上述研究表明，对其他生物制剂治疗失败的肛周克罗恩病患者，乌司奴单抗能有效减少外科干预。荷兰克罗恩病和结肠炎国家登记数据库［Nationwide Initiative on Crohn and Colitis (ICC) Registry，Netherlands］显示，乌司奴单抗治疗 12、24、52 周的瘘管缓解率分别为 17.2％（5/29）、37.9％（11/29）和 37.9％（11/29）[30]。但鉴于乌司奴单抗治疗克罗恩病肛瘘患者数量有限，其有效性尚需要后续更多研究的证据支持。

目前没有共识声明或指南明确抗 TNF-α 单抗治疗后克罗恩病肛瘘的最佳手术时机。早期临床研究采取的策略是：英夫利昔单抗治疗 2～3 个月，根据肠道炎症（尤其是直肠炎）状况再确定行挂线引流抑或确定性肛瘘手术[18,31]。然而，这种序贯治疗的模式可能导致肛瘘不必要的治疗延误及创面愈合不良的风险。我们早期的研究显示，英夫利昔单抗首次输注后 1 周内行肛瘘手术可以获得更高的瘘管闭合率（89.3％）和更短的瘘管愈合时间（平均 31 天）[17]。Bouguen 等[32]研究显示，肛瘘手术与英夫利昔单抗首次启动时间间隔超过 6 周可能对瘘管愈合产生负面影响。2018 年英国一项胃肠病学和肛肠外科医师关于克罗恩病肛瘘管理的国家层面调查显示，多数受访者认可正常情况下药物治疗与外科手术引流的时间应少于 6 周[33]。英夫利昔单抗诱导期肛瘘手术的高愈合率可能与诱导期高血药浓度相关，后者能够有效控制炎症并促进肛周手术切口愈合。我们最近的一项研究结果证实了上述观点，在英夫利昔单抗诱导期行肛瘘手术(平均 9 天)，与英夫利昔单抗治疗并等待肠道炎症有效控制后再行肛瘘手术(平均 188 天)，两者在肛瘘治愈率和 3 年瘘管累积复发率方面的差异无统计学意义[34]。

12.5.2 手术治疗

克罗恩病是一种无法治愈的终生性疾病，因而治疗的首要目标应当是改善临床症状，提高患者的生活质量。然而，90％以上的克罗恩病肛瘘需要手术治疗，多数患者需要接受多次手术干预[35]。对于有症状的克罗恩病肛瘘，药物治疗失败或不能达到预期治疗效果，或伴有需要引流的脓肿时，应当进行手术干预。克罗恩病肛瘘外科手术的决策尤其艰难，外科手术的错误决策或激进的外科手术可能会给患者带来比疾病本身更糟糕的结局。肠道炎症和反复的肛周手术均有潜在肛门括约肌损伤而导致肛门失禁的风险，因此任何手术都应重视对肛门括约肌复合体的保护。外科治疗克罗恩病肛瘘的手术方式众多，但对于最佳手术方式仍缺少共识，需经多学科团队讨论后制定个体化方案。

克罗恩病肛瘘手术应考虑瘘管的解剖结构(内口位置、瘘管的走行与肛门括约肌的关系和瘘管复杂程度)、是否伴随直肠炎症、伴发肛管直肠疾病的严重程度(如溃疡、狭窄等)。2/3以上的克罗恩病肛瘘伴有与瘘管相关的脓肿，无论是药物治疗还是手术治疗，对已存在的肛周脓肿都必须首先切开/挂线引流，控制感染，为内科治疗提供必要条件，并控制瘘管周围炎症以提高手术治愈率[36]。超过 80％的克罗恩病肛瘘是复杂性肛瘘，因而治疗失败和复发率显著增加。对于提高肛瘘确定性手术的治愈率，通过药物治疗控制克罗恩病肠道炎症是必不可少的。手术应当遵循"首要不伤害(frist,do no harm)"原则，尽可能采用相对保守的方法，首选保留肛门括约肌手术以维护肛门功能，最大限度地控制组织损伤，减少大面积疤痕形成。若有伴发的肛周皮赘、肛管直肠溃疡，在不影响手术切口的情况下不建议处理，以减少造成创面慢性、难以愈合的可能。

肛瘘治疗的目的是促进瘘管闭合，防止复发，并保护肛门功能。最常用的手术方式包括挂线、肛瘘切开术、经直肠推移瓣手术、经括约肌间瘘管结扎术、肛瘘栓、纤维蛋白胶注射术以及视频辅助肛瘘手术等。外科医生应根据患者的实际情况，从各种方案中选择最佳术式。

1.挂线

挂线治疗有三种模式：①松弛挂线(loose-seton)：为短期引流挂线，目的是控制局部脓毒血症，或缓解瘘管周围组织炎症以促进瘘管成熟；②切割挂线(cutting-seton)：通过缓慢切割作用切断肛门括约肌，从而在有限维护肛门功能的基础上治愈肛瘘；③确定性引流挂线(definitive draining seton,DDS)：在其他术式不适合的情况下，给予主动长期挂线引流(＞12个月)，目的是缓解瘘管的临床症状。由于克罗恩病患者存在肛门失禁的风险，所以对所有复杂性克罗恩病肛瘘均不宜采用切割挂线治疗。

克罗恩病肛瘘伴发肛周脓肿首选松弛挂线，主要目的是防止在后续治疗期间再次形成脓肿。松弛挂线可保证瘘管处于持续开放状态，充分引流，最大限度地减少脓肿的再次形成，促进瘘管壁上皮化，防止瘘管进一步复杂化，是内外科联合治疗的基础。如果存在中重度直肠炎，那么松弛挂线是唯一的明智选择。手术过程中需要正确识别内口的位置，并通过松弛挂线贯穿涉及肛门括约肌复合体的瘘管主管,保持有效引流,防止形成更复杂的瘘管。支管通过小切口切开并予以引流挂线,高位盲腔可以通过置管进行冲洗和引流。松弛挂线具有以下目的:①有效引流并控制脓毒血症;②支管在有效引流后愈合;③复杂性马蹄形瘘管逐步形成单一瘘管;④通过引流控制瘘管分泌物和炎症,减小瘘管容积,为未来的确定性手术提供机会。相关图例见图 12.10。

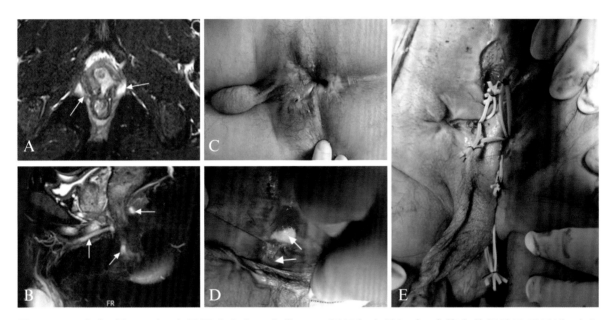

图 12.10　患者,男,32 岁,克罗恩病患者。术前 MRI 显示复杂性肛瘘,瘘管在前侧涉及后尿道,在肛管直肠环位置形成马蹄形肛瘘,右侧向前侧蔓延至阴囊根部(图 A、B);肛周见多个手术后疤痕,11 点距肛缘 3cm 见肛瘘外口(图 C);术中过氧化氢溶液验证显示前后侧各有一个内口(图 D);采用松弛挂线引流(图 E)。术后联合英夫利昔单抗治疗。(图片由南京中医药大学附属医院提供)

在多数情况下,松弛挂线可作为后期确定性手术的桥接。随着各种生物制剂在临床广泛应用,松弛挂线已逐步成为确定性手术方法之一。Meta 分析显示,松弛挂线联合抗 TNF-α 单抗或免疫调节剂可提高瘘管闭合率[37]。松弛挂线联合英夫利昔单抗治疗克罗恩病肛瘘短期闭合率高达 96.4%,长期瘘管缓解率降至 75%,无肛门失禁报道[17,38]。松弛挂线治疗失败的独立相关因素包括女性、肛管狭窄、直肠阴道瘘和复杂瘘管等。松弛挂线的最佳拆线时机尚不明确,也是临床争论与研究的焦点[22]。拆线时机多由外科医生根据临床经验判定,依据有肛瘘分泌物明显减少、创面由湿性变为干性。MRI 引导确定拆除引流挂线的时机可能是更合理的选择,但增加医疗负担。

少数伴发其他复杂性肛周病变,如肛管直肠狭窄、活动性直肠炎和(或)肛管直肠溃疡的复杂性克罗恩病肛瘘患者,肛瘘症状持久且复杂,几乎没有理想的手术方式供临床选择,确定性引流挂线可能是一种明智的选择。相关图例见图 12.11。文献报道,确定性引流挂线对肛门括约肌功能影响甚微,短期症状控制成功率达 59%～100%,但是长期随访结果显示脓肿复发率高达 35%～44%[39,40]。最近的一篇文献报道,美国西奈山(Cedars-Sinai)医学中心 2008—2019 年确定性引流挂线治疗的 23 名患者[肛门狭窄 9 例、活动性直肠炎 9 例和(或伴发)肛管溃疡9例]，在第12个月随访时，仅39.1%(9/23)临床缓解，60.9%(14/23)出现复发性脓肿或瘘管，26.1%(6/23)最终需要造口粪便转流，但没有患者需要直肠切除术[41]。

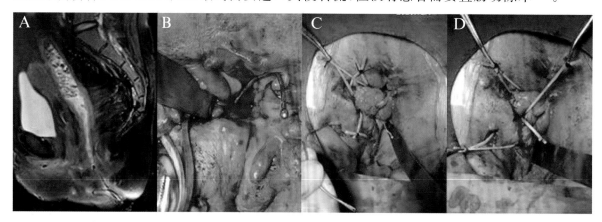

图 12.11 患者，女，28 岁。复杂性肛瘘 5 年，直肠狭窄伴重度直肠炎。反复肛周脓肿形成，行确定性引流挂线术(DDS)。MRI(T_2WI-FS，矢状位)显示肛周复杂性瘘管，肛管直肠狭窄伴直肠炎(图 A)；术中探查显示直肠炎症明显，伴发肛管直肠溃疡(图 B)；探针探查显示 1 点位肛周瘘管与阴道相通(图 C)；肛周瘘管分别与直肠、阴道行长期挂线引流(图 D)。(图片由南京中医药大学附属医院提供)

2. 肛瘘切开术

在没有直肠炎的情况下，对症状性简单或低位肛瘘行肛瘘切开术是安全可行的。临床研究表明，对于肛门控便功能正常的低位经括约肌肛瘘、括约肌间瘘或皮下瘘，肛瘘切开术的治愈率高、复发率低[42,43]。少数患者在肛瘘切开术后可能会出现切口愈合不良，但随着抗 TNF-α 单抗等生物制剂的临床应用，术后创面愈合困难的情况已不多见。肛瘘切开术的禁忌证有克罗恩病活动指数(Crohn's disease activity index，CDAI)＞150 或伴有其他活动性肛周病变等[42]。尽管缺乏数据支撑，但需要注意的是，由于解剖结构不对称，女性前侧肛门括约肌较短，所以 ECCO-ESCP 指南明确指出对女性会阴前侧的瘘管应当尽量避免肛瘘切开术[22]。

3. 经直肠推移瓣术

经直肠推移瓣术(endorectal advancement flap，ERAF)引起肛门失禁的风险很小，且不会增加直肠切除率，尤其适合没有或仅有轻微直肠炎症和(或)肛管直肠狭窄的克罗恩病肛瘘患者。术前挂线引流促使瘘管成熟，有效控制局部感染和炎症，并应用内科药物治疗控制直肠炎，可提高经直肠推移瓣术疗效。术中根据局部情况游离推移瓣，修补肛门括约肌，随后修剪切除推移瓣远端组织，将推移瓣向下牵拉覆盖并缝合创面，外部瘘管搔刮或隧道式切除，切口开放引流(见图 12.12)。临床应用的推移瓣有 3 种类型：①不含内括约肌的黏膜瓣；②包含部分内括约肌的部分层瓣(partial-thickness flap)；③包含全部内括约肌的全层瓣(full-thickness flap)。临床多用全层瓣治疗克罗恩病肛瘘，能有效保障推移瓣强度和血供，并有足够厚度覆盖内口高压区，形成牢固的抗感染屏障。为了保证推移瓣达到理想愈合所具备的良好血供和无张力缝合，推移瓣应向近端游离至少 4cm，并保证瓣的基底部(头侧)宽度是远端的两倍。一般情况下，首次应用经直肠推移瓣术治疗不推荐临时性粪便转流术，除非在手术时有较为严重的肠道炎症或纤维化。

Jarrar 等[44]报道了 98 例应用经直肠推移瓣术治疗复杂性肛瘘的长期随访结果(平均随访 7 年),33 例克罗恩病患者中,83％的直肠阴道瘘和 89％的肛瘘获得愈合。回顾性分析显示,经直肠推移瓣术治疗腺源性肛瘘的成功率为 80％(24％～100％),克罗恩病肛瘘为 64％(33％～92％)[45]。直肠活动性炎症和吸烟是影响术后切口愈合的高危因素[22]。应用经直肠推移瓣术治疗克罗恩病肛瘘时,推荐同时应用生物制剂±免疫抑制剂控制肠道炎症。手术成功的关键包括外科医生的经验、去除内口上皮、关闭内口、外括约肌外侧瘘管切除或引流、围手术期抗生素应用、术前肠道准备和术后卧床,以及采用的推移瓣类型等技术细节。虽然理论上经直肠推移瓣术可以维护肛管直肠正常解剖结构和肛门控便功能,但仍有 9.4％～21.4％的患者术后出现失禁症状[45,46]。主要原因有:①术中损伤远端肛门内括约肌;②术后可能出现黏膜外翻,异常刺激肛管排便感受器导致失禁的发生。

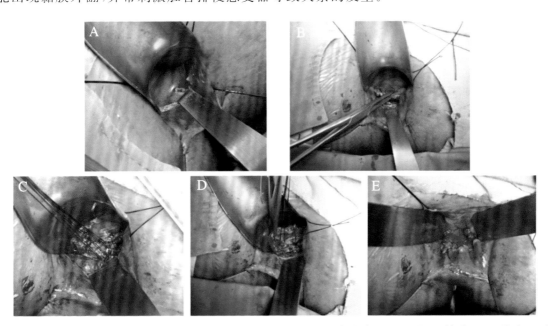

图 12.12　经直肠推移瓣手术。图 A:肛缘 2、4、8、10 点位置缝合牵开以显露肛管直肠。从直肠内口远端约 1cm 做半圆形舌形切开。图 B:向头侧游离直肠推移瓣至正常组织能够无张力下拉覆盖创面。图 C:清除瘘管并用 3-0 可吸收缝线将瘘管缝闭。图 D:用 3-0 可吸收缝线在推移瓣基底间断缝合关闭死腔,并减少推移瓣张力。图 E:修剪去除瘘口部分,推移瓣无张力与远端创面缝合

4.经括约肌间瘘管结扎术

2007 年,泰国医生 Rojanasakul 首次报道经括约肌间瘘管结扎术(ligation of the intersphincteric fistula tract,LIFT),为富有挑战性的肛瘘提出了符合逻辑的手术方案[47]。LIFT 已经逐步成为腺源性肛瘘保留括约肌手术的主流术式。该术式从括约肌间间隙闭合肛瘘内口并清除感染的肛腺,避免损伤肛门括约肌,被用于治疗难治性或复发性肛瘘,疗效满意(见图 12.13)。LIFT 包括四个基本步骤:弧形切开内、外括约肌间间隙,分离括约肌间间隙内瘘管,缝合、结扎并离断肌间瘘管,外括约肌外侧瘘管隧道式挖除或搔刮并敞开引流。Bio-LIFT 是在 LIFT 的基础上应用生物补片填补肌间切口以增强内口闭合强度,或者应用肛瘘栓(AFP)填塞括约肌外侧的瘘管以提高外侧瘘管的闭合率[48]。但 Bio-LIFT 显著增加了医

疗成本。LIFT对括约肌外侧的瘘管一般有两种处理方式：①从外口搔刮去除瘘管内肉芽组织，外口开放引流；②自外口隧道式挖除瘘管至外括约肌外侧缘，切口敞开引流。

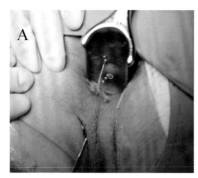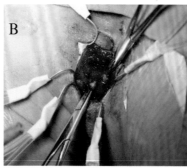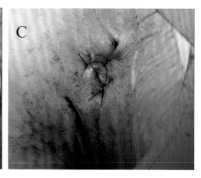

图12.13　LIFT治疗克罗恩病肛瘘。图A：探针标记瘘管；图B：结扎并离断括约肌间瘘管；图C：刮匙搔刮残余瘘管后缝合括约肌间沟切口。（图片由南京中医药大学附属医院提供）

2014年，Cedars-Sinai医学中心首次报道应用LIFT治疗15例克罗恩病肛瘘的结果，第一终点目标是第2、12个月治愈率[49]。其中，86.7%（13/15）的患者术前经过4～6周挂线引流以促进瘘管纤维化形成。第2、12个月随访治愈率分别为60.0%（9/15）、66.7%（8/12），3例患者在随访期间形成新的瘘管。2017年，该团队回顾性总结了LIFT治疗的23例克罗恩病肛瘘患者长期随访结果（平均随访时间58个月），47.8%（11/23）患者愈合[50]。与经直肠推移瓣术相比，LIFT的最大优势是手术不涉及肛管直肠腔内，适用于合并有活动性直肠炎的患者，同时完整的肛门内括约肌对肌间切口形成保护屏障，有利于瘘管愈合（见图12.14）。同样来自Cedars-Sinai医学中心的一项近期研究比较了LIFT和经直肠推移瓣（ERAF），短期（6个月）瘘管愈合率（76% vs. 45%）和长期（最后一次随访时，平均36个月）瘘管愈合率（61% vs. 23%），LIFT显著优于ERAF。这项研究中，LIFT手术组有55.3%（21/38）的患者合并直肠炎，作者认为，LIFT可以作为伴有直肠炎的复杂性克罗恩病肛瘘患者的一线治疗方法[51]。另一项来自荷兰的研究发现，LIFT和ERAF的瘘管临床愈合率（89.5% vs. 60%）与影像（MRI）愈合率（52.6% vs. 47.6%）均存在差异。尽管两种手术都可能导致肛门失禁发生（LIFT 15.8%，ERAF 21.4%），但一半以上的LIFT手术患者的肛门失禁在手术后可以得到改善[46]。

5. 肛瘘栓

肛瘘栓（anal fistula plug，AFP）有两种类型。①生物可吸收栓：是从冻干猪小肠黏膜下层提取的生物胶原制成的异体移植物，结构与人体细胞外基质类似；②合成材料栓：是由聚乙醇酸和三亚甲基碳酸酯两种可吸收的合成材料制成的。肛瘘栓具有抗炎作用，无异物或巨细胞反应，能为宿主组织细胞生长提供网状支架结构，促进局部组织修复。

早期小样本研究结果显示，肛瘘栓对单一经括约肌克罗恩病肛瘘的治愈率可高达85.7%[52]。近期的系统回顾性分析发现，肛瘘栓治疗克罗恩病肛瘘的成功率为58.3%，与腺源性肛瘘的疗效相似；术前使用免疫调节剂会降低瘘管闭合率[53]。Senéjoux等[54]采用前瞻性、多中心、随机对照研究比较肛瘘栓和引流挂线治疗克罗恩病肛瘘的临床疗效，肛瘘栓术后12周的瘘管闭合率与引流挂线相比无显著优势（31.5% vs. 23.1%），但肛瘘栓治疗复杂性克罗恩病肛瘘的效果更好。一项Ⅰ期临床试验应用含自体脂肪间充质干细胞涂层的肛瘘栓治疗克罗恩病肛瘘 12 例,术后 6 个月的瘘管愈合率为 83%;但治疗腺源性经括约肌肛瘘的治愈率仅为 20%[55,56]。肛瘘栓术后肛瘘复发的原因包括:①残留的瘘管上皮或炎性肉芽组织成为宿主细胞迁移障碍,导致局部脓肿形成;②虽然肛瘘栓缝合固定于肛门内括约肌,但仍有 10% 出现移位或脱落;③内口未完全闭合;④有多条瘘管或直肠炎症。尽管肛瘘栓疗效不甚理想,但其具有操作简单、微创、并发症少、肛门失禁风险低的优势,可作为克罗恩病肛瘘的初选治疗。

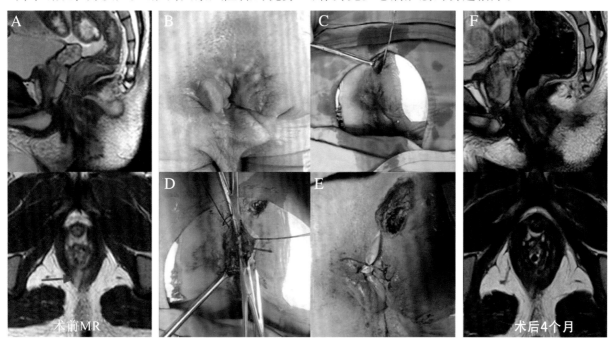

图 12.14　男性,28 岁,克罗恩病患者。图 A:术前 MRI 显示后侧高位经括约肌肛瘘(红色箭头)。图 B:肛周见典型象耳状皮赘,无肛瘘外口。图 C～E:LIFT 手术过程。图 F:术后 4 个月复查 MRI,原有高信号的瘘管信号被纤维化疤痕代替

6.纤维蛋白胶注射术

纤维蛋白胶由两管成分组成。一管成分包括纤维蛋白原、凝血因子Ⅷ、纤溶酶原和抑肽酶,另一管成分包括人纯化凝血酶。两者注入瘘管混合后激活凝血酶,形成纤维凝块,机械性封闭瘘管;随后,纤维凝块逐渐发生纤维溶解,同时促进组织愈合,永久性消融瘘管。纤维蛋白胶治疗简单腺源性肛瘘的治愈率为 69.2%,但对复杂性肛瘘的治愈率低至 10%,无肛门失禁风险[57,58]。2005 年,Vitton 等[59]报道应用纤维蛋白胶治疗 14 例克罗恩病肛瘘患者,随访 3 个月时,71.4%(10/14)患者的瘘管分泌物消失;到随访终点(23.4 个月)时,57.1%(8/14)瘘管愈合。一项前瞻性、多中心、随机对照研究纳入了 77 例 CDAI < 250 的克罗恩病肛瘘患者,治疗 8 周后,纤维蛋白胶组的临床缓解率高于引流挂线组(38% vs. 16%);亚组分析显示,纤维蛋白胶治疗简单瘘管的临床缓解率较引流挂线高,但在治疗多发瘘管、合并活动性直肠炎或内口大于 5mm 的复杂性肛瘘时,纤维蛋白胶的临床缓解率显著降低;该研究还发现首次治疗无效的克罗恩病肛瘘,再次行纤维蛋白胶治疗后依然无缓解,表明治疗失败的患者局部条件不适合使用纤维蛋白胶,应转换其他疗法[60]。尽管纤维蛋白胶治疗克罗恩病肛瘘的成功率低,但其耐受性好,并发症发生率低,可作为不能行确定性手术或长期挂线的替代疗法。

7.视频辅助肛瘘手术（video-assisted anal fistula treatment，VAAFT）

Meinero 和 Mori 在 2011 年首次描述应用 VAAFT 治疗腺源性肛瘘，治愈率为 74%[61]。VAAFT 使瘘管和内口可视化，从而能够精确识别瘘管解剖，并定位内口位置。目前，临床应用的肛瘘镜产自德国（Karl Storz GmbH，Germany），包括镜身（8°角目镜、光源通道、工作和灌注通道，直径 3.3mm×4.7mm，操作长度 18cm）、可拆卸手柄、封闭装置（闭孔器、封闭帽），以及单级电极和抓钳。VAAFT 的关键步骤是在直视下准确定位肛瘘内口，搔刮、电凝烧灼破坏瘘管壁，并采用不同的技术方法封闭内口（见图 12.15）。文献报道 VAAFT 治愈率不等，从 60.8% 到 92.5%。内口封闭技术可能是影响 VAAFT 疗效的因素之一[62,63]。Seow-En 等[64] 分别采用直线闭合器、推移黏膜瓣和金属夹系统（OTSC©）闭合内口，总治愈率为 83%，三种内口闭合技术成功率分别为 78%、25% 和 100%。由于该研究样本量较小，所以结果有待进一步证实。

罕见 VAAFT 治疗克罗恩病肛瘘的报道。一项小样本研究采用 VAAFT 联合推移黏膜瓣治疗克罗恩病肛瘘，支管检出率为 64%，短期治愈率为 82%，手术不损伤肛门控便功能，适合于不伴有直肠炎、直肠狭窄、肛周脓肿的经括约肌肛瘘、括约肌上方瘘和直肠阴道瘘[65]。另一项以症状改善为主要终点指标的小样本研究结果显示，VAAFT 治疗克罗恩病肛瘘患者满意度高，能显著减轻瘘管相关疼痛，减少瘘管分泌物，提高生活质量[66]。Chase 等[67] 报道了用 VAAFT 治疗 84 例肛瘘患者，对 73 例腺源性瘘管患者进行了 93 次手术，治愈、症状缓解、未改善和症状恶化的分别占 22%、40%、29% 和 7%；11 例克罗恩病肛瘘患者接受了 12 次手术，治愈、症状缓解、未改善和症状恶化的分别占 27%、45%、18% 和 9%。

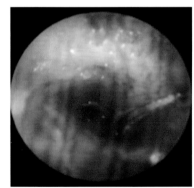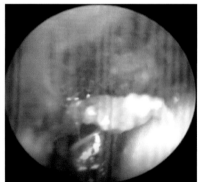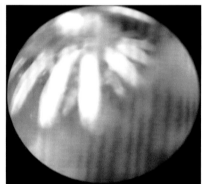

图 12.15　VAAFT（图片由南京中医药大学附属医院提供）

8.肛瘘激光消融术

肛瘘激光消融术（fistula-tract laser closure，FiLaC®）利用激光束产生的高热能清除瘘管壁肉芽和上皮组织。术中内口处理方式、激光束能量和瘘管壁单位面积受到的能量可能对治疗结果产生影响。Wilhelm 等[68] 运用推移黏膜瓣或皮瓣封闭内口，以 13W 能量和每 3 秒向外退出 1cm 激光纤维导丝的速度治疗 104 例腺源性肛瘘和 13 例克罗恩病肛瘘患者，中位随访 25.4 个月，瘘管一期治愈率分别为 63.5% 和 69.2%。目前仅有一项研究特异性使用激光消融术治疗克罗恩病肛瘘 20 例，中位随访 7.1 个月，临床治愈率为 55%，但缺乏瘘管影像学愈合结果。耐人寻味的是，该研究结果显示 FiLaC® 与单独联合抗 TNF-α 单抗治疗的效果较差，而与抗 TNF-α 单抗联合免疫抑制剂治疗时效果较好[69]。

9. 间充质干细胞注射术

间充质干细胞(mesenchymal stem cell,MSC)是具有强效抗炎、免疫调节和成纤维细胞样愈合特性的非造血干细胞,通过增殖、分化,增加瘘管愈合所需不同类型细胞的数量,同时发挥抗炎和促进创面的愈合作用,是治疗难治性克罗恩病肛瘘的新兴方法。Georgiev-Hristov 等详细描述了 MSC 临床操作的方法:①治疗前挂线引流至少 6 周;②瘘管分泌物减少后拆除挂线,搔刮管壁,修整内、外口黏膜或皮肤;③用可吸收线缝合内口;④将 MSC 分成 2 等份,1 份经肛管于闭合的内口周围 4 个象限等量注入,深度不超过 2mm,产生多个水疱样隆起;⑤另 1 份经外口自近内口处沿瘘管分次注入管壁[70]。相关示例见图 12.16。

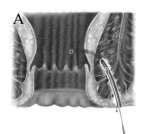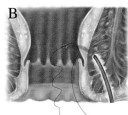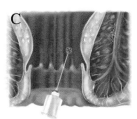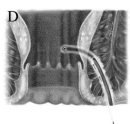

图 12.16 间充质干细胞肛瘘注射术。图 **A**:搔刮去除瘘管内肉芽和坏死组织。图 **B**:用可吸收缝线缝合封闭内口。图 **C**:在内口周围注射间充质干细胞。图 **D**:经外口向瘘管壁周围组织注射间充质干细胞

MSC 有自体或异体脂肪来源或骨髓来源之分。异体脂肪 MSC 治疗克罗恩病肛瘘 24 周后,临床缓解率为 50%～56%[71,72]。MSC 治疗中位应答和中位缓解时间均短于安慰剂(6.3周 vs.11.7 周;6.7 周 vs.14.6 周)。在第 6、12、18 周,MSC 组肛周疾病活动指数改善优于安慰剂组;但至 24 周时,两组无显著性差异[72]。自体骨髓或脂肪 MSC 治疗克罗恩病肛瘘的远期瘘管闭合率分别为 37% 和 75%[73,74]。异体骨髓 MSC 治疗克罗恩病肛瘘,随访 4 年,61.5% 的患者获得瘘管临床闭合,44% 的患者可见瘘管影像学闭合。亚组分析显示,注射 1×10^7 个、3×10^7 个和 9×10^7 个 MSC 组的瘘管闭合率分别为 75%、100% 和 20%[75]。由此可见,MSC 似乎是剂量依赖性应答,较低剂量可产生较高的瘘管闭合率;而高细胞浓度可导致细胞功能较差,且大量细胞可引发免疫原性,增加 MSC 清除或失活。目前认为,$(3\sim4) \times 10^7$ 个 MSC 是理想治疗量。复发的高危因素有炎症活动期缝合直肠黏膜、闭合内口等。免疫抑制剂或抗 TNF-α 制剂维持治疗可强化 MSC 疗效,也可使用类固醇激素诱导肠道炎症缓解。现有研究主要展现了 MSC 对简单克罗恩病肛瘘的疗效,其对复杂克罗恩病肛瘘的疗效以及重复注射的序贯疗法仍有待进一步研究。目前,干细胞治疗仍然存在许多未解决的问题有待今后进一步研究,如:①正确的治疗方案,哪些瘘管适合 MSC,干细胞的类型和注射剂量,是否需要支架;②是否需要重复注射以维持治疗结果;③哪些临床因素能够预测适合的治疗人群;④高成本与效益比。

10. 粪便转流

粪便转流是治疗严重、难治性克罗恩病肛瘘的最后手段[32]。在生物制剂时代,约 20% 的克罗恩病肛瘘患者最终需行粪便转流手术,从出现克罗恩病肛瘘症状至粪便转流手术的中位时间为 5 年[3,76,77]。一项纳入 82 例患者的多中心、回顾性研究结果显示,粪便转流后中位随

访 4.85 年,63.9% 的患者获得肛瘘愈合。直肠切除患者短期和长期肛瘘治愈率均高于直肠未切除患者(82.8% vs.52.9%;72.4% vs.36.8%)。79.4% 的患者在粪便转流后 1 年内获得瘘管闭合,直肠切除患者平均瘘管愈合时间为 2.3 年,而直肠未切除患者的平均瘘管愈合时间则长达 7.0 年。随访终点,30.1% 患者恢复了肠道连续性。然而,肠道连续性恢复后,72.2% 的患者出现肛瘘复发。多因素分析结果表明,使用生物制剂并未提高粪便转流手术后瘘管愈合率,但有助于恢复肠道连续性和避免直肠切除[77]。

克罗恩病肛瘘的最终治愈极具挑战性。外科医生在考虑施行确定性手术前应当考虑诸多因素:①瘘管的复杂程度,如瘘管的数目和涉及的肛门括约肌复合体;②是否存在直肠炎(直肠炎是克罗恩病肛瘘的预后不良因素);③医生的专业程度(建议转诊至具有炎症性肠病多学科诊疗的医疗中心);④肛周病变严重程度(伴发的其他肛周病变、前期肛瘘手术治疗导致局部的解剖结构改变等);⑤患者优先关注的事项(医患共决策)。基于上述因素,外科医生应当在术前就手术成功率和肛门失禁的风险与患者进行详细充分沟通。传统理念认为,只有在生物制剂诱导肠道炎症缓解后,方可实施确定性手术。然而,LIFT 并不涉及肛管直肠腔内,从而削弱了直肠炎对手术结果的影响。最近的研究结果显示,早期药物联合手术治疗能够尽早改变克罗恩病肛瘘的自然进程,降低粪便转流和直肠切除率,改善患者生活质量。

12.6 克罗恩病肛瘘诊治策略

克罗恩病肛瘘多模式诊治策略见图 12.17。

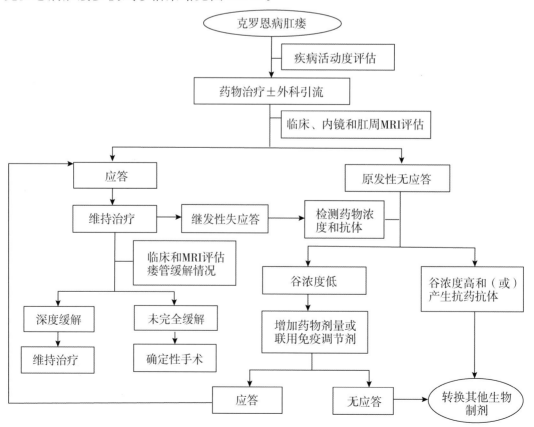

图 12.17 克罗恩病肛瘘诊治策略

186

参 考 文 献

［1］Zhao M,Lo B,Vester-Andersen MK,et al. A 10-year follow-up study of the natural history of perianal crohn's disease in a Danish population-based inception cohort. Inflamm Bowel Dis,2019,25(7):1227－1236.

［2］Eglinton TW,Barclay ML,Gearry RB,et al. The spectrum of perianal Crohn's disease in a population-based cohort. Dis Colon Rectum,2012,55(7):773－777.

［3］Park SH,Aniwan S,Scott Harmsen W,et al. Update on the natural course of fistulizing perianal Crohn's disease in a population-based cohort. Inflamm Bowel Dis,2019,25(6):1054－1060.

［4］Panés J,Rimola J. Perianal fistulizing Crohn's disease:pathogenesis,diagnosis and therapy. Nat Rev Gastroenterol Hepatol,2017,14(11):652－664.

［5］Molendijk I,Nuij VJ,van der Meulen-de Jong AE,et al. Disappointing durable remission rates in complex Crohn's disease fistula. Inflamm Bowel Dis,2014,20(11):2022－2028.

［6］Shwaartz C,Munger JA,Deliz JR,et al. Fistula-associated anorectal cancer in the setting of Crohn's disease. Dis Colon Rectum,2016,59(12):1168－1173.

［7］Bataille F,Rohrmeier C,Bates R,et al. Evidence for a role of epithelial mesenchymal transition during pathogenesis of fistulae in Crohn's disease. Inflamm Bowel Dis,2008,14(11):1514－1527.

［8］Pender SL,Tickle SP,Docherty AJ,et al. A major role for matrix metalloproteinases in T cell injury in the gut. J Immunol,1997,158(4):1582－1590.

［9］Castaneda FE,Walia B,Vijay-Kumar M,et al. Targeted deletion of metalloproteinase 9 attenuates experimental colitis in mice:central role of epithelial-derived MMP. Gastroenterology,2005,129(6):1991－2008.

［10］Kirkegaard T,Hansen A,Bruun E,et al. Expression and localisation of matrix metalloproteinases and their natural inhibitors in fistulae of patients with Crohn's disease. Gut,2004,53(5):701－709.

［11］Parks AG,Gordon PH,Hardcastle JD. A classification of fistula-in-ano. Br J Surg,1976,63(1):1－12.

［12］Sandborn WJ,Fazio VW,Feagan BG,et al. AGA technical review on perianal Crohn's disease. Gastroenterology,2003,125(5):1508－1530.

［13］Khan KJ,Ullman TA,Ford AC,et al. Antibiotic therapy in inflammatory bowel disease:a systematic review and meta-analysis. Am J Gastroenterol,2011,106(4):661－673.

［14］Su JW,Ma JJ,Zhang HJ. Use of antibiotics in patients with Crohn's disease:a systematic review and meta-analysis. J Dig Dis,2015,16(2):58－66.

［15］Dewint P，Hansen BE，Verhey E，et al. Adalimumab combined with ciprofloxacin is superior to adalimumab monotherapy in perianal fistula closure in Crohn's disease：a randomised，double-blind，placebo controlled trial（ADAFI）. Gut，2014，63（2）：292－299.

［16］Steinhart AH，Panaccione R，Targownik L，et al. Clinical practice guideline for the medical management of perianal fistulizing Crohn's disease：the Toronto consensus. Inflamm Bowel Dis，2019，25（1）：1－13.

［17］Yang BL，Chen YG，Gu YF，et al. Long-term outcome of infliximab combined with surgery for perianal fistulizing Crohn's disease. World J Gastroenterol，2015，21（8）：2475－2482.

［18］Roumeguère P，Bouchard D，Pigot F，et al. Combined approach with infliximab，surgery，and methotrexate in severe fistulizing anoperineal Crohn's disease：results from a prospective study. Inflamm Bowel Dis，2011，17（1）：69－76.

［19］Ierardi E，Principi M，Rendina M，et al. Oral tacrolimus（FK 506）in Crohn's disease complicated by fistulae of the perineum. J Clin Gastroenterol，2000，30（2）：200－202.

［20］Lamb CA，Kennedy NA，Raine T，et al. British Society of Gastroenterology consensus guidelines on the management of inflammatory bowel disease in adults. Gut，2019，68（Suppl 3）：S1－S106.

［21］Torres J，Bonovas S，Doherty G，et al. ECCO guidelines on therapeutics in Crohn's disease：medical treatment. J Crohns Colitis，2020，14（1）：4－22.

［22］Bemelman WA，Warusavitarne J，Sampietro GM，et al. ECCO-ESCP consensus on surgery for Crohn's disease. J Crohns Colitis，2018，12（1）：1－16.

［23］Davidov Y，Ungar B，Bar-Yoseph H，et al. Association of induction infliximab levels with clinical response in perianal Crohn's disease. J Crohns Colitis，2017，11（5）：549－555.

［24］Colombel JF，Schwartz DA，Sandborn WJ，et al. Adalimumab for the treatment of fistulas in patients with Crohn's disease. Gut，2009，58（7）：940－948.

［25］Lichtiger S，Binion DG，Wolf DC，et al. The CHOICE trial：adalimumab demonstrates safety，fistula healing，improved quality of life and increased work productivity in patients with Crohn's disease who failed prior infliximab therapy. Aliment Pharmacol Ther，2010，32（10）：1228－1239.

［26］Yarur AJ，Kanagala V，Stein DJ，et al. Higher infliximab trough levels are associated with perianal fistula healing in patients with Crohn's disease. Aliment Pharmacol Ther，2017，45（7）：933－940.

［27］Singh S，Proctor D，Scott FI，et al. AGA technical review on the medical management of moderate to severe luminal and perianal fistulizing Crohn's disease. Gastroenterology，2021，160（7）：2512－2556. e9.

［28］Feagan BG，Schwartz D，Danese S，et al. Efficacy of vedolizumab in fistulising Crohn's disease：exploratory analyses of data from GEMINI 2. J Crohns Colitis，2018，12（5）：621－626.

［29］Chapuis-Biron C，Kirchgesner J，Pariente B，et al. Ustekinumab for perianal Crohn's disease：the BioLAP multicenter study from the GETAID. Am J Gastroenterol，2020，115(11)：1812－1820.

［30］Straatmijer T，Biemans V，Hoentjen F，et al. Ustekinumab for Crohn's disease：two-year results of the initiative on Crohn and colitis (ICC) registry，a nationwide prospective observational cohort study. J Crohns Colitis，2021，15(11)：1920－1930.

［31］van der Hagen SJ，Baeten CG，Soeters PB，et al. Anti-TNF-alpha (infliximab) used as induction treatment in case of active proctitis in a multistep strategy followed by definitive surgery of complex anal fistulas in Crohn's disease：a preliminary report. Dis Colon Rectum，2005，48(4)：758－767.

［32］Bouguen G，Siproudhis L，Gizard E，et al. Long-term outcome of perianal fistulizing Crohn's disease treated with infliximab. Clin Gastroenterol Hepatol，2013，11(8)：975－81.e814.

［33］Lee MJ，Brown SR，Fearnhead NS，et al；PCD Collaborators. How are we managing fistulating perianal Crohn's disease? Results of a national survey of consultant gastroenterologists. Frontline Gastroenterol，2018，9(1)：16－22.

［34］Zhu P，Sun JF，Gu YF，et al. Combined therapy with early initiation of infliximab following drainage of perianal fistulising Crohn's disease：a retrospective cohort study. BMC Gastroenterol，2022，22(1)：15.

［35］Lightner AL. Perianal Crohn's disease. Dis Colon Rectum，2020，63(8)：1023－1026.

［36］Gecse KB，Bemelman W，Kamm MA，et al. A global consensus on the classification，diagnosis and multidisciplinary treatment of perianal fistulising Crohn's disease. Gut，2014，63(9)：1381－1392.

［37］de Groof EJ，Sahami S，Lucas C，et al. Treatment of perianal fistula in Crohn's disease：a systematic review and meta-analysis comparing seton drainage and anti-tumour necrosis factor treatment. Colorectal Dis，2016，18(7)：667－675.

［38］Haennig A，Staumont G，Lepage B，et al. The results of seton drainage combined with anti-TNFα therapy for anal fistula in Crohn's disease. Colorectal Dis，2015，17(4)：311－319.

［39］Thornton M，Solomon MJ. Long-term indwelling seton for complex anal fistulas in Crohn's disease. Dis Colon Rectum，2005，48(3)：459－463.

［40］Galis-Rozen E，Tulchinsky H，Rosen A，et al. Long-term outcome of loose seton for complex anal fistula：a two-centre study of patients with and without Crohn's disease. Colorectal Dis，2010，12(4)：358－362.

［41］Mujukian A，Zaghiyan K，Banayan E，et al. Outcomes of definitive draining seton placement for complex anal fistula in Crohn's disease. Am Surg，2020，86(10)：1368－1372.

［42］El-Gazzaz G，Hull T，Church JM. Biological immunomodulators improve the healing rate in surgically treated perianal Crohn's fistulas. Colorectal Dis,2012,14(10):1217-1223.

[43] van Koperen PJ,Safiruddin F,Bemelman WA,et al. Outcome of surgical treatment for fistula in ano in Crohn's disease. Br J Surg,2009,96(6):675-679.

[44] Jarrar A,Church J. Advancement flap repair:a good option for complex anorectal fistulas. Dis Colon Rectum,2011,54(12):1537-1541.

[45] Soltani A,Kaiser AM. Endorectal advancement flap for cryptoglandular or Crohn's fistula-in-ano. Dis Colon Rectum,2010,53(4):486-495.

[46] van Praag EM,Stellingwerf ME,van der Bilt J,et al. Ligation of the intersphincteric fistula tract and endorectal advancement flap for high perianal fistulas in Crohn's disease—a retrospective cohort study. J Crohns Colitis,2019,14(6):757-763.

[47] Goldberg SM. The Minnesota colon and rectal surgery miracle. Dis Colon Rectum, 2021,64(8):923-928.

[48] Han JG,Wang ZJ,Zheng Y,et al. Ligation of intersphincteric fistula tract vs ligation of the intersphincteric fistula tract plus a bioprosthetic anal fistula plug procedure in patients with transsphincteric anal fistula:early results of a multicenter prospective randomized trial. Ann Surg,2016,264(6):917-922.

[49] Gingold DS,Murrell ZA,Fleshner PR. A prospective evaluation of the ligation of the intersphincteric tract procedure for complex anal fistula in patients with Crohn's disease. Ann Surg,2014,260(6):1057-1061.

[50] Kamiński JP,Zaghiyan K,Fleshner P. Increasing experience of ligation of the intersphincteric fistula tract for patients with Crohn's disease:what have we learned. Colorectal Dis,2017,19(8):750-755.

[51] Mujukian A,Truong A,Fleshner P,et al. Long-term healing after complex anal fistula repair in patients with Crohn's disease. Tech Coloproctol,2020,24(8):833-841.

[52] Schwandner O,Stadler F,Dietl O,et al. Initial experience on efficacy in closure of cryptoglandular and Crohn's transsphincteric fistulas by the use of the anal fistula plug. Int J Colorectal Dis,2008,23(3):319-324.

[53] Nasseri Y,Cassella L,Berns M,et al. The anal fistula plug in Crohn's disease patients with fistula-in-ano:a systematic review. Colorectal Dis,2016,18(4):351-356.

[54] Senéjoux A,Siproudhis L,Abramowitz L,et al. Fistula plug in fistulising ano-perineal Crohn's disease:a randomised controlled trial. J Crohns Colitis,2016,10(2):141-148.

[55] Dietz AB,Dozois EJ,Fletcher JG,et al. Autologous mesenchymal stem cells, applied in a bioabsorbable matrix,for treatment of perianal fistulas in patients with Crohn's disease. Gastroenterology,2017,153(1):59-62. e2.

[56] Dozois EJ,Lightner AL,Mathis KL,et al. Early results of a phase I trial using an adipose-derived mesenchymal stem cell-coated fistula plug for the treatment of transsphincteric cryptoglandular fistulas. Dis Colon Rectum,2019,62(5):615-622.

［57］Cestaro G，De Rosa M，Gentile M. Treatment of fistula in ano with fibrin glue：preliminary results from a prospective study. Minerva Chir，2014，69（4）：225－228.

［58］Damin DC，Rosito MA，Contu PC，et al. Fibrin glue in the management of complex anal fistula. Arq Gastroenterol，2009，46（4）：300－303.

［59］Vitton V，Gasmi M，Barthet M，et al. Long-term healing of Crohn's anal fistulas with fibrin glue injection. Aliment Pharmacol Ther，2005，21（12）：1453－1457.

［60］Grimaud JC，Munoz-Bongrand N，Siproudhis L，et al. Fibrin glue is effective healing perianal fistulas in patients with Crohn's disease. Gastroenterology，2010，138（7）：2275－2281.

［61］Meinero P，Mori L. Video-assisted anal fistula treatment（VAAFT）：a novel sphincter-saving procedure for treating complex anal fistulas. Tech Coloproctol，2011，15（4）：417－422.

［62］La Torre M，Lisi G，D'Agostino E，et al. Lift and VAAFT for high trans-sphincteric anal fistula：a single center retrospective analysis. Int J Colorectal Dis，2020，35（6）：1149－1153.

［63］Zarin M，Khan MI，Ahmad M，et al. VAAFT：video assisted anal fistula treatment；bringing revolution in fistula treatment. Pak J Med Sci，2015，31（5）：1233－1235.

［64］Seow-En I，Seow-Choen F，Koh PK. An experience with video-assisted anal fistula treatment（VAAFT）with new insights into the treatment of anal fistulae. Tech Coloproctol，2016，20（6）：389－393.

［65］Schwandner O. Video-assisted anal fistula treatment（VAAFT）combined with advancement flap repair in Crohn's disease. Tech Coloproctol，2013，17（2）：221－225.

［66］Adegbola SO，Sahnan K，Tozer PJ，et al. Symptom amelioration in Crohn's perianal fistulas using video-assisted anal fistula treatment（VAAFT）. J Crohns Colitis，2018，12（9）：1067－1072.

［67］Chase T，Quddus A，Selvakumar D，et al. VAAFT for complex anal fistula：a useful tool，however，cure is unlikely. Tech Coloproctol，2021，25（10）：1115－1121.

［68］Wilhelm A，Fiebig A，Krawczak M. Five years of experience with the FiLaC™ laser for fistula-in-ano management：long-term follow-up from a single institution. Tech Coloproctol，2017，21（4）：269－276.

［69］Alam A，Lin F，Fathallah N，et al. FiLaC® and Crohn's disease perianal fistulas：a pilot study of 20 consecutive patients. Tech Coloproctol，2020，24（1）：75－78.

［70］Georgiev-Hristov T，Guadalajara H，Herreros MD，et al. A step-by-step surgical protocol for the treatment of perianal fistula with adipose-derived mesenchymal stem cells. J Gastrointest Surg，2018，22（11）：2003－2012.

［71］Panés J，García-Olmo D，Van Assche G，et al. Expanded allogeneic adipose-derived mesenchymal stem cells（Cx601）for complex perianal fistulas in Crohn's disease：a phase 3 randomised，double-blind controlled trial. Lancet，2016，388（10051）：1281－1290.

［72］de la Portilla F，Alba F，García-Olmo D，et al. Expanded allogeneic adipose-derived stem cells (eASCs) for the treatment of complex perianal fistula in Crohn's disease：results from a multicenter phase Ⅰ/Ⅱa clinical trial. Int J Colorectal Dis，2013，28(3)：313－323.

［73］Ciccocioppo R，Gallia A，Sgarella A，et al. Long-term follow-up of Crohn disease fistulas after local injections of bone marrow-derived mesenchymal stem cells. Mayo Clin Proc，2015，90(6)：747－755.

［74］Cho YB，Park KJ，Yoon SN，et al. Long-term results of adipose-derived stem cell therapy for the treatment of Crohn's fistula. Stem Cells Transl Med，2015，4(5)：532－537.

［75］Barnhoorn MC，Wasser M，Roelofs H，et al. Long-term evaluation of allogeneic bone marrow-derived mesenchymal stromal cell therapy for Crohn's disease perianal fistulas. J Crohns Colitis，2020，14(1)：64－70.

［76］Bell SJ，Williams AB，Wiesel P，et al. The clinical course of fistulating Crohn's disease. Aliment Pharmacol Ther，2003，17(9)：1145－1151.

［77］McCurdy JD，Reid J，Yanofsky R，et al. Fecal diversion for perianal Crohn disease in the era of biologic therapies：a multicenter study. Inflamm Bowel Dis，2022，28(2)：226－233.

第13章 直肠阴道瘘

徐民民　杨柏霖

克罗恩病的发病率在(5～7)/10万人,大约1/3的患者会形成瘘管。克罗恩病患者的肛周瘘管性病变除肛瘘外,还会表现为肛门直肠与周围组织脏器之间形成的瘘管,如直肠阴道瘘(rectovaginal fistula,RVF)、直肠前庭瘘(rectovestibullar fistula)、直肠尿道瘘(rectourethral fistula)、直肠膀胱瘘(rectovesical fistula)。直肠阴道瘘是指肛门直肠与阴道之间存在相通的病理改变。引起直肠阴道瘘的病因很多,产伤导致的会阴裂伤、会阴切开、难产和分娩时间过长是最常见的病因,占85%。克罗恩病是导致直肠阴道瘘的第二大因素,约占全部病例的10%[1]。美国胃肠病学会(AGA)肛周克罗恩病技术审查小组将直肠阴道瘘定义为"来自肛管或直肠的穿透性溃疡与阴道相通,病变可以是表浅、括约肌间、经括约肌、括约肌上或括约肌外的瘘管"[2]。对女性克罗恩病患者而言,直肠阴道瘘是灾难性并发症,治疗极其困难,致残性的后果给患者的心理和生理带来很大困扰,大大降低了其生活质量。

13.1　流行病学

克罗恩病是直肠阴道瘘发生的第二大常见原因。在确诊的克罗恩病女性患者中,直肠阴道瘘的发生率为3%～5%[3]。克罗恩病直肠阴道瘘约占克罗恩病相关瘘的9%,且难以发现和治疗[4]。St. Mark医院一项历时近30年(1957—1985年)的研究[5]发现,约1/10(90/886)女性克罗恩病患者会发展至直肠阴道瘘,平均发病年龄34岁。Park SH等[6]对明尼苏达州奥姆斯特德县1970—2010年历时40年确诊的克罗恩病人群进行调查发现,20.5%(85/414)的患者至少发生过1次肛瘘或直肠阴道瘘;从克罗恩病确诊开始,肛瘘或直肠阴道瘘的10年、20年和30～40年累积发病率分别为18%、23%和24%。1998年后,随着生物治疗的临床应用,肛瘘或直肠阴道瘘的累积发病率明显下降。

13.2 病因病理

直肠阴道瘘的病因可分为先天性和继发性。先天性比较少见，多合并肛门直肠畸形。引起直肠阴道瘘的继发性病因繁多，产道损伤最为常见，其他如肛周感染性疾病直接蔓延、手术创伤以及妇科肿瘤的穿透和放疗损伤；炎症性肠病，尤其克罗恩病，是直肠阴道瘘的另一常见病因。克罗恩病肠道透壁性溃疡最终导致肠道穿孔、周围脓肿和瘘管形成。肛管直肠溃疡的机械性损伤，直肠腔内高压迫使粪便等感染源通过透壁性溃疡向周围组织和间隙蔓延而形成肛周脓肿或肛瘘，在女性前侧的则继发形成肛管前庭/阴道瘘或直肠阴道瘘（Cardiff 分类中F1b）。当直肠广泛受累时，直肠阴道瘘的发病率显著增加[7]。克罗恩病引起的直肠阴道瘘，临床表现和部位差异比较大。

13.3 临床表现与分类

13.3.1 临床表现与诊断

直肠阴道瘘是直肠前壁和阴道后壁之间由上皮组织构成的病理性通道，临床症状主要有阴道排气、排粪或排出脓液，部分患者伴性交疼痛、会阴部疼痛、阴道刺激症状，以及反复发生泌尿道感染。

体格检查可初步评估会阴体的厚度及有无瘢痕；通过阴道直肠双合诊，可触摸窦道、凹陷性结节、评估周围组织的顺应性和肛门括约肌张力。如果临床症状明确，而外科医生无法确定瘘的位置，可以考虑通过以下方法协助诊断。①亚甲蓝染色法：阴道内置入纱条，向直肠内注入稀释的亚甲蓝溶液，让患者做排便动作，观察阴道内纱条是否被染色而做出诊断。②充气试验：患者取截石位，阴道内注入生理盐水，经肛门直肠注气后观察到阴道内出现气泡则可以确诊。

13.3.2 临床分类

对于选择合理的手术方式和手术路径，全面的解剖学评估极为重要，评估的内容包括：瘘口的位置、数目、瘘口直径、是否合并直肠阴道膈和会阴体的炎症或脓肿、直肠顺应性、直肠炎、肛周结构的完整性和括约肌功能[8]。对于直肠阴道瘘修补方法的选择，肛门括约肌复合体的状况至关重要,因此肛门括约肌功能是直肠阴道瘘初次评估的关键[9]。

　　直肠阴道瘘分类有以下几种。①根据直肠阴道瘘病因和肛门括约肌的解剖位置分类(见图 13.1)。由肛管部位的深溃疡或腺源性感染引起的直肠阴道瘘,瘘管可能是表浅的、经括约肌或括约肌以上,直肠开口几乎都位于齿线部;严重直肠炎症引起的深溃疡常导致直肠阴道膈中部瘘,预后往往不佳。②按照瘘管位置分类,直肠阴道瘘可分为低位、高位和中位。瘘道位于齿状线或齿状线稍上方,为低位直肠阴道瘘;瘘道位于阴道穹隆或宫颈附近(子宫颈平面)与直肠之间,为高位直肠阴道瘘;瘘道位于以上两者之间,为中位直肠阴道瘘(见图 13.2)。③以瘘口大小分类。"小"的直肠阴道瘘指瘘口直径小于 0.5cm 的瘘管,"中等"大小的瘘口直径在 0.5～2.5cm,"大"的瘘口直径大于 2.5cm[10]。④以治疗复杂程度分类。单纯性直肠阴道瘘包括低位、瘘口直径<2.5cm 以及产伤或者感染所致的直肠阴道瘘;复杂性直肠阴道瘘包括瘘口位置较高、瘘口直径>2.5cm、多次手术失败,或者因炎症性肠病、放疗、癌症以及盆腔手术并发症导致的直肠阴道瘘[11]。克罗恩病导致的直肠阴道瘘属于复杂性直肠阴道瘘。

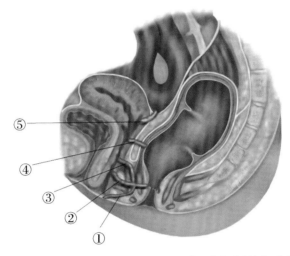

图 13.1　直肠阴道瘘按照病因和肛门括约肌解剖位置分类:①经括约肌直肠前庭瘘;②经括约肌直肠阴道瘘;③括约肌上直肠阴道瘘;④盆中膈直肠阴道瘘;⑤来自肠道,在 Douglas 窝与后穹隆相通的瘘

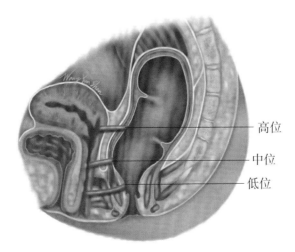

高位
中位
低位

图 13.2　直肠阴道瘘按照位置分类

13.4 影像学检查

13.4.1 经直肠腔内超声

小样本观察性研究显示，经直肠腔内超声(transrectal ultrasonography，TRUS)检查直肠阴道瘘具有与 MRI 相似的阳性预测值[12]。对于有幽闭恐惧症或体内有金属植入物不能行 MRI 检查的患者，首选经直肠腔内超声。检查时应根据肛管直肠的内口，探查瘘管的痕迹(低回声通道，伴或不伴高回声信号)并跟踪至阴道或前庭部的开口位置。随后，转动并移动探头，跟踪检查区域内任何支管的形态。在此过程同时获得肛管、肛门内外括约肌、耻骨直肠肌、直肠-阴道膈或肛管-阴道膈、膀胱和阴道等解剖结构的高分辨率图像，并以此确定瘘管的形态和分类。使用造影剂或瘘管内注射过氧化氢溶液增强瘘管显影可提高诊断准确率。通过经直肠腔内超声检查可以有效发现隐匿的括约肌缺损，为外科医生确定是否行肛门括约肌重建术提供重要依据，从而提高伴有肛门括约肌损伤患者的手术修补成功率。

对于不适合采用 MRI 和经直肠腔内超声检查的患者(如体内有金属植入物、幽闭综合征、肛管直肠狭窄或因疼痛无法行经直肠腔内超声)，经会阴超声(transperineal ultrasound，TPUS)是一种有效的替代选择。

13.4.2 计算机断层扫描

早期报道应用计算机断层扫描(computed tomography，CT)检查克罗恩病相关直肠阴道瘘的准确率为 60%，阴道造影术的灵敏度为 79%，而直肠镜的敏感度只有 35%[4]。虽然 CT 不是评估直肠阴道瘘的首选方法，但当没有磁共振和经直肠腔内超声检查条件时，CT 仍然是评估直肠阴道瘘的一种实用方法。使用静脉造影剂可增加瘘管的显影。

13.4.3 磁共振检查

对于直肠阴道瘘，磁共振检查(magnetic resonance imaging，MRI)诊断最可靠，准确率接近 100%[13]。2014 年发表的克罗恩病肛瘘的分类、诊断和多学科治疗全球共识指出，MRI 是检查肛周克罗恩病的标准成像方式[14]。然而，直肠阴道瘘的检查极具挑战性，往往需要影像学专家仔细阅片才能发现瘘管。除识别瘘管外，同时需要评估会阴局部解剖、肛门括约肌完整性、瘘管位置、复杂多变的瘘管走行及是否合并脓肿等其他肛周病变。使用相控阵列线圈、阴道凝胶和静脉增强剂提高诊断的敏感性和准确性，能够发现更多的继发性支管。瘘管信号强度取决于成瘘的时间和瘘管内分泌物或肉芽组织,以及是否伴有炎症和(或)肿瘤。直肠阴道瘘的 MRI 表现通常是阴道后壁与直肠前壁之间相通的 T_2 高信号影像(见图 13.3 和图 13.4)。

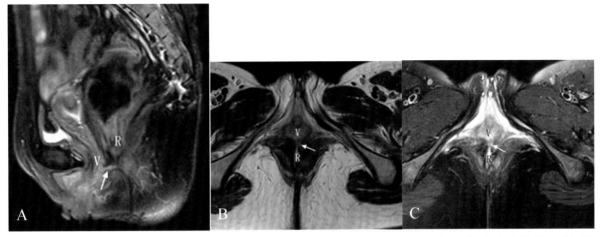

图 13.3　克罗恩病患者,女,32 岁,经括约肌直肠阴道瘘。直肠下段前壁与阴道后壁连续性中断,局部见瘘道形成(箭头)。图 A:矢状位,T_2 WI-FS;图 B:横截面,T_2 WI;图 C:横截面,T_2 WI-FS。V:阴道;R:直肠。(图片由南京中医药大学附属医院提供)

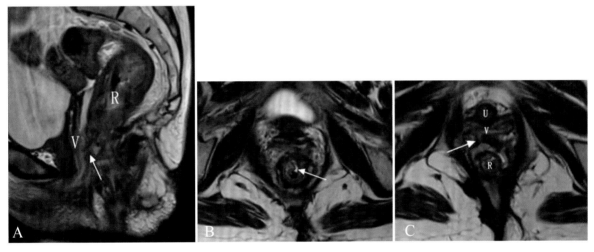

图 13.4　克罗恩病患者,女,40 岁,盆中膈直肠阴道瘘。直肠前壁深溃疡(图 B)在直肠前侧形成马蹄形肛瘘,并穿透阴道后壁形成盆中膈直肠阴道瘘(T_2 WI。图 A:矢状位;图 B、C:横截面)。V:阴道;R:直肠;U:尿道

13.5　治　疗

对于临床医生而言,克罗恩病相关直肠阴道瘘的治疗是一种挑战。文献关于直肠阴道瘘治疗的证据有限,且纳入研究报道的样本量偏小,目前尚没有一致的最佳治疗策略,需要多学科、多模式治疗。治疗方案取决于局部症状的严重程度、瘘管的分型、患者的不适感觉,以及

肠道疾病活动程度。无症状或症状轻微的患者可能不需要进行任何治疗。对有症状者，应采用多步骤治疗方案：首先，通过引流和药物治疗控制局部感染，缓解患者不适；其次，加强药物治疗，控制肠道症状，并观察直肠阴道瘘对药物治疗的临床应答；对于药物治疗无效或疗效不佳的患者，需要考虑外科手术干预。需要强调的是，在进行任何确定性手术前，应通过合理的药物治疗控制肠道疾病的活动。

13.5.1　一般治疗

一般治疗包括：①根据患者的肠道症状，酌情使用纤维素制剂，减少稀便对直肠阴道瘘的刺激；②局部配合坐浴、伤口护理、清创，进行为期 3～6 个月的非手术治疗控制局部炎症反应。症状轻微的直肠阴道瘘，经上述保守治疗可以改善瘘管症状，甚至促进瘘管闭合。

13.5.2　药物治疗

药物治疗是直肠阴道瘘的首选治疗。药物治疗有双重目的：①控制活动性肠道炎症；②控制瘘管局部的炎症与溃疡，为手术治疗提供条件。部分患者在药物治疗后瘘管可能达到闭合。目前临床常用的药物有抗生素、免疫抑制剂和生物制剂。

1.抗生素

伴有感染的直肠阴道瘘瘘道周围组织充血水肿，手术很难在直肠与阴道之间找到正确的解剖层面，因而不适合立即手术修补瘘口，首选治疗是应用抗生素。尽管没有严格的随机对照试验研究证实抗生素能够治愈克罗恩病相关瘘管，但抗生素治疗可以减少肛瘘分泌物、改善生活质量。小样本研究报道，环丙沙星单独应用或与甲硝唑联合使用能够改善直肠阴道瘘的临床症状[15-16]。

2.免疫抑制剂

一项荟萃分析报道了免疫抑制剂单药或联合应用抗生素对直肠阴道瘘的疗效，12 例直肠阴道瘘患者中有 4 例完全缓解（33.3%），4 例部分缓解（33.3%），4 例无缓解（33.3%）[3]。应用 6-巯基嘌呤治疗克罗恩病肛瘘的回顾性研究显示，6 例直肠阴道瘘亚组中有 2 例获得完全缓解，平均愈合时间为 3.1 个月[17]。免疫抑制剂治疗的缺点是起效时间长，存在药物相关的诸多副作用，如白细胞减少症、胰腺炎、肝炎和药物相关的非霍奇金淋巴瘤。

环孢菌素被应用于治疗多种自身免疫性疾病。静脉应用环孢菌素对肛周瘘管性病变似乎能够快速起效。Hanauer 等[18]报道对 4 例病例静脉应用环孢菌素治疗直肠阴道瘘，均在 2～5 天内得到迅速缓解；改为口服剂型（分别联合使用硫唑嘌呤和 6-巯基嘌呤）后，2 例瘘管维持闭合，2 例症状复发（其中 1 例合并使用 6-巯基嘌呤）。环孢菌素的不良事件包括肾功能损害、多毛症、高血压、感觉异常、肝毒性和感染增加（包括结核和肺囊虫肺炎）等。

3.生物制剂

抗 TNF-α 单抗治疗直肠阴道瘘的研究报道样本量较小、质量较低。Sands 等[19]分析 ACCENT Ⅱ 试验中直肠阴道瘘亚组患者的治疗结果，基线时 18.1%（25/138）的女性患者存在 27 个症状性直肠阴道瘘；随后的治疗期间，另有 3 例患者发生直肠阴道瘘（被视为治疗失败）。英夫利昔单抗（infliximab，IFX）治疗第 10 周时，瘘管应答率为 60.7%（17/28）；第 14 周时，44.8%（13/29）的直肠阴道瘘闭合；第 14 周时，72.2%（13/18）诱导治疗应答的直肠阴道瘘维持闭合，而诱导治疗无应答的患者无瘘管闭合（0/11）；诱导期治疗应答的 18 例患者 54 周维持治疗结果显示，44.4%（8/18）瘘管维持闭合，其中英夫利昔单抗维持治疗的闭合率为 45.5%（5/11），安慰剂组为 42.9%（3/7）。一项荟萃分析结果显示，41.0%（32/78）接受抗 TNF-α 单抗治疗的直肠阴道瘘完全闭合，21.8%（17/78）的患者部分应答，37.2%（29/78）无应答；43 例接受手术联合药物治疗的患者中，44.2%（19/43）完全闭合，20.9%（10/43）部分愈合，34.9%（24/43）失败[3]。这些研究结果促使大多数临床医生将抗 TNF-α 单抗作为直肠阴道瘘的一线治疗药物。

13.5.3　手术治疗

在进行任何确定性手术治疗直肠阴道瘘之前，必须控制肠道症状，尤其直肠炎症。同样，在药物治疗或外科手术前都应先控制肛周感染。抗生素不能控制的肛周感染，需要麻醉下探查并行脓肿切开或挂线引流；对于部分难以控制的严重肛周感染，须考虑临时性造口。挂线引流有助于缓解局部的急性炎症反应、水肿和感染，控制脓肿扩展，为确定性手术创造条件，从而提高修复手术的成功率。然而，挂线可能导致粪便经阴道排出变得更为严重[20]。因此，在局部炎症得到有效控制、直肠阴道瘘分泌物减少后，应及时移除引流线，继续观察 3~6 个月以最大限度控制炎症，并评估瘘管是否通过药物治疗而闭合。

如果直肠炎症得到有效控制，直肠阴道瘘未能自行闭合，则可以尝试确定性手术。手术应采用个体化方案。在确定性手术前，应当应用经直肠腔内超声或 MRI 评估直肠炎症、肛门括约肌完整性，以及直肠阴道瘘的瘘管位置和大小。但是，无论采取何种手术方法，主诊医师都必须在术前与患者充分沟通，告知有可能需要多次手术（包括肠造口术）才可能实现治愈的目标。同样，患者应当充分了解手术失败的可能性。

手术有经腹和经会阴两种入路。经腹手术适用于高位直肠阴道瘘。经会阴手术包括经肛门、阴道、会阴或者骶尾入路，适用于中低位直肠阴道瘘。具体选择何种术式取决于瘘及周围组织的解剖特点、肛门括约肌完整性以及既往手术治疗史等。但必须强调的是，对于克罗恩病患者而言，即使肛管阴道瘘相对表浅也不应该行瘘管切开术，会阴切开可能会造成一定程度的排便失禁。

吸烟是克罗恩病直肠阴道瘘修补术后复发的最常见危险因素，因此对于克罗恩病患者，在手术前应强调戒烟和积极控制肠道炎症。无论是行经会阴手术还是经腹手术，均建议进行机械性肠道准备，包括清洁阴道及围手术期使用抗生素。术后禁止性生活 6~8 周。

1.经直肠推移瓣

经直肠推移瓣（endorectal advancement flap，ERAF）适用于中低位直肠阴道瘘。多数文献作者推荐经高压的直肠侧而不是阴道侧行瘘管修补，术中经直肠修补缺损部位并用推移瓣覆盖创面，阴道侧保持开放引流。临床治疗克罗恩病肛瘘或直肠阴道瘘多用包含全部内括约肌的全层瓣，以保障推移瓣强度和血供，并有足够厚度覆盖内口高压区，形成牢固的抗感染屏障（见图 12.12）。对于位置较低的直肠阴道瘘，也可以采用经肛推移瓣（见图 13.5）。与经肛推移瓣比较，经阴道修补有更多的健康组织，推移瓣的存活率更高，适用于经直肠修补失败或伴有肛管直肠狭窄的患者。Hull 和 Fazio[21] 报道应用直肠推移瓣治疗 24 例克罗恩病相关直肠阴道瘘，67%（16/24）患者获得痊愈。Sher 等[22] 报道西奈山医院 14 例经阴道修补的克罗恩病相关直肠阴道瘘患者，所有患者在推移瓣手术前或手术时接受了临时性肠造口，平均随访 55 个月，13 例获得完全愈合。他们强调手术成功率与临时粪便转流密切相关。意大利一项纳入 43 例患者的研究显示，平均随访 18 个月后，7/10 患者接受经直肠推移瓣手术后瘘管愈合，3/5 患者接受经阴道修补手术后瘘管愈合[23]。推移瓣修补治疗直肠阴道瘘具有以下优点：①不需要切开会阴体，疼痛轻，愈合快；②无须切断肛门括约肌，不会引起肛门失禁；③避免了锁眼畸形。

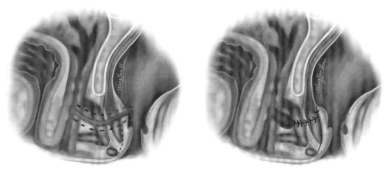

图 13.5 经肛推移瓣手术。图 A：隧道式切除瘘管，并向肛缘游离可以覆盖的皮瓣。图 B：纵向缝合修补外括约肌和内括约肌缺损，肛周皮瓣向近端牵拉，覆盖并缝合创面

1991 年，Berman 提出袖套式推移瓣术治疗复杂性肛瘘和直肠阴道瘘[24]。对于有严重肛管狭窄的克罗恩病患者，在准备行直肠切除或永久性造口之前可以考虑此术式。手术沿齿线上方环形切开病变的黏膜组织，随后 360°袖套式游离到直肠解剖平面加深至直肠全层，继续向上游离一段直肠直至可以下拉无张力与齿线吻合，清除瘘管组织后关闭瘘管内口，直肠袖套远端修剪后在齿线部与远端进行吻合（见图 13.6）。Marchesa 等[25] 报道了 13 例反复修补失败的患者，60%的患者治愈。他们强调术前临时性粪便转流的重要性，并且需要与患者强调近端直肠无法充分游离而需要经腹游离的可能性。

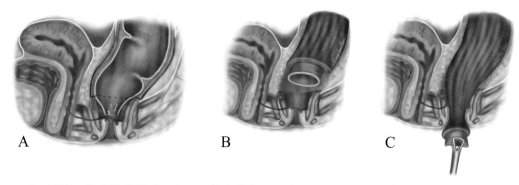

A B C

图 13.6 经直肠袖套式推移瓣术。图 A：从齿线部环周切开近端肛管黏膜，向上游离达直肠后全层游离。图 B：肛管和远端直肠与周围组织完全游离。图 C：封闭瘘管后，袖套式直肠瓣下拉并切除瘘口远端，在齿线部与肛管吻合

迄今为止,没有关于各种推移瓣技术治疗克罗恩病相关直肠阴道瘘的高质量随机对照研究,因而很难确定哪种推移瓣的疗效更好。Ruffolo 等[26]通过 Meta 分析比较了经直肠推移瓣和经阴道推移瓣两种手术方式对克罗恩病相关直肠阴道瘘的治疗结果,直肠推移瓣的愈合率为 54.2%(33.3～100%),阴道黏膜瓣的治愈率为 69.4%(0～92.9%),两者总的瘘管闭合率无明显差异。因此,外科医生应当根据患者个体化评估情况和个人临床经验,谨慎选择合适的技术。

2.经会阴修补术

对于伴有肛门括约肌损伤或大便失禁的直肠阴道瘘患者,可以选择经会阴修补术。经会阴修补联合直肠阴道膈重建能够显著改善患者肛门自控功能。手术沿外括约肌外侧会阴体做横切口或弧形切口,直肠前壁和阴道后壁分离,沿直肠阴道膈平面向头侧游离至瘘管上方,切断瘘管后双侧缝合修补;两侧游离并在直肠前方折叠缝合肛提肌;外括约肌折叠缝合后纵行缝合皮肤创面。该术式的最大优点是手术视野开阔,可以充分游离出瘘管并进行括约肌折叠和会阴体重建。如肌肉薄弱或缺损较大,则可在直肠阴道膈置入生物补片以提高成功率。Athanasiadis 等[27]报道应用此术式治疗 20 例患者,平均随访 7.1 年,成功率为 70%。

3.经括约肌间瘘管结扎术

经括约肌间瘘管结扎术(LIFT)治疗肛瘘已经越来越普及(见图 12.14),但该技术应用于直肠阴道瘘的治疗经验有限。对于涉及肛门括约肌复合体的低位直肠阴道瘘,LIFT 不会损伤肛门括约肌功能,是一种可行的替代方案[1,28]。手术时在肛缘做 2cm 左右的弧形切口,沿肛门内、外括约肌的间隙分离,确定并分离括约肌间的瘘管,在分离的肌间瘘管两侧离断并结扎瘘管,随后间断缝合手术切口。可以置入生物补片以隔断瘘管的两个残端,并为新生组织提供支架,促进炎症反应和瘢痕形成而使瘘管闭合。

4.组织瓣间置修补术

组织瓣间置修补术主要应用于反复修补失败的复杂性直肠阴道瘘。经会阴入路游离、离断并缝合瘘管,随后在直肠阴道膈平面间置入血供良好的组织瓣,并重建会阴体。移植的组织瓣可以消除死腔,并增强局部的血液供应,从而提高修复成功率。

目前,治疗直肠阴道瘘最为广泛的组织瓣间置修补术是利用带蒂大阴唇脂肪瓣或球海绵体肌瓣(Martius 瓣)修补。取会阴横切口,沿直肠阴道膈解剖平面向头侧游离直至瘘管上 3～4cm,剔除瘘管并用可吸收缝线分层缝闭;根据瘘管走向选择阴唇游离侧,游离大阴唇带蒂球海绵体肌脂肪瓣,保留阴部内动脉后侧分支作为血管蒂,将组织瓣经皮下隧道间置于直肠阴道膈,注意不要扭转其血液供应(见图 13.7)。对于位置较高的中段直肠阴道瘘,可使用股薄肌肌瓣。Pitel 等[29]报道了 20 例运用 Martius 瓣治疗直肠阴道瘘的结果,成功率为 65%,其中有 8 例为克罗恩病患者,治愈率为 50%(4/8)。Songne 等[30]报道了应用 Martius 瓣治疗的 14 例患者,其中有 7 例克罗恩病患者,所有患者均行临时性粪便转流,随访至 3 个月时成功率为 100%。Pinto 等[31]报道了 24 例应用股薄肌瓣治疗直肠阴道瘘的患者,总成功率为 79%,其中克罗恩病患者的成功率为 66%。Wexner 等[32]应用股薄肌转移间置术修补治疗 8 例非克罗恩病相关的直肠阴道瘘患者,成功率为 75%(6/8),但克罗恩病患者的成功率仅为 33%(3/9)。

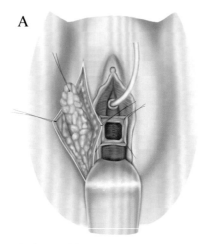 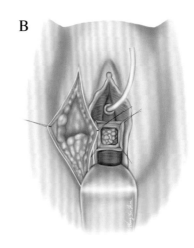

图 13.7 阴唇脂肪组织瓣间置修补术。图 A：取会阴横切口，沿直肠阴道膈分离瘘管，切除直肠侧瘘管并修补。大阴唇侧方切口游离球海绵体肌瓣。图 B：组织瓣经皮下隧道间置并固定在直肠阴道膈

5. 经腹手术

对于高位直肠阴道瘘，应采用经腹修补的方法，手术技术包括直肠和阴道的分离、清创并关闭瘘口以及采用健康组织（如大网膜）填充于直肠与阴道之间。

关于临时性粪便转流在直肠阴道瘘修补手术发挥的作用存在争议。多项研究认为，粪便转流对于降低直肠阴道瘘修补术后复发率没有帮助[30,33,34]。Corte 等[35]认为临时粪便转流可以明显提高手术修补成功率。美国结肠和直肠外科医师学会（ASCRS）治疗指南指出，对于一般情况良好、瘘口较小、炎性反应不严重的低位直肠阴道瘘，不应常规行粪便转流性造口术[9]。

13.5.4　干细胞移植

干细胞具有免疫调节和抗炎作用，能够促进组织愈合。2016 年，García-Arranz[36]首先报道应用脂肪干细胞（adipose-derived stem cell，ASC）移植治疗克罗恩病相关的直肠阴道瘘。I—IIa 临床研究显示，异体脂肪干细胞能够促进局部组织再生并修补损伤的组织，60%（3/5）的患者在随访终点（52 周）获得完全愈合。搔刮直肠和阴道侧的瘘管开口和瘘道，从阴道侧向瘘管内注射 2×10^5 个脂肪干细胞，对于没有达到预期治疗效果的患者再次予以注射。作为临床方案的一部分，接受治疗的患者不得在 8 周内接受抗 TNF-α 单抗，或在 4 周内接受环孢菌素或他克莫司治疗，纳入研究的 10 名患者中有 5 例因疾病活动需接受免疫抑制剂治疗而排除。Nikolic 等[37]报道在 4 例异体脂肪干细胞注射治疗的患者中，仅有 1 例在随访 6 个月后瘘管愈合，阴道与直肠黏膜重新上皮化。通过上述两个研究，均没有观察到明显的治疗副作用。

克罗恩病直肠阴道瘘的治疗给外科医生带来了巨大的挑战。克罗恩病相关的直肠阴道瘘致残性高、患者生活质量低，严重影响女性克罗恩病患者的日常生活，而临床又缺乏有效、确切的治疗方法，需要更多的临床医生关注。治疗决策应当多学科合作，并与患者充分沟通后才能确定。多学科协作团队应当包括消化内科、结肠直肠外科、泌尿科、妇科、整形外科、营养科医生和专业护理人员。

13.6 克罗恩病直肠阴道瘘诊治策略

克罗恩病直肠阴道瘘多模式诊治策略见图 13.8。

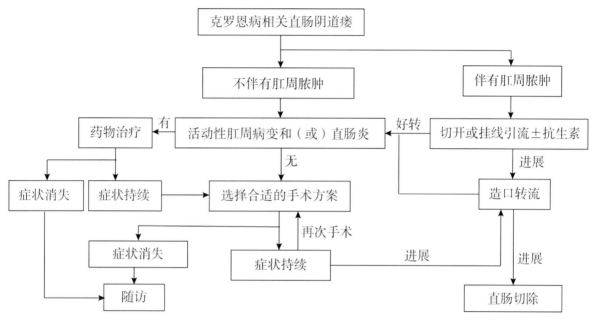

图 13.8 克罗恩病直肠阴道瘘诊治策略

参 考 文 献

[1] Bhama AR，Schlussel AT. Evaluation and management of rectovaginal fistulas. Dis Colon Rectum，2018，61(1)：21—24.

[2] Sandborn WJ，Fazio VW，Feagan BG，et al. American Gastroenterological Association Clinical Practice Committee. AGA technical review on perianal Crohn's disease. Gastroenterology，2003，125(5)：1508—1530.

[3] Kaimakliotis P，Simillis C，Harbord M，et al. A systematic review assessing medical treatment for rectovaginal and enterovesical fistulae in Crohn's disease. J Clin Gastroenterol，2016，50(9)：714—721.

[4] VanBuren WM，Lightner AL，Kim ST，et al. Imaging and surgical management of anorectal vaginal fistulas. Radiographics，2018，38(5)：1385—1401.

[5] Radcliffe AG，Ritchie JK，Hawley PR，et al. Anovaginal and rectovaginal fistulas in Crohn's disease. Dis Colon Rectum，1988，31(2)：94—99.

［6］ Park SH，Aniwan S，Scott Harmsen W，et al．Update on the natural course of fistulizing perianal Crohn's disease in a population-based cohort．Inflamm Bowel Dis，2019，25(6)：1054－1060．

［7］ Gionchetti P，Dignass A，Danese S，et al．3rd European evidence-based consensus on the diagnosis and management of Crohn's disease 2016：Part 2：surgical management and special situations．J Crohns Colitis，2017，11(2)：135－149．

［8］ 彭慧，任东林．直肠阴道瘘的诊断治疗现状．中华胃肠外科杂志，2016，19(12)：1324－1328．

［9］ Vogel JD，Johnson EK，Morris AM，et al．Clinical practice guideline for the management of anorectal abscess，fistula-in-ano，and rectovaginal fistula．Dis Colon Rectum，2016，59(12)：1117－1133．

［10］ Beck DE，Wexner SD，Rafferty JF．Gordon & Nivatvongs 结直肠肛门外科学：从理论到实践．第 4 版．傅传刚，汪建平，王锡山，主译．北京：中国科学技术出版社，2021．

［11］ 王猛，王贵玉．2016 年版美国结直肠外科医师学会《肛周脓肿、肛瘘和直肠阴道瘘治疗指南》解读．中国实用外科杂志，2017，37(02)：162－165．

［12］ Stoker J，Rociu E，Schouten WR，et al．Anovaginal and rectovaginal fistulas：endoluminal sonography versus endoluminal MR imaging．AJR Am J Roentgenol，2002，178(3)：737－741．

［13］ Dwarkasing S，Hussain SM，Hop WC，et al．Anovaginal fistulas：evaluation with endoanal MR imaging．Radiology，2004，231(1)：123－128．

［14］ Gecse KB，Bemelman W，Kamm MA，et al．A global consensus on the classification，diagnosis and multidisciplinary treatment of perianal fistulising Crohn's disease．Gut，2014，63(9)：1381－1392．

［15］ Greenbloom SL，Steinhart AH，Greenberg GR．Combination ciprofloxacin and metronidazole for active Crohn's disease．Can J Gastroenterol，1998，12(1)：53－56．

［16］ Thia KT，Mahadevan U，Feagan BG，et al．Ciprofloxacin or metronidazole for the treatment of perianal fistulas in patients with Crohn's disease：a randomized，double-blind，placebo-controlled pilot study．Inflamm Bowel Dis，2009，15(1)：17－24．

［17］ Korelitz BI，Present DH．Favorable effect of 6-mercaptopurine on fistulae of Crohn's disease．Dig Dis Sci，1985，30(1)：58－64．

［18］ Hanauer SB，Smith MB．Rapid closure of Crohn's disease fistulas with continuous intravenous cyclosporin A．Am J Gastroenterol，1993，88(5)：646－649．

［19］ Sands BE，Blank MA，Patel K，et al．；ACCENT Ⅱ Study．Long-term treatment of rectovaginal fistulas in Crohn's disease：response to infliximab in the ACCENT Ⅱ Study．Clin Gastroenterol Hepatol，2004，2(10)：912－920．

［20］ Lamb CA，Kennedy NA，Raine T，et al．British Society of Gastroenterology consensus guidelines on the management of inflammatory bowel disease in adults．Gut，2019，

68(Suppl 3):S1－S106.

［21］ Hull TL,Fazio VW. Surgical approaches to low anovaginal fistula in Crohn's disease. Am J Surg,1997,173(2):95－98.

［22］ Sher ME,Bauer JJ,Gelernt I. Surgical repair of rectovaginal fistulas in patients with Crohn's disease:transvaginal approach. Dis Colon Rectum,1991,34(8):641－648.

［23］ Milito G,Lisi G,Venditti D,et al. Surgical treatment of rectovaginal fistula in Crohn's disease:a tertiary center experience. Surg Technol Int,2017,30:113－111.

［24］ Berman IR. Sleeve advancement anorectoplasty for complicated anorectal/vaginal fistula. Dis Colon Rectum,1991,34(11):1032－1037.

［25］ Marchesa P,Hull TL,Fazio VW. Advancement sleeve flaps for treatment of severe perianal Crohn's disease. Br J Surg,1998,85(12):1695－1698.

［26］ Ruffolo C,Scarpa M,Bassi N,et al. A systematic review on advancement flaps for rectovaginal fistula in Crohn's disease:transrectal vs transvaginal approach. Colorectal Dis,2010,12(12):1183－1191.

［27］ Athanasiadis S,Yazigi R,Köhler A,et al. Recovery rates and functional results after repair for rectovaginal fistula in Crohn's disease:a comparison of different techniques. Int J Colorectal Dis,2007,22(9):1051－1060.

［28］ Abu Gazala M,Wexner SD. Management of rectovaginal fistulas and patient outcome. Expert Rev Gastroenterol Hepatol,2017,11(5):461－471.

［29］ Pitel S,Lefevre JH,Parc Y,et al. Martius advancement flap for low rectovaginal fistula:short- and long-term results. Colorectal Dis,2011,13(6):e112－e115.

［30］ Songne K,Scotté M,Lubrano J,et al. Treatment of anovaginal or rectovaginal fistulas with modified Martius graft. Colorectal Dis,2007,9(7):653－656.

［31］ Pinto RA,Peterson TV,Shawki S,et al. Are there predictors of outcome following rectovaginal fistula repair?. Dis Colon Rectum,2010,53(9):1240－1247.

［32］ Wexner SD,Ruiz DE,Genua J,et al. Gracilis muscle interposition for the treatment of rectourethral,rectovaginal,and pouch-vaginal fistulas:results in 53 patients. Ann Surg,2008,248(1):39－43.

［33］ Lambertz A,Lüken B,Ulmer TF,et al. Influence of diversion stoma on surgical outcome and recurrence rates in patients with rectovaginal fistula—A retrospective cohort study. Int J Surg,2016,25:114－117.

［34］ Jones IT,Fazio VW,Jagelman DG. The use of transanal rectal advancement flaps in the management of fistulas involving the anorectum. Dis Colon Rectum,1987,30(12):919－923.

［35］ Corte H,Maggiori L,Treton X,et al. Rectovaginal fistula:what is the optimal strategy? An analysis of 79 patients undergoing 286 procedures. Ann Surg,2015,262(5):855－861.

［36］García-Arranz M，Herreros MD，González-Gómez C，et al. Treatment of Crohn's-related rectovaginal fistula eith allogeneic expanded-adipose derived stem cells：a phase Ⅰ—Ⅱa Clinical Trial. Stem Cells Transl Med，2016，5(11)：1441—1446.

［37］Nikolic M，Stift A，Reinisch W，et al. Allogeneic expanded adipose-derived stem cells in the treatment of rectovaginal fistulas in Crohn's disease. Colorectal Dis，2021，23(1)：153—158.

第14章 直肠尿道瘘

徐民民　杨柏霖

直肠尿道瘘(rectourethral fistula, RUF)是指后尿道与远端直肠相通,粪便通过尿道排泄,导致反复尿路感染而严重影响患者的生活质量。直肠尿道瘘分为先天性或获得性两大类。先天性直肠尿道瘘极为少见,多数为获得性。获得性直肠尿道瘘由于病例罕见且病因多样,缺少规范的临床分类和长期治疗结果,所以其诊断与治疗对于结直肠外科和泌尿外科医师而言是巨大挑战。自Crohn[1]在1932年首次描述节段性回肠炎后,Ten[2]在1936年报道了第一例克罗恩病相关的肠膀胱瘘。克罗恩病并发泌尿生殖瘘(genitourinary fistula)的发生率大约为1.6%～8.5%[3,4],最常见的是肠膀胱瘘(enterovesical fistula),而直肠尿道瘘极为罕见,多为个案病例报道。

14.1　流行病学

直肠尿道瘘最常见的原因是前列腺癌患者接受多模式治疗,包括手术治疗、外照射治疗(EBRT)或近距离放射治疗等,这些患者直肠尿道瘘的发病率为0.1%～3%。2013年,Hechenbleikner等[5]荟萃分析了26篇文献报道的416名获得性直肠尿道瘘患者,其中40.6%(169/416)患者由盆腔照射和(或)消融引起。其他非放射照射的原因主要为手术、侵入性干预和创伤,只有6.1%(15/247)患者的直肠尿道瘘是由炎症性肠病导致的。Munoz等[6]回顾分析了梅奥诊所1980—1995年成人获得性直肠尿道瘘病例,41例患者中90.2%(37/41)为男性,9.8%(4/41)为女性,73.2%(30/41)的患者与肿瘤形成或治疗相关,26.8%(11/41)由良性疾病或创伤导致,其中仅3例患者是由克罗恩病疾病进展导致的。Garofalo等[7]统计分析了1981—2001年克利夫兰医学中心诊治的23例直肠尿道瘘病例,其中5例由克罗恩病导致。

克罗恩病所致的泌尿生殖瘘主要是肠膀胱瘘,少见直肠尿道瘘,且文献多为个案报道。谢颖等[8]统计分析了2000—2011年在南京鼓楼医院消化科和东部战区医院普外科治疗的20例克罗恩病相关泌尿生殖瘘,其中1例患者为直肠尿道瘘。Solem等[9]报道了梅奥诊所1976—2000年由克罗恩病导致的78例泌尿生殖瘘患者,其中肠膀胱瘘占88.5%(69/78),直肠尿道瘘仅占6.4%(5/78)。Smith等[10]分析了英国利兹大学附属医院34年间332名克罗恩病患者,瘘是最常见的并发症(24.4%;81/332),其中4.2%(14/332)的患者为泌尿生殖瘘,仅1例患者为直肠尿道瘘。Kyle等[11]报道克利夫兰医学中心22年间382例克罗恩病患者中有9例发生泌尿生殖瘘,其中1例为直肠尿道瘘。Talamini等[12]报道的384例克罗恩病患者中,有16例发生泌尿生殖瘘,其中1例为直肠尿道瘘。

14.2　病因病理

直肠尿道瘘是一种罕见的疾病,多数由盆腔疾病引起,包括外伤、医源性损伤、炎症性肠病、骨盆肿瘤和感染等。前列腺癌放疗导致的直肠尿道瘘可能的病理生理学原因是放射引起微血管损伤,导致黏膜损伤和局部缺血,随后溃疡、穿孔和瘘管形成[13]。直肠溃疡是直肠尿道瘘形成前可靠的临床发现之一[14]。克罗恩病的病因尚不明确,肛周受累的原因也不清楚。克罗恩病导致的泌尿生殖瘘主要有两种相对独立的形成机制:①病变的肠管与周围空腔脏器粘连,肠道阿弗他溃疡进展形成透壁性溃疡,最终穿透侵犯邻近脏器;②局部脓肿形成、破溃穿孔后与周围脏器形成瘘管。瘘管也可能继发于医源性,病变肠道切除后吻合口漏或局部脓肿形成,或者复杂性肛管直肠周围瘘管或脓肿反复手术形成医源性尿道损伤。继发于克罗恩病的直肠尿道瘘,是由没有腹膜覆盖区域的直肠发生透壁性炎症并向周围蔓延,波及后尿道,后尿道被炎症侵蚀,进一步导致瘘管形成的。而溃疡性结肠炎主要侵犯黏膜和黏膜下层,很少发生透壁性病变。

14.3　临床表现与评估

克罗恩病相关的直肠尿道瘘虽然是由肠道病变引起的,但通常表现为后尿道症状,包括气尿、粪尿、尿频、尿急、反复尿路感染。患者常排出恶臭、带有碎屑的尿液。同时还可能表现为排尿时肛门无知觉地漏尿或水样便。尿液培养显示,最常见的病原菌是大肠杆菌,其他包括肠杆菌属、假单胞菌属和克雷伯菌属等。部分患者可能会出现尿道与肛周或臀部皮肤相通的瘘管,排尿时有尿液自肛周或臀部的皮肤瘘口溢出。其他症状可能有反复的发热、血尿、遗尿和全身脓毒血症等。

直肠尿道瘘可以通过亚甲蓝试验进行初步判断。通过导尿管向膀胱内灌注稀释的亚甲蓝溶液;排尿后,直肠内或肛周出现蓝染现象即可以确定。肛周体格检查需要全面评估克罗恩病的肛周病变,如肛管直肠溃疡、肛瘘、肛管直肠狭窄等。通过直肠指诊,初步确定肛管直肠内瘘管的开口、瘘管位置以及与肛门括约肌的关系。克罗恩病导致的直肠尿道瘘在肛管直肠内的瘘口位置通常无规律可循,直肠侧的开口不一定位于直肠前壁,可能同时伴有复杂的肛瘘。

有效管理克罗恩病伴发的直肠尿道瘘，首先需要了解肠道疾病的严重程度。对于制定治疗方案，全面评估肠道疾病炎症活动情况是至关重要的。肠膀胱瘘诊断最常用的检查手段有CT和膀胱镜，而直肠尿道瘘的首选检查有瘘管造影、逆行尿道造影及排泄性膀胱尿道造影。对于复杂性直肠尿道瘘，包括部分因括约肌功能损伤导致瘘道显影困难的尿道瘘患者，通过经肛直肠腔内超声、CT增强并三维重建或MRI水成像检查，可以明确直肠尿道瘘的具体位置及开口。肛周瘘管性克罗恩病成像的金标准是相控阵线圈、多平面高分辨率 T_2 加权和静脉增强的盆腔或直肠MRI，可提供病灶形态的识别和分类，以及针对药物和外科手术治疗后的随访监测。Thomeer 等[15]应用MRI对肛门直肠畸形的婴儿进行术前评估，发现MRI预测解剖结构的准确率为88%，其中对9例尿道球部直肠瘘患儿的诊断准确率为89%，对6例直肠前列腺尿道瘘的准确率为100%，均比瘘管造影的准确性高。此外，通过术前肛管直肠测压可以分析评估肛门括约肌功能，指导临床治疗。

目前，能够获得的临床治疗方案局限于个人经验，关于直肠尿道瘘的治疗存在极大争议，缺乏最佳治疗方案。没有哪种治疗方案被证明是最好的，也没有能普遍适用的治疗策略，至关重要的是根据患者具体情况选择个体化治疗。由于克罗恩病患者外科手术的失败率和复发率较高，所以外科医生和患者均不愿意过早接受外科治疗。在进行任何外科修复手术之前，必须通过内科治疗诱导肠道疾病缓解[16]。在开始治疗前，应行全胃肠道的内镜检查和放射学检查，充分考虑胃肠道病变及瘘管的疾病范围和严重程度，是否存在直肠炎和尿路感染，前期药物治疗与外科手术的有效性以及患者的营养状况等。

14.5.1 一般治疗

对于直肠尿道瘘患者，可先保守观察。行膀胱造瘘尿流改道，辅以抗炎、适当引流、少渣饮食及积极护理，约30%～50%能够自愈。Popov 等[17]报道了5例前列腺癌术后直肠尿道瘘保守治疗的结果，持续4周保守治疗的措施包括肠道休息（少渣饮食，肠外和肠内营养联合）、尿培养后应用广谱抗生素、膀胱引流（尿道导管或耻骨上膀胱造瘘）。治疗4周后，所有患者都接受膀胱尿道造影,其中 4 例瘘管闭合。然而,长时间保守治疗可能导致尿道狭窄或尿道闭锁,而后者的治疗难度远大于直肠尿道瘘,预后亦不理想。如果经过 6～8 周保守治疗,患者症状仍未缓解,则需考虑采取手术方式修复损伤[18]。

14.5.2 药物治疗

目前,关于药物治疗直肠尿道瘘的文献报道尚少,多数文献集中在肠膀胱瘘。Zhang 等[19]报道南京东部战区总医院 37 例肠膀胱瘘患者药物治疗的结果,平均随访 4.7 年,35.1%(13/37)患者获得长期愈合并避免手术,其中硫唑嘌呤(AZA)37.5%(9/24)、英夫利昔单抗(IFX)60%(3/5)、皮质激素 12.5%(1/8)。Margolin 等[20]报道应用 6-MP 治疗肠膀胱瘘,35.5%(6/17)的患者获得长期愈合。

泌尿生殖瘘的患者由于肠腔内的细菌反复进入尿道及膀胱,故易引起泌尿系统感染,抗生素经常用于治疗伴随感染的患者。众所周知,抗生素治疗可以减少肛周瘘管的分泌物,改善瘘管性克罗恩病患者的生活质量,但缺少随机对照的临床试验证实,且一旦停药,肛瘘易复发。Rampton 等[21]在 1982 年报道了一例直肠尿道瘘患者在接受甲硝唑治疗 6 周后局部症状消失。但是,关于甲硝唑治疗克罗恩病导致的直肠尿道瘘是否与肛瘘一样适用,依然缺少临床证据。

由于病例罕见,所以目前文献报道抗 TNF-α 单抗治疗直肠尿道瘘的临床研究同样很少。一项荟萃分析总结了 9 项研究中共 44 例克罗恩病患者药物治疗肠膀胱瘘的结果,65.9%完全缓解(瘘管闭合),20.5%部分缓解,13.6%无缓解;抗 TNF-α 单抗单独或与其他药物联用(包括抗生素、柳氮磺胺吡啶、免疫抑制剂)治疗,57.1%(8/14)完全应答,35.7%(5/14)部分应答,7.1%(1/14)应答[22]。Etienney 等[23]报道了一例直肠尿道瘘患者在英夫利昔单抗诱导治疗后症状没有明显改善,继而予以蛋白胶封堵后愈合。尚未有新型生物制剂维得利珠单抗和乌司奴单抗治疗直肠尿道瘘的文献报道。

14.5.3 手术治疗

手术方式的选择必须综合考虑患者的具体情况,达到最小创伤、最佳手术效果的目的。术前评估需要明确瘘道的位置和大小、复杂程度、既往手术史、局部组织瘢痕情况、是否伴有其他尿道损伤等不确定因素。为了避免术后尿道瘘复发、尿道狭窄、尿失禁等系列并发症,术后处理及随访同样需要重视。

克罗恩病相关直肠尿道瘘应当采取更为保守的治疗策略。克罗恩病患者肛门失禁往往是由于激进的外科手术,而不是疾病的进展。对于水样便或排便急迫的患者来说,任何程度的肛门括约肌损害都是灾难性的结果。直肠尿道瘘局部修补的前提条件是直肠健康或直肠炎症轻微,肛门括约肌功能良好,近端肠道疾病缓解[24]。在进行任何手术治疗之前,必须与患者充分沟通并告知外科治疗的局限性,包括可能需要多次手术、手术失败的风险以及潜在的肛管直肠和泌尿功能丧失。

直肠尿道瘘外科治疗方案的确定需基于以下 5 个因素：①临床症状的严重程度；②瘘管的大小；③患者接受放疗或冷冻导致的组织损伤范围；④尿道炎症情况；⑤是否有盆腔脓肿[25]。根据患者的病史、体格检查、肛门镜检查进行初步评估，再根据膀胱镜检查、膀胱尿道造影、逆行尿道造影等进行再次评估。

Keller 等[26]推荐的治疗策略如下：①对于瘘道小、症状轻微、未受辐射的患者，可以先置入导尿管观察 6~8 周，根据病情需要也可以使用耻骨上膀胱造瘘引流。如果保守治疗 2 个月或更长时间，患者未愈合，则通常需要手术干预。经肛门推移瓣修补术是治疗小的非放射直肠尿道瘘的较好选择，手术需要在没有直肠炎的前提下进行。如果局部修补后仍未愈合，则需要考虑转移性造口，再进行局部瓣修补或经会阴股薄肌或腹直肌瓣置入修复。②直肠尿道瘘较大（>1cm）、既往接受过放疗或冷冻治疗、尿道狭窄严重或既往修复失败，则需要粪便转流和耻骨上膀胱造口转流。转流治疗 3 个月后重新评估，对瘘愈合的患者可以进行造口关闭，在关闭造口前至少通过两种检查方法（内镜或放射影像）从膀胱和直肠侧均确定瘘完全愈合。而未愈合瘘的后续治疗则需要根据患者的瘘管特征来决定。③未治愈的患者如果存在肿瘤边界阳性、膀胱功能不全、位置高的瘘管、显著的尿道狭窄等几种情况，通常需要经腹手术；对于无上述因素的患者，可以采用经会阴修补和股薄肌置入或阴囊肉膜瓣加强修补，严重的尿道狭窄可以经会阴手术颊黏膜移植或生物补片修补术。

对于克罗恩病导致的直肠尿道瘘，可以参照上述治疗策略，但由于克罗恩病相关的手术创面愈合不良、伤口感染和括约肌功能损伤导致肛门失禁的风险高，所以多数手术方式并不适用于克罗恩病患者。对于瘘口较小、位置低的患者，直肠推移瓣是不错的选择。1987 年，Fazio 等[27]报道了直肠推移瓣治疗 3 例克罗恩病引起的直肠尿道瘘患者的成功经验。有报道评估了股薄肌瓣修复直肠尿道和直肠阴道瘘的疗效，其中有 26 例为尿道瘘，包括 4 例克罗恩病患者，结果显示 94.3%（33/35）患者瘘管闭合且无复发[28]。克利夫兰医学中心回顾分析了 20 年内 97 例接受股薄肌置入术治疗直肠阴道瘘和直肠尿道瘘的患者，所有患者术前均接受粪便转流，治愈率为 45%（直肠阴道瘘 38.2%，直肠尿道瘘 50%）[16]。

没有任何治疗模式可以普遍适用于所有克罗恩病伴直肠尿道瘘的患者。治疗中，至关重要的是以消化内科、结直肠外科和泌尿外科为主体进行多学科合作，根据患者的情况综合评估制定个体化的治疗方案。

14.6　克罗恩病合并直肠尿道瘘病例分享

患者，男性，28 岁。反复脓血便 4 年，伴会阴部漏尿 20 天入院。

患者于 2011 年 4 月开始反复脓血便，口服美沙拉秦片后症状缓解。2011 年 5 月，患者出现肛周肿痛，在当地医院诊断为肛周脓肿，行"脓肿切开引流术"，术后形成肛瘘。2013 年，在当地医院再次行"肛瘘切开引流术"，术后创面生长缓慢，伴脓血便 6~7 次/日。2015 年 7 月，患者出现排尿时有尿液从直肠和会阴部溢出。

　　入院时，患者精神萎靡，体形消瘦，贫血貌，脓血便 7～8 次/日。肛门部查体：臀部及左侧大腿根部见大片色素沉着，左侧会阴与大腿交界处见 3cm×6cm 肿胀（排尿时明显），左侧臀部距肛缘 15cm 见溃口；肛周见未愈合手术切口，肛管直肠狭窄，食指不能通过（见图 14.1A）。入院后检查：①经导尿管膀胱内灌注亚甲蓝溶液 2mL，自主排尿后左侧臀部溃口见蓝色液体，提示尿道会阴瘘（见图 14.1B）；②经臀部溃口行窦道造影，尿道口和直肠内见造影剂显影，提示臀部窦道与尿道和直肠相通（见图 14.2A）；③直肠 MRI 平扫，显示左侧会阴见"Y"形窦道，分别通向直肠和后尿道（见图 14.2B）；④因肛门狭窄，患者无法行肠镜检查，小肠 CTE 提示小肠和结肠多处增厚（见图 14.3），考虑克罗恩病。

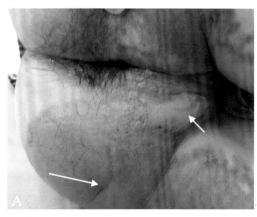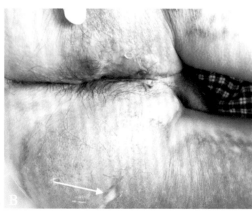

图 14.1　直肠会阴尿道瘘患者，男性，28 岁。图 A：臀部及左侧大腿根部见大片色素沉着，左侧会阴与大腿交界处见 **3cm×6cm** 肿胀（短箭头），左侧臀部距肛缘 **15cm** 见溃口（长箭头）。图 B：经导尿管膀胱内灌注亚甲蓝溶液 **2mL**，自主排尿后左侧臀部溃口见蓝色液体，提示尿道会阴瘘。（图片由南京中医药大学附属医院提供）

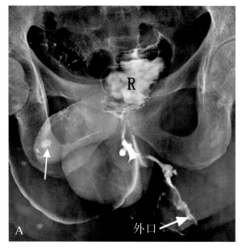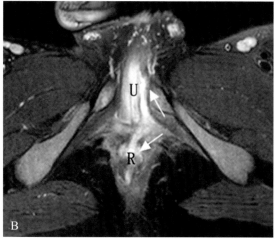

图 14.2　图 A：窦道造影显示尿道口和直肠内见造影剂显影。图 B：直肠 **MRI**（T_2WI，横截面）。左前侧会阴体见"**Y**"形窦道，分别通向直肠和后尿道。**U**：尿道，**R**：直肠。（图片由南京中医药大学附属医院提供）

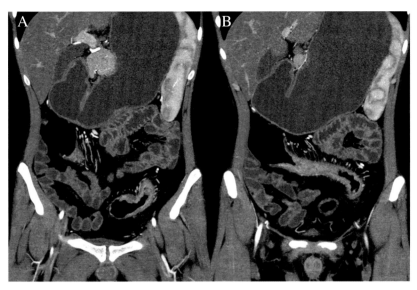

图 14.3　CTE 显示小肠、结肠跳跃性肠壁增厚伴狭窄。周围见渗出,血管增生呈明显"梳状征"。(图片由南京中医药大学附属医院提供)

治疗经过:分别于 2015 年 8 月 3 日、8 月 17 日行两次英夫利昔单抗(5mg/kg)诱导治疗。患者临床症状明显改善,大便每日 2～3 次,无明显脓血便。8 月 19 日,行复杂性直肠尿道瘘会阴部切开挂线引流术＋肛管直肠狭窄切开扩肛术。术前予以留置导尿管。9 月 13 日,行第三次英夫利昔单抗诱导治疗,随后每 8 周/次英夫利昔单抗治疗 3 个疗程,改为硫唑嘌呤 2mg/kg 口服维持治疗。导尿管在术后 8 周拔除,手术后创面愈合良好,排尿时会阴部有轻微潮湿感。术后 22 周随访,会阴部手术创面完全愈合,排尿通畅,直肠和会阴无漏尿现象。术后 19 个月随访(2017 年 3 月),患者病情稳定,局部色素消退,无尿道瘘症状(见图 14.4)。

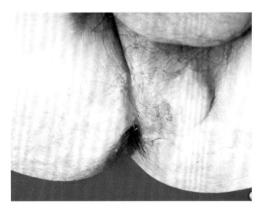

图 14.4　2017 年 3 月随访。肛门部创面愈合,皮肤色素沉着消失。(图片由南京中医药大学附属医院提供)

总结:本例为克罗恩病导致的复杂性直肠会阴尿道瘘。由于前期诊断与治疗不足,肠道及全身病情控制不佳,肛周脓肿和肛瘘反复发作,局部病情进展,所以最终形成直肠会阴尿道瘘并合并肛门直肠狭窄。应用英夫利昔单抗联合硫唑嘌呤治疗,在有效控制肠道症状的基础上,结合直肠和会阴瘘管切开挂线引流,长期留置导尿管促进瘘管的闭合并防止尿道狭窄。

参 考 文 献

［1］Crohn BB，Ginzburg L，Oppenheimer GD. Landmark article Oct 15，1932. Regional ileitis. A pathological and clinical entity. JAMA，1984，251：73－79.

［2］Ten KJ. Twee gevallen van ileitis terminalis（Two cases of ileitis terminalis）. Ned Tijdschr Geneeskd，1936，80：5660－5664.

［3］Patter WV，Bargen JA，Dockerty MB，et al. Regional enteritis. Gastroenterology，1954，26（3）：347－450.

［4］Gjone E，Orning OM，Myren J. Crohn's disease in Norway 1956－1963. Gut，1966，7（4）：372.

［5］Hechenbleikner EM，Buckley JC，Wick EC. Acquired rectourethral fistulas in adults：a systematic review of surgical repair techniques and outcomes. Dis Colon Rectum，2013，56（3）：374－383.

［6］Muñoz M，Nelson H，Harrington J，et al. Management of acquired rectourinary fistulas：outcome according to cause. Dis Colon Rectum，1998，41：1230－1238.

［7］Garofalo TE，Delaney CP，Jones SM，et al. Rectal advancement flap repair of rectourethral fistula：a 20-year experience. Dis Colon Rectum，2003，46（6）：762－769.

［8］谢颖，窦晓坛，姚玉玲，等. 克罗恩病并发泌尿系瘘的治疗. 肠外与肠内营养，2014，21（3）：163－166.

［9］Solem CA，Loftus EV Jr，Tremaine WJ，et al. Fistulas to the urinary system in Crohn's disease：clinical features and outcomes. Am J Gastroenterol，2002，97（9）：2300－2305.

［10］Stamler JS，Bauer JJ，Janowitz HD. Rectourethroperineal fistula in Crohn's disease. Am J Gastroenterol，1985，80（2）：111－112.

［11］Kyle J. Urinary complications of Crohn's disease. World J Surg，1980，4（2）：153－160.

［12］Talamini MA，Broe PJ，Cameron JL. Urinary fistulas in Crohn's disease. Surg Gynecol Obstet，1982，154（4）：553－556.

［13］Chrouser KL，Leibovich BC，Sweat SD，et al. Urinary fistulas following external radiation or permanent brachytherapy for the treatment of prostate cancer. J Urol，2005，173（6）：1953－1957.

［14］Larson DW，Chrouser K，Young-Fadok T，et al. Rectal complications after modern radiation for prostate cancer：a colorectal surgical challenge. J Gastrointest Surg，2005，9（4）：461－466.

［15］Thomeer MG，Devos A，Lequin M，et al. High resolution MRI for preoperative work-up of neonates with an anorectal malformation: a direct comparison with distal pressure colostography/fistulography. Eur Radiol,2015,25(12):3472－3479.

[16] Akiba RT,Rodrigues FG,da Silva G. Management of complex perineal fistula disease. Clin Colon Rectal Surg,2016,29(2):92－100.

[17] Popov SV,Orlov IN,Gadjiev NK,et al. Conservative management of rectourethral fistula:modern treatment. Urologiia,2019(6):44－47.

[18] Visser BC,McAninch JW,Welton ML. Rectourethral fistulae:the perineal approach. J Am Coll Surg,2002,195(1):138－143.

[19] Zhang W,Zhu W,Li Y,et al. The respective role of medical and surgical therapy for enterovesical fistula in Crohn's disease. J Clin Gastroenterol,2014,48(8):708－711.

[20] Margolin ML,Korelitz BI. Management of bladder fistulas in Crohn's disease. J Clin Gastroenterol,1989,11(4):399－402.

[21] Rampton DS,Denyer ME,Clark CG,et al. Recto-urethral fistula in Crohn's disease. Br J Surg,1982,69(4):233.

[22] Kaimakliotis P,Simillis C,Harbord M,et al. A systematic review assessing medical treatment for rectovaginal and enterovesical fistulae in Crohn's disease. J Clin Gastroenterol,2016,50(9):714－721.

[23] Etienney I,Rabahi N,Cuenod CA,et al. Fibrin glue sealing in the treatment of a recto-urethral fistula in Crohn's disease:a case report. Gastroenterol Clin Biol,2009,33(12):1094－1097.

[24] Santoro GA,Bucci L,Frizelle FA. Management of rectourethral fistulas in Crohn's disease. Int J Colorectal Dis,1995,10(4):183－188.

[25] Steele SR,Hull TL,Read TE,et al. The ASCRS textbook of colon and rectal surgery. Cham,Arlington Heights,IL,USA:Springer,2016.

[26] Keller DS,Aboseif SR,Lesser T,et al. Algorithm-based multidisciplinary treatment approach for rectourethral fistula. Int J Colorectal Dis,2015,30(5):631－638.

[27] Fazio VW,Jones IT,Jagelman DG,et al. Rectourethral fistulas in Crohn's disease. Surg Gynecol Obstet,1987,164(2):148－150.

[28] Ulrich D,Roos J,Jakse G,et al. Gracilis muscle interposition for the treatment of recto-urethral and rectovaginal fistulas:a retrospective analysis of 35 cases. J Plast Reconstr Aesthet Surg,2009,62(3):352－356.

第15章 肛周瘘管型克罗恩病癌变

陈红锦 李静 强也 王耀辉 杨柏霖

肛瘘癌变与瘘管持续存在和长期的慢性炎症相关。1934年,Rosser首先报道了7例慢性肛瘘合并肛周黏液腺癌的病例,并提出临床诊断标准[1]。肛瘘癌变极为罕见,病变隐匿,临床表现多不典型,常被误诊误治。35%～45%的克罗恩病患者会发生肛周病变,肛周瘘管型克罗恩病(perianal fistula Crohn's disease,PFCD)的发生率高达43%,临床表现复杂多样,给临床诊治带来极大的挑战。研究显示,克罗恩病患者的小肠癌[相对风险为33.2(15.9～60.9)]和结直肠癌[相对风险2.5(1.3～4.7)]发病风险明显升高[2]。关于肛周瘘管型克罗恩病癌变的研究较少,其确切的发病率和患病率未知,复杂的瘘管形态、肛管直肠狭窄和直肠炎使诊断变得异常困难。尽管肛周瘘管型克罗恩病患者需要经历反复手术尝试治愈或控制临床症状,但组织病理学检查排除恶性病变在临床上并没有被作为常规措施,多数患者确诊时已为进展期肿瘤。目前,临床缺乏关于肛周瘘管型克罗恩病癌变诊断与治疗的总体方案,以及如何对高危患者进行监测的指导性意见。

15.1 流行病学

肛瘘癌变的概率很低,多为个案报道,缺少流行病学研究。近年来,肛瘘癌变病例报道增多,多数患者有长期存在、迁延不愈的复杂性肛瘘病史。与腺源性肛瘘不同,肛周瘘管型克罗恩病患者常表现为复杂性肛瘘,治愈率<50%,多数患者长期带瘘生存,最终形成各种并发症。1975年,Lightdale等首次描述了克罗恩病相关的肛瘘癌变[3]。然而,大多数研究并没有区分腺源性肛瘘癌变与肛周瘘管型克罗恩病癌变。

文献报道肛周瘘管型克罗恩病癌变的发生率在0.3%～0.79%[4]。Ky等[5]对1000余例伴有肛周病变克罗恩病患者进行历时14年的追踪研究,其中7名患者发生与肛瘘相关的肛管或直肠恶性肿瘤。Shwaartz等[6]报道2003—2015年美国西奈山医学中心2384名伴有肛瘘的克罗恩病患者,肛瘘癌变的发生率为0.79%(19/2384)。该文献作者强调并不是所有肛周病变患者都常规接受病理活检,并且26.3%(5/19)的患者确诊经过反复活检,肛周瘘管型克罗恩病癌变的发生率可能被低估。Laukoetter 等[7] 报道肛周瘘管型克罗恩病相关癌变发生率为每年 0.2‰。Iesalnieks 等[8] 分析 1992—2007 年在德国雷根斯堡大学医学院接受外科手术的 474 例克罗恩病患者，2.3%(11/474)发生结直肠肿瘤(肛管癌 7 例，末端回肠癌 2 例，横结肠癌和直肠癌各 1 例);7 例肛管癌患者伴有肛瘘，组织病理学证实 6 例为黏液腺癌，1 例鳞状细胞癌(squamous cell carcinoma，SCC);6 例黏液腺癌患者被确诊为肛瘘癌变，占肛瘘手术患者的 4.3%(6/138)。随后，该文献作者结合既往文献(23 篇文献)分析了 65 例肛周瘘管型克罗恩病癌变的临床特征：女性 56.9%(37/65)，平均年龄 53(19~79)岁，平均克罗恩病病程 24 年(0~53 年)，肛瘘平均持续时间 14 年(0.34~50 年)，52.3%(34/65)患者的肛瘘持续时间超过 10 年。Ogawa 等[4] 报道日本 Tohoku 医学院 2002—2011 年 4 例肛周瘘管型克罗恩病癌变患者，克罗恩病平均病程 19.1 年±9.1 年，肛瘘平均持续时间 14.4 年±8.3 年。有趣的是，研究显示伴有肛周病变的克罗恩病患者直肠癌发生率也显著升高[9]。

文献报道腺源性肛瘘癌变以男性为主，女性患者极为少见。然而，肛周瘘管型克罗恩病癌变的女性比例显著升高。最近一项研究显示，腺源性肛瘘癌变男女比例为 57：2，而肛周瘘管型克罗恩病癌变的男女比例为 15：8[10]。Iesalnieks 等[8] 报道的 65 例肛周瘘管型克罗恩病癌变患者中，女性占 57%(37/65)。Thomas 等[11] 系统分析了 1950—2008 年 34 篇英文文献报道的 61 例肛周瘘管型克罗恩病癌变患者，女性占 60.7%(37/61);与男性患者相比，女性癌变年龄更年轻(女 vs. 男=47 岁 vs. 53 岁，P=0.032)，克罗恩病病程更短(女 vs. 男=18 年 vs. 24 年，P=0.005)，肛瘘持续时间更短(女 vs. 男=8.3 年 vs. 16 年，P=0.0035)。

15.2　病因病理

肛瘘如何继发形成恶性肿瘤，至今仍存在争议。1863 年，Virchow 首先提出炎症与癌症的关系，认为慢性、破坏性炎症病变有恶变的倾向[12]。消化道和呼吸道支气管的慢性瘘管最易发生恶变。慢性感染和炎症(如克罗恩病和放疗)是最常见的危险因素。世界卫生组织(WHO)肛管腺癌诊断分类标准中指出，肛管腺癌来源于 3 个部位：直肠、肛腺和肛瘘。肛腺和肛瘘癌变来源病变的病理性质为黏液腺癌。目前共同的观点是，肛瘘癌变主要继发于局部长期慢性炎症和瘢痕组织中的淋巴管破坏，局部免疫监视功能受损，从而导致肿瘤的发生。

腺源性肛瘘癌变起源于肛门腺，组织病理学通常为黏液腺癌[13]。肛周瘘管型克罗恩病癌变的发病机制和起源虽然未知，但与腺源性肛瘘癌变的病理性质不同，肛周瘘管型克罗恩病癌变的主要病理性质为黏液腺癌或腺癌，其次为鳞状细胞癌。Kodama 等[10] 对比分析腺源性肛瘘癌变(n=58)与肛周瘘管型克罗恩病癌变(n=17)的组织病理学特征，79.3%(46/58)的腺源性肛瘘癌变和 70.6%(12/17)的肛周瘘管型克罗恩病癌变是黏液腺癌，其他患者均为低分化腺癌。Thomas 等[11] 报道的 61 例肛周瘘管型克罗恩病癌变患者中，59.0%(36/61)为黏液腺癌,31.1%(19/61)为鳞状细胞癌,9.8%(6/61)为未确定肿瘤。

有研究认为,肛周瘘管型克罗恩病癌变起源于慢性肛瘘窦道内移行的直肠黏膜上皮。Nishigami 等[14]应用免疫组化比较了 7 例克罗恩病患者肛瘘癌变手术标本中黏蛋白(mucins,MUS)、细胞角蛋白(cytokeratins,CK)和尾型同源异型框转录因子(caudal-related homeodomain transcription factor 2,CDX2)。结果显示,肛周瘘管型克罗恩病癌变的免疫组化染色表现为直肠黏膜表型(MUC2$^+$/MUC5AC$^+$/CK7$^-$/CK20$^+$),而不是肛门腺组织表型(MUC2$^-$/MUC5AC$^-$/CK7$^+$/CK20$^-$),研究结果符合腺癌的病理性质。该文献作者提出肛周瘘管型克罗恩病癌变形成模型如下:首先是黏膜深溃疡形成,直肠黏膜上皮细胞沿溃疡壁迁移并覆盖溃疡非上皮化部分;随之迁移至瘘管内的细胞保留直肠上皮细胞的表型,并遵循"炎症－不典型增生－癌"这一发展过程。这种假说模型反映了克罗恩病相关肛瘘与腺源性肛瘘的起源不同:腺源性肛瘘是由肛腺感染导致的,而肛周瘘管型克罗恩病则是由直肠活动性炎症引起的深溃疡继发感染而致的。Kodama 等[10]发现,与腺源性肛瘘癌变比较,p53 基因在肛周瘘管型克罗恩病癌变组织中表达显著升高,E 钙黏蛋白(E-cadherin)水平降低。p53 基因是传统的抑癌基因,在炎症性肠病患者"炎症－不典型增生－癌"进展过程中,p53 基因杂合性缺失(loss of heterozygosity,LOH)是早期事件。p53 基因在肛周瘘管型克罗恩病癌变组织中高表达提示克罗恩病自身可能参与了疾病过程。在另一项研究中,肛瘘癌变与瘘管长期存在导致上皮-间质转变(epithelial-to-mesenchymal,EMT)相关[15]。

人乳头状病毒(HPV)感染是肛周鳞状细胞癌发生的单一致癌因素。在高达 91% 的肛周鳞状细胞癌患者中检测到 HPV-DNA,其中最常见的是 HPV16/18/52/33 亚型[16-18]。HPV感染角质细胞,并将癌基因 E6 和 E7 整合到宿主基因组中,抑癌基因 p53 失活并导致染色体不稳定或微卫星不稳定[19]。同样,鳞状细胞癌的恶性转化遵循"异型增生－癌"序列。肛周鳞状细胞癌报道主要集中在伴有肛周病变的炎症性肠病患者中,肛管直肠黏膜溃疡和上皮化的瘘管为 HPV 感染角质细胞提供了直接通道,从而导致 HPV 驱动的致癌机制[20]。

随着克罗恩病治疗药物的迅速发展,越来越多的生物制剂和免疫抑制剂被应用于临床。研究显示,英夫利昔单抗(IFX)等药物能够有效控制肛周瘘管型克罗恩病患者的炎症[25]。然而,影像学研究显示即使肛瘘处于静止期,局部分泌物消失,有些深部瘘管的炎症仍持续存在。这种隐性炎症长期持续存在是否会增加肛瘘恶性转变并导致诊断延误,目前尚不清楚。尽管有文献报道免疫抑制剂和生物制剂可能会增加克罗恩病患者肿瘤的发生率,但目前没有研究证据证实肛周瘘管型克罗恩病癌变与这些药物治疗相关。

15.3 临床表现

15.3.1 诊断标准

Rosser[1]在 1934 年提出肛瘘癌变的诊断标准:①肛瘘发生在肿瘤诊断前至少 10 年;②肛管直肠及其周围只有一处肿瘤,且肿瘤继发于肛瘘;③肛瘘内口位于肛管,而不是肿瘤自身。目前,临床尚未形成标准的肛瘘癌变诊断或分类,其确诊必须依赖组织病理学检查,其病理性质多为黏液腺癌,少部分为低分化腺癌。多数文献对上述诊断标准的第①条有争议,认为肛瘘病程不一定超过 10 年。Gaertner 等[21]报道明尼苏达大学医学院诊治的 14 例肛瘘癌变患者有 3 例肛瘘持续时间少于 10 年。Shwaartz 等[6]报道的 19 例肛周瘘管型克罗恩病癌变患者从肛瘘诊断到癌变诊断的平均持续时间仅为 6 年。

15.3.2 临床特征

肛瘘癌变的临床表现缺乏特征性。患者主诉长期、反复发作的肛瘘或肛周脓肿,表现为肛周溃疡、硬结,局部红肿疼痛,有较多的脓性分泌物,伴或不伴有肛管直肠狭窄。由于无便血或梗阻症状,所以常被误诊为肛周脓肿或肛瘘而反复手术治疗,术后创面愈合困难,伴有异味分泌物。肛周瘘管型克罗恩病癌变的诊断异常困难,大多表现为:①肿瘤在坐骨直肠间隙或会阴部隐匿性缓慢生长,一般不会侵犯肛管直肠黏膜;②肛瘘癌变的临床症状与复杂的肛周瘘管克罗恩病无明显区别,普遍表现为肛门疼痛、持续存在的复杂性肛瘘、反复发作的脓肿和脓血分泌物;③伴发的复杂肛周病变(如直肠狭窄、溃疡、炎症等)导致肛管直肠局部检查受限。若长期处于静止状态的肛周病变出现新的症状或症状突然加重,特别是无法解释的疼痛,应高度怀疑恶性肿瘤的可能[19]。

直肠指诊提示肛管直肠黏膜光整,但有壁外隆起的僵硬肿块,常无指套染血。直肠镜或纤维肠镜检查证实远端直肠或肛管无明显的黏膜侵犯,并排除近端肠道肿瘤细胞脱落在肛瘘部位种植的可能[22]。血清肿瘤标记物癌胚抗原(carbohydrate antigen,CEA)和糖类抗原-199(carbohydrate antigen 199,CA199)等在结直肠癌诊断与术后评估中广泛应用。Kodama 等[10]对比分析研究结果显示,55.3%(26/47)腺源性肛瘘癌变和 76.5%(13/17)肛周瘘管型克罗恩病癌变患者的 CEA 水平升高,31.9%(15/47)腺源性肛瘘癌变和 43.8%(7/16)肛周瘘管型克罗恩病癌变患者的 CA199 水平升高,两者联合则达到 64% 和 88%。

相对于腺源性肛瘘癌变,肛周瘘管型克罗恩病癌变更易发生转移,腹股沟淋巴结是最常见的转移部位。Kodama 等[10]报道腺源性肛瘘癌变淋巴结转移的发生率为 11.9%(7/59)，肛周瘘管型克罗恩病癌变的发生率为 21.7%(5/23)；11.9%(7/59)腺源性肛瘘癌变发生其他器官转移(诊断时 1 例，术后转移 6 例)，以肺转移最为常见[71.4%(5/7)]；52.2%(12/23)的肛周瘘管型克罗恩病癌变发生其他器官转移(诊断时 4 例，术后转移 8 例)，以骨转移最为常见[50.0%(6/12)]。

南京中医药大学附属医院肛肠科诊治的肛瘘癌变患者的临床特征见表 15-1。

表 15-1　南京中医药大学附属医院肛肠科肛瘘癌变患者的临床特征

序号	性别	年龄（岁）	病理性质	肛瘘持续时间（年）	伴随疾病	诊断时转移情况	CEA/CA199（ng/mL）/(U/mL)	肛周手术（次）
1	男	52	黏液腺癌	15	无	无	正常	6
2	男	59	黏液腺癌	3	无	无	正常	3
3	男	61	黏液腺癌	12	无	淋巴结	63.78/正常	0
4	男	72	黏液腺癌	30	直肠腺瘤	无	正常	3
5	男	65	黏液腺癌	5	无	无	正常	1
6	男	56	腺癌	20	肛门狭窄	淋巴结	15.16/正常	0
7	女	52	腺癌	2	横结肠腺瘤	无	正常	2
8	男	55	黏液腺癌	2	无	无	正常	0
9	男	32	黏液腺癌	3.75	克罗恩病	无	正常	2
10	男	58	腺癌	10	无	淋巴结	正常/41.39	0
11	男	47	黏液腺癌	0.75	无	无	正常	2
12	男	41	黏液腺癌	10	克罗恩病	无	正常	1
13	男	55	黏液腺癌	15	无	淋巴结＋骨转移	9.57/正常	0
14	男	61	黏液腺癌	1	先天性巨结肠	淋巴结	正常	2
15	男	51	黏液腺癌	2	无	无	15.42/正常	2

15.3.3　组织病理学检查

临床医生的高度警惕性对于避免肛瘘癌变延误诊断与治疗是非常重要的。多数患者在局部检查并未发现可疑的肛周肿块。根据我们的经验，病灶多数呈腔外生长，在行脓肿或肛瘘手术发现时肿瘤已很大，周围组织已失去正常解剖结构，但黏膜和黏膜肌层可能并未受肿瘤侵犯(见图 15.1)。Gaertner 等[21]报道的 14 例患者中，仅 42.8%(6/14)在临床常规检查时发现可疑肿块，11 例在手术探查时发现肿块。Thomas 等[11]报道，首次就诊时，59.0%(36/61)的患者没有发现肿瘤；只有 19.7%(12/61)的患者被怀疑肛瘘癌变并经病理证实。在我们科诊治的患者中,13 例腺源性肛瘘癌变患者仅 3 例在门诊检查时发现可疑肿块,7 例在复杂性肛瘘术前 MRI 检查发现异常肿块,2 例因复杂性肛瘘术后创面不愈合,1 例在肛瘘术后 2 年复查 MRI 时发现异常肿块。所有患者在超声引导下细针穿刺活检(fine needle aspiration biopsy,FNAB)确诊。其中,肛周瘘管型克罗恩病癌变患者有 2 例:1 例因肛瘘入院手术,术前 MRI 检查提示复杂性肛瘘伴坐骨直肠间隙实质性病变,多次超声引导下穿刺和麻醉下经会阴活检均未能确定恶性病变,患者 19 个月后 MRI 复查提示会阴部巨大肿块,穿刺组织病理提示为黏液腺癌;另 1 例患者于 2012 年因复杂性肛瘘经英夫利昔单抗联合肛瘘挂线治疗后愈合,但患者在 2020 年因肛周不适复查 MRI 发现括约肌间实质性肿块而确诊。

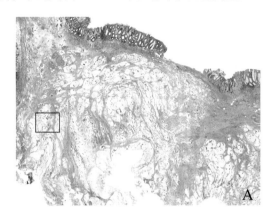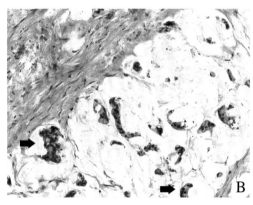

图 15.1　患者,男性,47 岁。肛瘘相关黏液腺癌组织学形态。图 A:直肠黏膜表面局部糜烂,黏膜和黏膜肌层未见肿瘤侵犯,黏膜下层、固有肌层及浆膜下层可见大量黏液湖(HE 染色,10×)。图 B:图 A 黑框内示黏液湖中漂浮异型腺上皮(黑色箭头)(HE 染色,400×)。(图片由南京中医药大学附属医院提供)

　　如果肛瘘患者瘘管内有胶冻样黏液,或瘘管切除标本病理存在"黏液湖",则需高度警惕肛周黏液腺癌的可能[23]。手术时应尽可能将所有切除和搔刮的组织送病理检查。由于肛管直肠腔内黏膜没有被侵犯,所以从内口附近的肛管直肠组织很难获得阳性病理结果。因此,对于临床或影像学怀疑有癌变的病例,必须多次从外口搔刮瘘道内组织、B 超引导下穿刺组织进行病理检查,或麻醉下探查切取部分瘘管或肿瘤组织标本进行病理检查[24](见图15.2)。

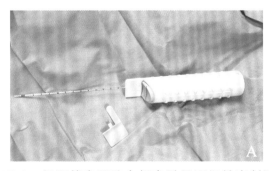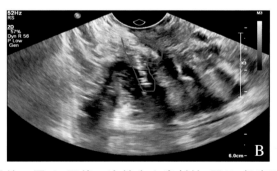

图 15.2　经肛管直肠腔内超声引导下细针穿刺活检。图 A:巴德一次性空心穿刺针;图 B:超声引导下穿刺(蓝色标记为穿刺后轨迹)。(图片由南京中医药大学附属医院提供)

15.4 影像学检查

15.4.1 经直肠或经会阴超声检查

直肠或盆腔 MRI 是肛周克罗恩病成像的金标准，但当成本和可用性受到条件限制时，经会阴或经直肠腔内超声检查也是可行的替代方法。研究显示，经直肠腔内超声（transrectal ultrasound，TRUS）和 MRI 在评估直肠癌局部分期，如浸润深度、括约肌受累和直肠周围淋巴结受累方面，结果相似[26]。通过 TRUS 能够有效评估肛管直肠周围和盆腔的病变，不仅能初始评估局部病变性质和分期，还可以监测治疗结果。肛瘘癌变常表现为肛管或直肠壁外低回声实质性病变，病变部位存在丰富的血流（见图 15.3）。由于病变为壁外肿块且位置深在，所以活检钳无法获得病变组织，超声引导下经会阴细针穿刺活检是理想的手段[27]。若克罗恩病患者因复杂性肛周病变导致的局部疼痛和肛管直肠狭窄等而限制 TRUS 临床应用，经会阴超声（transperineal ultrasound，TPUS）是一种有效的替代选择。

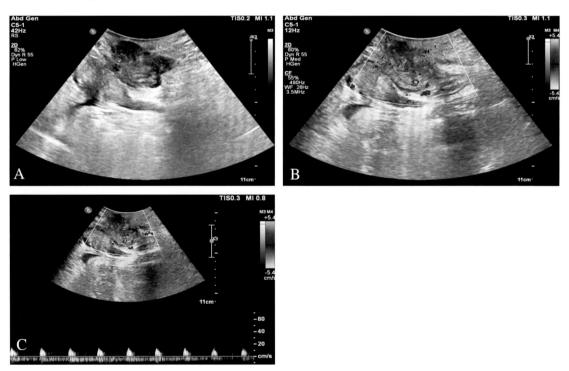

图 15.3　患者，男性，31 岁。肛周瘘管型克罗恩病癌变经会阴超声检查。图 A：直肠壁外见低回声区，边界尚清，形态尚规则，内部回声不均匀，直肠壁未受侵犯；图 B：低回声区内见较丰富血流信号；图 C：测及动脉频谱，阻力指数高。（图片由南京中医药大学附属医院提供）

15.4.2　磁共振检查

随着 MRI 在复杂性肛瘘诊断中的广泛应用,多数肛瘘癌变能够在手术前诊断,目前肛瘘癌变术前的肿瘤分期主要依据 MRI 影像学表现。MRI 影像学提示肛管直肠壁外肿块,并可以显示肿块周围解剖结构、瘘管形态和内口,以及腹股沟淋巴结转移情况。肛瘘癌变 MRI 影像具有以下特征:①肿块呈多房囊实性表现,囊性成分由大小不等的黏蛋白池组成多发小房,其内有纤细分隔,形成网格状改变;②囊性成分中黏液组织在 T_2WI 或 T_2WI 脂肪抑制序列表现为明显高信号,T_1WI 的信号根据蛋白含量的不同而不同,分隔及纤维包膜在 T_1WI 及 T_2WI 上表现为低信号;③DWI 序列上瘘管或小脓肿始终显示出高于肿块实质的信号。作者所在的中心 10 例肛瘘癌变患者的 MRI 影像特征见表 15-2。典型 MRI 影像见图 15.4 和图 15.5。

研究证实,黏液性肿瘤在 PET-CT 或 PET-MRI 中均显示出低 18-氟脱氧葡萄糖(^{18}F-FDG)摄取[28]。黏液腺癌组织内黏蛋白与显像剂^{18}F-FDG 亲和力呈反比,从而因吸收障碍产生假阴性。因此,PET 检查在黏液性肿瘤中呈阴性结果并不罕见。对于考虑肛瘘癌变患者的 PET 阴性结果,应谨慎对待[29]。

表 15-2　10 例肛瘘癌变患者的 MRI 影像特征

序号	病理性质	形态/边界	最大径（cm）	T_2WI信号	肿块与直肠间瘘管	DWI/ADC	包膜不完整	强化方式
1	黏液腺癌	多房、菜花状/不规则	3.0	明显高信号	有	稍高/高	是	渐进性网格状强化
2	腺癌	不规则/边界不清	3.7	稍高	无	高/低	无包膜	不均匀强化
3	黏液腺癌	多房、菜花状/边界清	4.3	明显高信号	有	高/高,部分低	是	—
4	腺癌	类椭圆形/边界不清	4.0	高	有	—	是	渐进性不均匀强化
5	黏液腺癌	类圆形/边界不清	2.9	稍高	有	—	无包膜	—
6	黏液腺癌	菜花状/局部欠清	5.2	明显高信号	有	—	是	—
7	黏液腺癌	菜花状/局部欠清	12	明显高信号	有	—	是	—
8	黏液腺癌	不规则/局部欠清	3.7	高信号	有	—	无包膜	—
9	黏液腺癌	菜花状/局部欠清	4.3	明显高信号	有	高/高,部分低	是	渐进性网格状强化
10	黏液腺癌	多房、菜花状/局部欠清	6.0	明显高信号	有	高/高,部分低	是	边缘、分隔强化

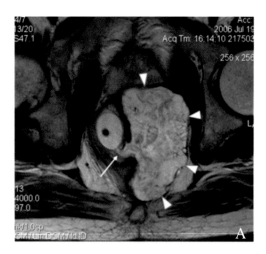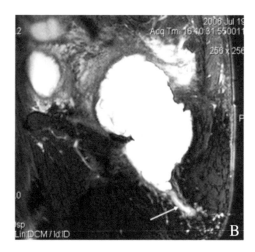

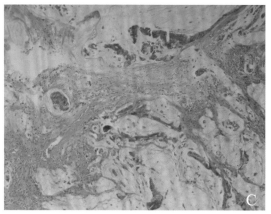

图 15.4 患者,男性,54 岁。腺源性肛瘘癌变(肛瘘病史 14 年)。图 A:T₂WI 序列,横截面;不均匀团
块状高信号肿瘤(白色三角形)充斥左侧坐骨直肠间隙,肿块周围可见低信号纤维包膜,内部
可见纤细低信号分隔;直肠(R)被推向右侧,肿瘤与直肠之间有瘘管(箭头)相通。图 B:T₂WI-
FS,矢状位。脂肪抑制后肿块呈明显高信号,大小约为 12cm×7cm,远端见高信号瘘管(白
色箭头)与外口相通。图 C:病理示黏液腺癌。(图片由南京中医药大学附属医院提供)

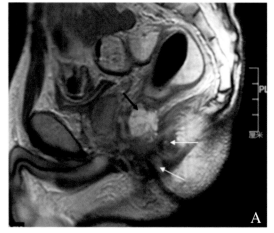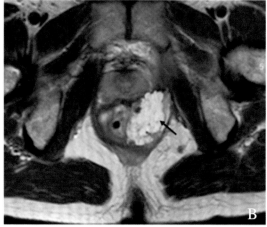

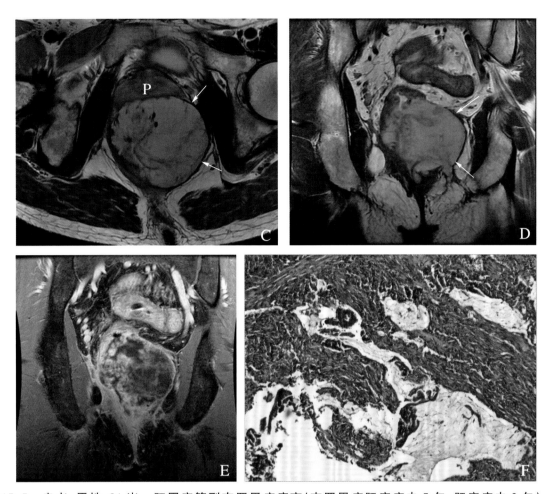

图 15.5　患者,男性,31 岁。肛周瘘管型克罗恩病癌变(克罗恩病肛瘘病史 5 年,肛瘘病史 2 年)。图 A～图 B(2018 年 5 月):T_2WI 序列,矢状面及横断面;直肠下段与左侧肛提肌间见不均匀团块状高信号肿瘤(黑色箭头),肿块周围及内部可见低信号纤维包膜及分隔;肿块周围可见多发瘘管(白色箭头)。图 C～图 E(2019 年 12 月):图 C～图 D. T_2WI,横断面及冠状面,肿块较前片(图 A～图 B)明显增大(白色箭头),前列腺(P)受肿瘤挤压;图 E. 增强,冠状面,增强后肿块软组织成分及包膜明显强化。图 F:2019 年 12 月病理示黏液腺癌。(图片由南京中医药大学附属医院和重庆新桥医院共同提供)

15.5　治　疗

　　肛周瘘管型克罗恩病癌变治疗方案的选择取决于局部的组织病理学,应遵循肿瘤学治疗原则,包括放化疗或根治性肿瘤切除术。

　　组织病理学确定为鳞状细胞癌的患者,参照鳞状细胞癌的治疗方案,首选 Nigro 放化疗方案[中等剂量的放疗(30Gy)联合 5-氟尿嘧啶＋丝裂霉素化疗],该方案为临床一线治疗。对 Nigro 方案治疗失败的患者,需追加腹会阴联合切除术(abdominoperineal resection,

APR）。如果患者伴有严重的肛周感染或克罗恩病肛周病变，可先考虑腹会阴联合切除术，术后再进行放化疗。Shwaartz 等[6]报道的 9 例鳞状细胞癌的肛周瘘管型克罗恩病癌变患者，6例接受 Nigro 治疗（2 例因局部复发，随后行腹会阴联合切除术），2 例因活动性肛周病变行直肠切除手术标本内确诊，1 例活检病理确诊后在准备治疗前死于严重感染。2 例患者在确诊1 年内死亡，剩余 7 例患者均随访超过 3 年（1 例死于多发转移，6 例无病生存）。作者认为，尽管部分伴有活动性肛周病变或直肠炎的克罗恩病患者无法耐受放疗，但 Nigro 方案对病理性质为鳞状细胞癌的肛周瘘管型克罗恩病癌变患者的成功率达到 75%，与非克罗恩病肛周鳞状细胞癌患者相似。

　　组织病理学确定为腺癌或黏液腺癌的患者，确诊时肿瘤多数处于进展期且组织病理学分化程度较差，需行腹会阴联合切除术。瘘管相关炎症常影响手术者对肿瘤局部扩展的精确评估。为达到手术切缘阴性，保证 R0 切除，若伴有复杂性肛周病变的进展期肿瘤，采用会阴部扩大切除的肛提肌外腹会阴联合切除术（extralevator abdominoperineal excision，ELAPE），同时进行盆底或会阴重建，能够减少会阴部切口并发症，并降低局部复发率（见图 15.6）。

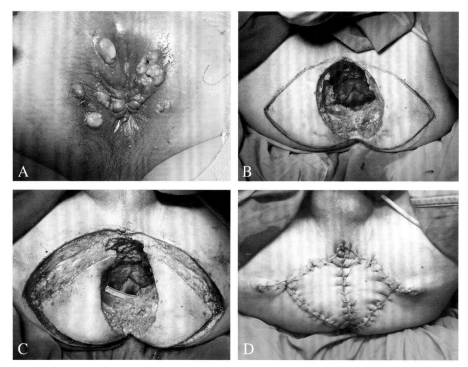

图 15.6　肛瘘癌变会阴扩大 ELAPE＋V-Y 皮瓣成形术。（图片由南京中医药大学附属医院提供）

　　直肠黏液腺癌新辅助放化疗的效果不及非黏液腺癌[30]。有限的临床研究显示，肛瘘癌变患者接受新辅助放化疗后再进行根治手术能够显著改善预后[10,31,32]。对于拒绝手术治疗或无法达到 R0 切除的患者，应当考虑放化疗。Pai 等[33]报道 14 例肛瘘癌变中有 13 例接受了新辅助治疗后，3 例接受传统腹会阴联合切除术，10 例接受 ELAPE（6 例行 V-Y 皮瓣会阴成形，1 例生物补片盆底修补，2 例应用大网膜填塞盆底缺损）。术后，1 例患者会阴切口感染，1 例乙状结肠造口坏死，1 例后尿道损伤。作者认为，肛瘘癌变诊断时多为进展期肿瘤，新辅助治疗联合 ELAPE 能够更好地达到 R0 切除，会阴部扩大切除联合局部重建技术能够避免复杂肛周病变带来的术后切口并发症。Shwaartz 等[6] 报道的 10 例肛周瘘管型克罗恩病癌变患者,1 例诊断时肿瘤转移仅化疗,2 例失访,4 例接受新辅助治疗后行腹会阴联合切除术,3 例直接行腹会阴联合切除术;5 例患者随访时间超过 3 年,3 例无病生存,1 例死亡,1 例远处转移。Kodama 等[10] 比较了腺源性肛瘘癌变(n=59)与肛周瘘管型克罗恩病癌变(n=29)的生存率。平均随访 43.3 个月,肛周瘘管型克罗恩病癌变患者的总体生存率明显低于腺源性肛瘘癌变患者(P<0.0001),但文献中作者没有明确报道相关的治疗方式。

15.6　筛查与监测

　　对于长期存在的肛周病变,尤其是肛周瘘管型克罗恩病患者,需要保持高度警惕。目前,溃疡性结肠炎患者的癌症监测要求从疾病诊断后 8 年开始,每 2 年进行一次纤维肠镜检查并行多点活检。对于肛周瘘管型克罗恩病患者,是否需要对长期存在的瘘管进行常规活检或影像检查来排除恶性病变尚无定论。早期诊断可能会显著改善这些患者的预后,因此应加强对高风险患者的定期筛查和监测。肛瘘癌变患者通常有 6～10 年肛周病变史,这个时间区间可能是对慢性、持续性肛周病变进行肿瘤监测的合适时间点。由于肛瘘癌变没有特异性的临床特征,多数患者在症状出现 1 年内快速发展为进展期肿瘤,因此若长期处于静止期的肛周病变突然恶化,应引起警惕,并及时行组织病理检查。如果肛周病变表现出"瘘管中出现黏液性分泌物,肛瘘长期持续存在(>10 年),克罗恩病,肛周肿块和局部组织结构畸变"这 5 个特征中的某些特征,则需要高度怀疑肛瘘癌变。此时,即使未能做出局部恶性肿瘤的诊断,临床医生也应建议患者每 4～6 个月进行一次临床监测[10]。鉴于肛周瘘管型克罗恩病癌变是一种快速进展的恶性肿瘤,我们建议对长期存在肛周病变的克罗恩病患者,应每年进行直肠或盆腔 MRI 检查。我们中心诊治的 1 例克罗恩病患者在肛瘘临床治愈 8 年后发现肛管部位黏液腺癌(考虑肛瘘术后残留瘘管上皮癌变,见图 15.7),高度警醒临床医生:即使克罗恩病患者没有症状,也需要对肛周病变进行长期的随访和监测。

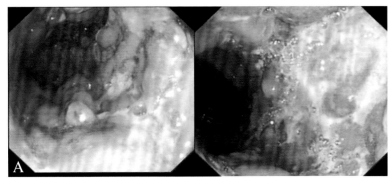
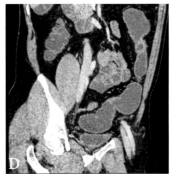

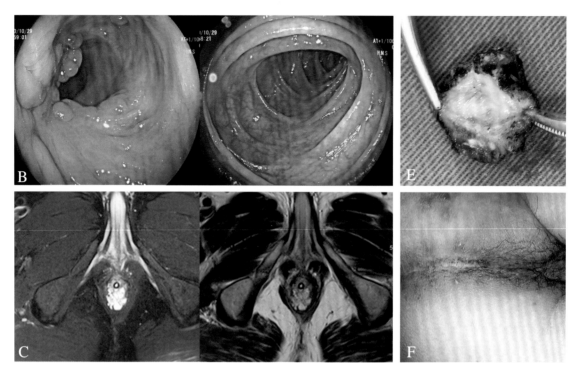

图 15.7　患者，男性，41 岁。2010 年确诊克罗恩病，2012 年因复杂性肛瘘行英夫利昔单抗＋肛瘘部
　　　　分切开挂线引流术，术后硫唑嘌呤维持治疗，肛瘘愈合未再出现临床症状。2014 年因肠道
　　　　克罗恩病复发（图 A），予以沙利度胺治疗。2020 年 10 月因肛周不适就诊，复查肠镜显示肠
　　　　道控制良好（图 B）；直肠 MRI 检查显示肛管后侧不规则实质肿块（图 C）；小肠 CTE 检查示
　　　　结肠黏膜未见炎症征象（图 D）；肛周肿块切除全瘤活检示黏液腺癌（图 E）；追加腹会阴联合
　　　　切除术（图 F），术后病理 $T_2N_0M_0$（Ⅰ期）。（图片由南京中医药大学附属医院提供）

参 考 文 献

[1] Rosser C. The relation of fistula-in-ano to cancer of the anal canal. Am Proct Soc，1934，35：65－71.

[2] Canavan C，Abrams KR，Mayberry J. Meta-analysis：colorectal and small bowel cancer risk in patients with Crohn's disease. Aliment Pharmacol Ther，2006，23（8）：1097－1104.

[3] Lightdale CJ，Sternberg SS，Posner G，et al. Carcinoma complicating Crohn's disease：report of seven cases and review of the literature. Am J Med，1975，59：2628.

[4] Ogawa H，Haneda S，Shibata C，et al. Adenocarcinoma associated with perianal fistulas in Crohn's disease. Anticancer Res，2013，33：685－689.

[5] Ky A，Sohn N，Weinstein MA. Carcinoma arising in anorectal fistulas of Crohn's disease. Dis Colon Rectum，1998，41：992－996.

[6] Shwaartz C，Munger JA，Deliz JR，et al. Fistula-associated anorectal cancer in the

Setting of Crohn's Disease. Dis Colon Rectum,2016,59:1168－1173

［7］Laukoetter MG,Mennigen R,Hannig CM,et al. Intestinal cancer risk in Crohn's disease:a meta-analysis. J Gastrointest Surg,2011,15:576－583.

［8］Iesalnieks I,Gaertner WB,Glass H,et al. Fistula-associated anal adenocarcinoma in Crohn's disease. Inflamm Bowel Dis,2010,16:1643－1648.

［9］Beaugerie L,Carrat F,Nahon S,et al. High risk of anal and rectal cancer in patients with anal and/or perianal Crohn's disease. Clin Gastroenterol Hepatol,2018,16（6）:892－899.

［10］Kodama M,Kobayashi D,Iihara K,et al. Adenocarcinoma within anorectal fistulae: different clinicopathological characteristics between Crohn's disease-associated type and the usual type. Mod Pathol,2019,32:314－325.

［11］Thomas M,Bienkowski R,Vandermeer TJ,et al. Malignant transformation in perianal fistulas of Crohn's disease:a systematic review of literature. J Gastrointest Surg, 2010,14:66－73.

［12］Balkwill F,Mantovani A. Inflammation and cancer:back to Virchow? Lancet, 2001,357:539－545.

［13］Wong NA,Shirazi T,Hamer-Hodges DW,et al. Adenocarcinoma arising within a Crohn's-related anorectal fistula:a form of anal gland carcinoma? Histopathology,2002,40: 302－304.

［14］Nishigami T,Kataoka TR,Ikeuchi H,et al. Adenocarcinomas associated with perianal fistulae in Crohn's disease have a rectal,not an anal,immunophenotype. Pathology, 2011,43:36－39.

［15］Scharl M,Frei P,Frei SM,et al. Epithelialto-mesenchymal transition in a fistula-associated anal adenocarcinoma in a patient with long-standing Crohn's disease. Eur J Gastroenterol Hepatol,2014,26:114－118.

［16］Abramowitz L,Jacquard AC,Jaroud F,et al. Human papillomavirus genotype distribution in anal cancer in France:the EDiTH V study. Int J Cancer,2011,129:433－439.

［17］De Vuyst H,Clifford GM,Nascimento MC,et al. Prevalence and type distribution of human papillomavirus in carcinoma and intra-epithelial neoplasia of the vulva,vagina and anus:a meta-analysis. Int J Cancer,2009,124:1626－1636.

［18］Ouhoummane N,Steben M,Coutlée F,et al. Squamous anal cancer:patient characteristics and HPV type distribution. Cancer Epidemiol,2013,37:807－812.

［19］Wisniewski A,Fléjou JF,Siproudhis L,et al. Anal neoplasia in inflammatory bowel disease: classification proposal, epidemiology, carcinogenesis, and risk management perspectives. J Crohns Colitis,2017,11:1011－1018.

［20］Slesser AA,Bhangu A,Bower M,et al. A systematic review of anal squamous cell carcinoma in inflammatory bowel disease. Surg Oncol,2013,22:230－237.

［21］ Gaertner WB，Hagerman GF，Finne CO，et al. Fistula-associated anal adenocarcinoma： good results with aggressive therapy. Dis Colon Rectum，2008，51：1061－1067.

［22］ Wakatsuki K，Oeda Y，Isono T，et al. Adenocarcinoma of the rectosigmoid colon seeding into pre-existing anal fistula. Hepatogastroenterology，2008，55：952－955.

［23］ Yang BL，Shao WJ，Sun GD，et al. Perianal mucinous adenocarcinoma arising from chronic anorectal fistulae：a review from single institution. Int J Colorectal Dis，2009，24：1001－1006.

［24］ Annese V，Beaugerie L，Egan L，et al. ECCO. European evidence-based consensus： inflammatory bowel disease and malignancies. J Crohns Colitis，2015，9：945－965.

［25］ Present DH，Rutgeerts P，Targan S，et al. Infliximab for the treatment of fistulas in patients with Crohn's disease. N Engl J Med，1999，340（18）：1398－1405.

［26］ Yahya JB，Farrell MJ，Herzig DO，et al. Preferential use of imaging modalities in staging newly diagnosed rectal cancer：a survey of US radiation oncologists. J Gastrointest Oncol，2018，9（3）：435－440.

［27］ Hasak S. Rectal endoscopic ultrasound in clinical practice. Curr Gastroenterol Rep，2019，21：18.

［28］ Berger KL，Nicholson SA，Dehdashti F，et al. FDG PET evaluation of mucinous neoplasms：correlation of FDG uptake with histopathologic features. AJR Am J Roentgenol，2000，174（4）：1005－1008.

［29］ Horvat N，Hope TA，Pickhardt PJ. Mucinous rectal cancer：concepts and imaging challenges. Abdom Radiol（NY），2019，44：3569－3580.

［30］ Grillo-Ruggieri F，Mantello G，Berardi R，et al. Mucinous rectal adenocarcinoma can be associated to tumor downstaging after preoperative chemoradiotherapy. Dis Colon Rectum，2007，50：1594－1603.

［31］ Santos MD，Nogueira C. Mucinous adenocarcinoma arising in chronic perianal fistula：good results with neoadjuvant chemoradiotherapy followed by surgery. Case Rep Surg，2014，2014：386150.

［32］ Díaz-Vico T，Fernández-Martínez D，García-Gutiérrez C，et al. Mucinous adenocarcinoma arising from chronic perianal fistula-a multidisciplinary approach. J Gastrointest Oncol，2019，10：589－596.

［33］ Pai VD，Jatal S，Engineer R，et al. Multidisciplinary management of colorectal adenocarcinoma associated with anal fistula：an Indian series. Colorectal Dis，2015，17：O240－O246.

第16章 女性外阴转移性克罗恩病

陈红锦　杨柏霖

皮肤病变是克罗恩病最常见的肠外病变,文献报道发生率为 $22\% \sim 44\%$[1,2]。克罗恩病皮肤病变分为 3 种类型。①肛周或造口周围病变:是由肠道疾病直接侵袭邻近组织所致的。②克罗恩病相关的皮肤病变:如结节性红斑、脓皮病、大包性表皮松解症和 Sweet's 综合征等。③转移性克罗恩病(metastatic Crohn's disease,MCD):特征是与胃肠道不连续的肉芽肿性皮肤损害[3]。1965 年,Parks 等[4]首先报道了转移性克罗恩病病例;1970 年,Mountain[5]正式将其命名为"转移性克罗恩病"。转移性克罗恩病是克罗恩病的罕见皮肤表现,发生在与胃肠道不连续的皮肤,其组织学表现类似于肠道克罗恩病,活检可见非干酪样上皮肉芽肿。病变可以发生在皮肤的任何部位,皮损多为丘疹、斑块、结节或溃疡。

转移性克罗恩病最常见病变部位是生殖器,特别是女性外阴部。女性外阴克罗恩病(vulval Crohn's disease,VCD)主要有两种类型。①肛瘘或直肠前庭瘘/阴道瘘:病变起源于肛管直肠,因此这些病变被视为肠道病变的延伸。②肉芽肿性皮肤病变:即女性外阴转移性克罗恩病,病变与相连消化道(肛管直肠)不连续[6]。现有文献报道比较混乱,多数文献阐述内容为女性外阴转移性克罗恩病,但命名依然是女性外阴克罗恩病。女性外阴转移性克罗恩病并不常见,临床表现无特异性,鉴别诊断众多,涉及消化科、结直肠外科、妇科、皮肤科及病理科等诸多学科。多数女性外阴转移性克罗恩病出现在克罗恩病确诊之后,部分可能出现在肠道症状数月或数年之前,甚至可能是克罗恩病患者唯一的临床表现[7]。由于临床病例少见,所以迄今为止尚未就女性外阴转移性克罗恩病的诊断与治疗达成临床共识意见。

16.1 流行病学

目前,缺乏女性外阴转移性克罗恩病准确患病率和发病率的估算值。由于临床表现不同及不同专科医师对本病的认识存在差异,所以临床可能存在较多误诊,实际发病率可能被低估。

自 1965 年 Parks 首次描述本病之后,陆续有少量病例或个案报告。Barret 等[8]统计1965—2013 年 56 篇文献共报道了 86 例女性外阴转移性克罗恩病。其中,80.2%(69/86)患者同时伴有肠道病变，47.7％(41/86)伴肛周病变，24.4％(21/86)表现为孤立性外阴病变；中位诊断年龄为34(6～70)岁，其中20.9％(18/86)是儿童。Granese等[9]统计分析2000—2017年间共20篇文献报道的22例儿童外阴转移性克罗恩病。平均发病年龄为10.36岁±3.30岁，63.6％(14/22)患者的年龄小于12岁；36.4％(8/22)外阴症状出现在克罗恩病确诊之后，其余患者外阴症状发生在肠道症状前(3～7年)。Bhoyrul等[3]分析英国约克医院2003—2017年间556名克罗恩病患者，22.8％(127/556)伴有皮肤病变，5.6％(31/556)被诊断为外阴转移性克罗恩病，平均年龄为40(13～66)岁，包括2名13岁儿童。

多数女性外阴转移性克罗恩病患者首先寻求妇科治疗。但由于妇科医生缺乏克罗恩病相关的知识，所以患者在发病初始未能得到正确的诊断和治疗。Granese等[9]报道的病例中，50％(11/22)的外阴病变是患者首次就诊的临床表现，但没有患者被疑诊克罗恩病。Boxhoorn等[6]报道的15例患者中，8例在克罗恩病确诊后出现外阴转移性克罗恩病，平均间隔时间为11年(3个月～24年)；另7例患者首先出现外阴病变，初始在皮肤科、妇科或儿科就诊，最终因胃肠道症状经消化科确诊克罗恩病，外阴病变出现到确诊克罗恩病的中位时间为3.5年。Laftah等[10]报道英国伦敦帝国医学院22名患者，发病平均年龄为28(11～56)岁。在14例伴有胃肠道症状的患者中，64.3％(9/14)的外阴症状出现在肠道症状之后，中位间隔时间为10年(1～21年)；21.4％(3/14)的外阴转移性克罗恩病确诊在胃肠道症状出现之前，中位时间为1年(1～2年)，2例因外阴症状确诊胃肠道克罗恩病。

16.2　病因及发病机制

关于转移性克罗恩病发病机制的论述甚少。转移性克罗恩病的病因可能是多因素的，涉及免疫机制、遗传因素、酶的改变和细菌定位反应等。目前，主要有两种理论：①来自胃肠道原发性克罗恩病部位的未知抗原或免疫复合物经循环系统沉积在局部皮肤，沉积在皮肤内的免疫复合物引起血管周围单核细胞和上皮样组织细胞发生肉芽肿样反应；②肉芽肿性血管炎是继发于Ⅳ型超敏反应的结果，敏化的淋巴细胞与循环抗原发生反应，释放出各种淋巴因子并激活单核细胞，T细胞与皮肤抗原发生交叉反应，导致类似于肠道克罗恩病的血管壁肉芽肿性损伤和炎症[11-13]。

多数女性外阴转移性克罗恩病患者首先表现为外阴肿胀，是潜在炎症肉芽肿病变的独立过程。然而，外阴肿胀也可能继发于外阴肉芽肿炎症，反复发作的慢性炎症或蜂窝织炎导致淋巴管破坏或阻塞，或者肉芽肿阻塞局部淋巴管导致淋巴回流障碍，病理检查常表现为局部淋巴管扩张。

16.3　临床表现

16.3.1　临床特征

女性外阴转移性克罗恩病临床表现多种多样,诊断比较困难,尤其是病变局限在外阴而不伴有肛瘘等特征性克罗恩病肛周病变时。局部检查可见外阴水肿、结节或红斑,这些症状在妇科疾病中也很常见,易导致临床诊断延误。最常见的临床特征是累及大阴唇和(或)小阴唇的外阴弥漫性肿胀、"刀切样"溃疡(皮肤皱褶部位)、外阴口疮样溃疡和增生性肥厚。Andreani[14]统计分析的 55 例患者中,常见临床症状有局部水肿 61.8%(34/55)、溃疡 40.7%(22/55)、疼痛 20.3%(11/55)、红斑 14.5%(8/55)和瘙痒 12.9%(7/55)。

Barret 等[8]分析了 1965—2013 年间文献报道的 86 名患者的临床症状,结果如下。

(1)外阴肿胀或水肿:67.4%(58/86)的患者外阴肿胀。可以波及大/小阴唇和阴道壁,单侧或双侧,通常是弥漫性的(见图 16.1)。患者主诉多为局部瘙痒和触痛。

(2)溃疡:39.5%(34/86)的患者有外阴溃疡。无症状或触痛明显,单一或多发;形态多样,呈现口疮样、斑片状浅溃疡(见图 16.2)或"刀切样"溃疡(见图 16.3)。"刀切样"溃疡最具特征性,发生在皮肤皱褶处,可以扩展到腹股沟。患者主诉多为外阴疼痛或性交疼痛,伴有瘙痒和分泌物增多。

(3)增生性肥大:24.4%(21/86)的患者外阴增生性肥厚,表现为单侧或双侧阴唇增生性肥厚(见图 16.3 和图 16.4),或类似于"痔"或"疣"样的外生性增生(见图 16.3 和图 16.5)。增生肥厚的病变没有炎症,患者无明显临床症状,主要抱怨令人厌恶的外观。

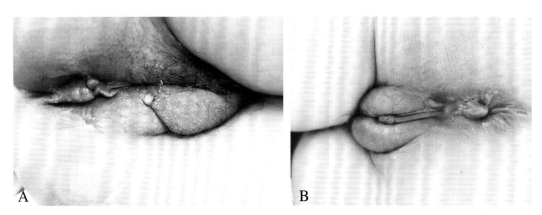

图 16.1　女性外阴转移性克罗恩病。图 A:患者,女,18 岁。左侧小阴唇水肿,经乌司奴单抗治疗后好转。肛周见典型的克罗恩病皮赘和肛瘘外口。图 B:患者,女,48 岁。双侧大阴唇水肿,伴典型肛周皮赘。(图片由南京中医药大学附属医院提供)

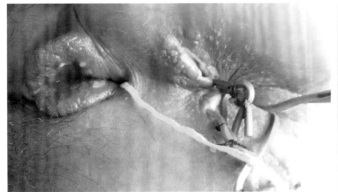

图 16.2　女性外阴转移性克罗恩病。患者,女,26 岁。双侧阴唇突发肿胀、刺痛,局部红色斑片状糜烂和溃疡。(图片由南京中医药大学附属医院提供)

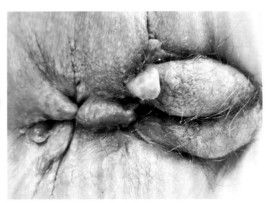

图 16.3　女性外阴转移性克罗恩病。患者,女,41 岁。双侧大阴唇增生性肥厚,左侧大阴唇远端"刀切样"溃疡,右侧大阴唇远端外生性增生。(图片由南京中医药大学附属医院提供)

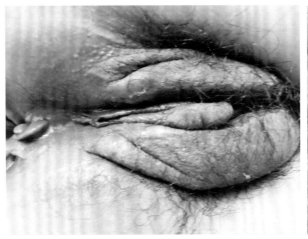

图 16.4　女性外阴转移性克罗恩病。患者,女,33 岁。双侧大阴唇、左侧小阴唇不对称性增生肥厚,伴典型肛周皮赘。(图片由南京中医药大学附属医院提供)

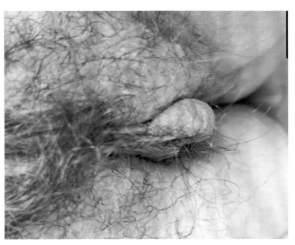

图 16.5　外阴转移性克罗恩病。右侧大阴唇见外生性增生。(图片由南京中医药大学附属医院提供)

　　女性外阴转移性克罗恩病最常见的临床表现是单侧大阴唇自发无痛性水肿,伴/不伴有慢性溃疡。Bhoyrul 和 Lyon[3]报道 31 例患者,根据临床表现和治疗结果把外阴病变分为轻症和重症,轻症指外阴局部间歇性糜烂或浅溃疡,重症指明显的外阴水肿和(或)固定的广泛性溃疡或深裂口。

16.3.2　病理诊断

　　外阴转移性克罗恩病的临床表现多样,经常被误诊为感染性或创伤性外阴炎症。因此,对可疑患者,必须进行组织病理学活检。外阴皮肤组织病理学特征与腔内克罗恩病的病理学特征一致,通常提示为亚急性或慢性炎性浸润、表皮溃疡和非干酪样上皮肉芽肿[8]。文献报道，50％～80％外阴转移性克罗恩病病变组织病理学观察到非干酪样上皮肉芽肿，显著高于腔内克罗恩病的活检标本[13]。增生肥厚性病变的病理学无典型特征，显示为不同程度的纤维化、炎症和淋巴管扩张。

　　Bhoyrul 和 Lyon[3] 报道的病例中，有 13 名患者接受了外阴病变病理检查，46.2％（6/13）的患者有克罗恩病特征性非干酪样上皮肉芽肿，38.5％（5/13）为慢性炎症细胞浸润，1 例患者观察到纤维化、窦道和脓肿，另 1 例大阴唇增生肥厚切除的组织病理显示局部皮肤增厚、角化过度和血管扩张。Forward 和 Reid[14] 回顾分析了澳大利亚悉尼大学皇家北岸医院皮肤科诊治的 26 例外阴转移性克罗恩病患者，65.4％（17/26）的患者局部活检有典型非干酪样上皮肉芽肿，34.6％（9/26）表现为多核巨细胞、慢性炎症细胞浸润，23.1％（6/26）确诊有胃肠道病变的患者外阴活检无典型的非干酪样上皮肉芽肿。他们认为将外阴转移性克罗恩病的诊断局限于组织病理学特征必须具有非干酪样上皮肉芽肿，将会导致诊断遗漏或延误。

　　由于可能存在活检创面愈合困难，所以对有足够临床诊断信息的患者可以不进行活检。鉴于外阴肿胀是最常见的临床特征，对已经确诊克罗恩病的患者，如果有无法解释的外阴水肿，应在鉴别诊断时考虑外阴转移性克罗恩病。外阴转移性克罗恩病需要由消化科、皮肤科、妇科和病理科等具有丰富的炎症性肠病诊治经验的临床医生来共同协作确诊。

16.3.3　鉴别诊断

　　外阴转移性克罗恩病的鉴别诊断较多，包括其他肉芽肿性疾病，如结节病、分枝杆菌病、真菌感染、性病淋巴肉芽肿、化脓性感染、化脓性汗腺炎和梅毒等。临床上应详细询问患者近期是否有无保护性生活、有无外生殖器症状。临床评估包括完整的妇科检查，阴道分泌物涂片寻找单纯疱疹病毒、衣原体、淋病球菌和苍白螺旋体感染，血液学检查血常规、C-反应蛋白、血清 HIV 1/2 和梅毒螺旋体抗原血清学试验（TPPA）（见表 16-1）。

表 16-1　女性外阴转移性克罗恩病鉴别诊断

需鉴别诊断的疾病	临床特征或检查
感染性病变（包括真菌、细菌和寄生虫等）	阴道分泌物涂片检查呈阳性
梅毒硬下疳	单个无痛性溃疡
尖锐湿疣	外生性无痛肿物，表面见分叶
化脓性汗腺炎	多发结节状脓肿，有窦道相连通
前庭大腺炎	大阴唇疼痛性感染结节
白塞氏病	大、小阴唇内侧和前庭黏膜溃疡，同时伴有其他部位病变
放疗或肿瘤等导致的外阴水肿	详细追溯病史

16.3.4　局部病变与肠道疾病的关系

　　系统评价显示，女性外阴转移性克罗恩病与肠道 80.2%（69/86）或肛周 47.7%（41/86）病变相关[8]。在 Boxhoorn 等[6]报道的伴有肠道病变的 15 例女性外阴转移性克罗恩病患者中，回肠、结肠和回结肠病变分别占 26.7%（4/15）、33.3%（5/15）和 40%（6/15），26.7%（4/15）患者同时有上消化道病变，60%（9/15）伴有肛瘘，近一半的患者（7/15）同时伴有除外阴转移性克罗恩病之外的肠外病变。

　　外阴转移性克罗恩病大多发生在肠道病变之后，从肠道症状出现到做出外阴转移性克罗恩病诊断的中位时间为 10~11 年[6,10]，已经确诊肠道克罗恩病有助于外阴转移性克罗恩病的早期诊断。文献报道显示，25% 的患者在外阴症状出现之前未确诊克罗恩病且无任何肠道症状，外阴受累成为疾病的首发症状或唯一症状。Andrade 等[7]报道一例患者在外阴转移性克罗恩病诊断后 6 年才出现肠道症状。在 Bhoyrul 和 Lyon[3]报道的 31 例患者中，77.4%（24/31）的患者伴有活动性肠道克罗恩病；22.6%（7/31）在确诊外阴转移性克罗恩病时没有消化道症状，但活检证实为肠道克罗恩病。Foo 等[15]报道了美国杜克大学附属医院 1988—2009 年间诊断的 13 例外阴转移性克罗恩病患者，23.1%（3/13）在外阴症状发作时无胃肠道症状，38.5%（5/13）在确诊克罗恩病后出现外阴症状，38.5%（5/13）因外阴症状接受消化道检查诊断消化道克罗恩病，但外阴病变的病程与胃肠道症状的严重程度无明确相关性。同样，Abboud 和 Frasure[16]认为 20%~36% 的女性外阴转移性克罗恩病患者无明显的胃肠道症状，外阴转移性克罗恩病是克罗恩病潜在的首发症状。亦有个案报道无胃肠道症状的女性外阴转移性克罗恩病[17,18]。对已确诊但无胃肠道症状的外阴转移性克罗恩病患者需要长期、密切随访，定期行消化内镜、腹部 CT 或 MRI 检查，因为大多数患者最终会出现克罗恩病的胃肠道症状。

16.4　影像学检查

　　近 50% 的外阴转移性克罗恩病患者伴发复杂性肛周病变，17% 为肛周脓肿或外阴脓肿。因此，建议应用 MRI 和经直肠腔内超声检查以排除潜在的直肠阴道瘘和涉及外阴的复杂性肛瘘。外阴水肿和脓肿可以通过 MRI 检查区分，ADC 影像序列外阴水肿表现为明显高信号，而脓肿呈低信号（见图 16.6）。

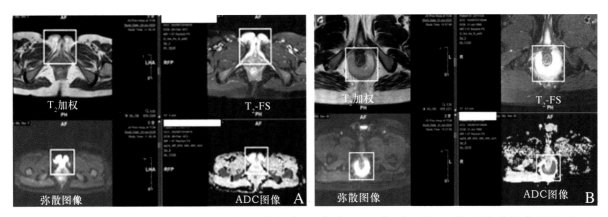

图 16.6　女性外阴转移性克罗恩病局部水肿与直肠脓肿 **MRI** 鉴别。图 **A**：外阴转移性克罗恩病，表现为双侧大阴唇水肿。图 **B**：肛门括约肌间马蹄形脓肿。水肿和脓肿在 T_2 加权表现为高信号，T_2-FS 和弥散图像呈明显高信号。**ADC** 图像水肿呈明显高信号，而脓肿呈低信号。（图片由南京中医药大学附属医院提供）

16.5　治　疗

目前，女性外阴转移性克罗恩病尚无诊断与治疗的共识性指南。消化科、妇科和皮肤科医生联合的多学科协作能够获得更好的治疗结果。鉴于当前缺少前瞻性研究且多数文献无长期随访结果，临床上尚缺乏可靠的长期疗效及复发率数据，治疗结果的证据等级较低。女性外阴转移性克罗恩病的首选治疗是针对胃肠道克罗恩病的药物治疗，极少需要手术。研究表明，仅表现为外阴转移性克罗恩病的患者与合并有胃肠道病变的患者需要更为积极的治疗。

16.5.1　药物治疗

1.局部外用药

多数临床医生和患者选择将局部外用药作为外阴转移性克罗恩病的一线治疗。局部使用皮质类固醇软膏和免疫调节剂他克莫司软膏能明显改善轻度的外阴症状，但疗效并不持久。在 Boxhoorn 等[6]报道的 15 例患者中，46.7%（7/15）选择局部外用皮质类固醇软膏，水肿和红斑得到短暂缓解；26.7%（4/15）的患者局部外用他克莫司软膏也获得短暂缓解。同样，Landy 等[19]报道了圣马克医院诊治的 23 例患者，多数患者初期应用皮质类固醇软膏，能短暂改善外阴症状；3 例应用他克莫司软膏的患者中，2 例的症状在用药 1 周内迅速缓解，但维持时间不足 2 个月。重症患者则需要局部外用药与免疫抑制剂或抗 TNF-α 单抗联合治疗。

2.抗生素

在引入生物制剂之前,甲硝唑是治疗外阴转移性克罗恩病的一线药物。文献报道,单独应用甲硝唑[10~20mg/(kg·d)]或与全身皮质类固醇联用治疗女性外阴转移性克罗恩病的成功率高达87.5%,治疗6周后临床症状显著改善,其作用与抗感染、抗炎和免疫调节作用相关[8,14]。与免疫抑制剂、生物制剂或外科手术相比,甲硝唑具有成本低且风险/收益比好的优势,仍然是部分临床医师和患者的共同选择。治疗需要维持数月;在停止用药后,多数病例症状复发。需要注意的是,甲硝唑治疗时间超过6周可能会引起周围神经病变等相关问题。

使用其他抗生素或美沙拉秦未能取得满意的临床疗效[8]。个别患者可能因继发感染引起局部蜂窝织炎和脓肿而导致病情急性发作。Bhoyrul和Lyon[3]报道了一例伴有感染的患者长期使用抗生素,结果显示感染虽得到有效控制但外阴水肿持续存在。

3.皮质类固醇和免疫抑制剂

皮质类固醇是克罗恩病治疗的最基础用药。女性外阴转移性克罗恩病多数伴有肠道克罗恩病症状,皮质类固醇被广泛用于治疗外阴转移性克罗恩病。Barret等[8]回顾文献分析,32.6%(28/86)的患者接受全身皮质类固醇治疗,其中:4例单药治疗者,3例外阴病变愈合;8例患者联合甲硝唑治疗,均有效;5例患者联合硫唑嘌呤治疗有效;7例外阴病变未得到有效控制;其他接受皮质类固醇、甲硝唑和硫唑嘌呤三药联合治疗,或联合5-氨基水杨酸的患者,外阴病变均无明显改善。

推荐将免疫抑制剂作为女性外阴转移性克罗恩病的二线治疗。硫唑嘌呤是最常使用的口服免疫抑制剂。Laftah等[10]报道了应用硫唑嘌呤治疗女性外阴转移性克罗恩病的总有效率为57%,对伴有胃肠道症状者的有效率为70%(7/10),显著优于仅有外阴症状的患者(1/4,25%),3例患者原发性无效,3例因副作用而终止治疗;6例接受氨甲蝶呤治疗的患者(10~25mg/周)均因原发性失效或副作用而终止治疗。

4.生物制剂

抗TNF-α单抗治疗女性外阴转移性克罗恩病的效果令人鼓舞,53%的患者外阴症状完全缓解,英夫利昔单抗(infliximab,IFX)和阿达木单抗(adalimumab,ADA)均有较好的临床疗效[3]。Bhoyrul和Lyon[3]报道13名患者接受阿达木单抗治疗,初始维持治疗剂量为40mg/2w,除1例治疗时间较短的患者外,7例患者外阴转移性克罗恩病症状和体征彻底消失(4例优化40mg/w方案),3例症状部分缓解,2例原发性失效(水肿和溃疡未见明显改善);3例患者接受5mg/kg英夫利昔单抗维持治疗,1例痊愈,1例继发性失应答,第3例患者裂隙溃疡消失但外阴水肿持续存在。同样地,Laftah等[10]报道的22名患者队列研究中,55.6%(5/9)患者英夫利昔单抗治疗有效,71.4%(5/7)患者阿达木单抗治疗有效。作者认为,与英夫利昔单抗相比,阿达木单抗似乎有更好的长期临床应答和相对较少的副作用。然而,在长期应用英夫利昔单抗或阿达木单抗维持治疗的患者中,尽管部分患者胃肠道症状能够有效控制,但外阴转移性克罗恩病的活动性炎症依然持续存在。

乌司奴单抗(ustekinumab,UST)是首个全人源"双靶向"白介素12(IL-12)和白介素23(IL-23)抑制剂,研究表明乌司奴单抗对抗TNF-α单抗治疗失败的胃肠道克罗恩病有效。

Abdat 等[20]报道 1 例先后接受过 3 种抗 TNF-α 单抗（英夫利昔单抗、阿达木单抗和赛妥珠单抗）治疗的 62 岁老年女性克罗恩病患者,尽管治疗后患者肠道症状处于缓解状态,但肛周皮肤病变、外阴水肿糜烂依然存在。随后,患者接受乌司奴单抗治疗,用药 7 个月后肛周溃疡、阴唇水肿伴糜烂明显消退,仅留下轻微无症状糜烂;维持治疗一年半后,患者皮肤、外阴和胃肠道症状均处于临床缓解状态。

近两年,我们中心应用生物制剂治疗 6 例女性外阴转移性克罗恩病患者(见图 16.7 至图 16.9)。5 例初始接受英夫利昔单抗治疗的患者中有 3 例外阴症状完全缓解(其中 1 例停药后外阴症状复发,重新英夫利昔单抗诱导并维持治疗后再次完全缓解);2 例经优化治疗后肠道与外阴症状均未能缓解,1 例转换沙利度胺治疗,1 例转换乌司奴单抗治疗。1 例接受阿达木单抗治疗的患者,复杂性肛周病变和外阴增生肥厚均完全缓解。

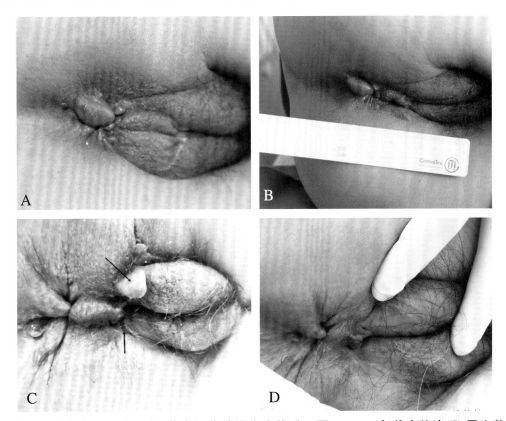

图 16.7　41 岁女性克罗恩病患者,英夫利昔单抗治疗前后。图 A:2014 年首次就诊,肛周皮赘伴直肠狭窄,双侧大阴唇不对称性水肿。图 B:英夫利昔单抗 5mg/kg 诱导治疗结束(第 6 周)后,外阴水肿明显消退。图 C:2020 年 9 月就诊(英夫利昔单抗治疗 6 次,硫唑嘌呤维持治疗),双侧外阴增生肥厚、外生性增生(长箭头)伴"刀割样"溃疡(短箭头)。图 D:英夫利昔单抗诱导并维持治疗,外阴水肿明显改善,"刀割样"溃疡完全愈合,被切除的外生性增生愈合良好。(图片由南京中医药大学附属医院提供)

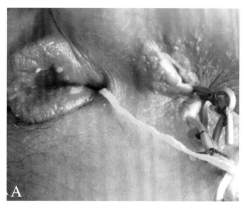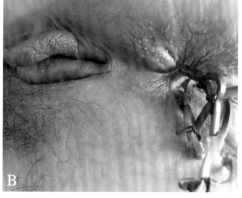

图 16.8 26 岁女性克罗恩病患者。图 A：复杂性肛瘘挂线治疗术后，患者双侧阴唇突发肿胀、刺痛，局部红色斑片状糜烂和溃疡。图 B：英夫利昔单抗 5mg/kg 第二次诱导治疗后，局部水肿明显改善，糜烂和溃疡消失。（图片由南京中医药大学附属医院提供）

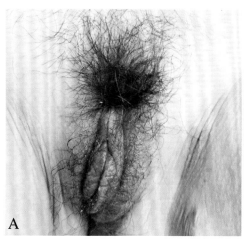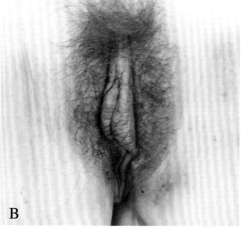

图 16.9 37 岁女性克罗恩病患者。图 A：左侧大阴唇水肿，近肛缘部位红肿、压痛。诊断为外阴转移性克罗恩病伴肛周脓肿。图 B：肛周脓肿切开引流，英夫利昔单抗 5mg/kg 诱导治疗第 4 周后，大阴唇水肿消失。（图片由南京中医药大学附属医院提供）

16.5.2 外科手术治疗

外科医生必须警惕女性外阴转移性克罗恩病外科治疗并发症，切除或切开引流可能会伴有较高风险。Barrett 等[8]通过文献回顾分析 86 例患者，其中对 20 例患者实施了外阴病变切除术或部分外阴病变切除术，结果显示仅 8 例患者手术切口完全愈合。考虑到手术可能会带来致残性后果或创面难愈，随着药物治疗的快速发展，我们认为对外阴转移性克罗恩病应尽可能减少手术治疗。我们建议手术仅限于以下几种情况：①伴有外阴蜂窝织炎或脓肿，施行脓肿切开引流术或清创术；②药物治疗失败，病变严重影响患者的生活质量；③追求美观，切除有碍外观的肥厚和（或）外生性增生病变。

16.6　女性外阴转移性克罗恩病诊治策略

女性外阴转移性克罗恩病诊治策略见图 16.10。

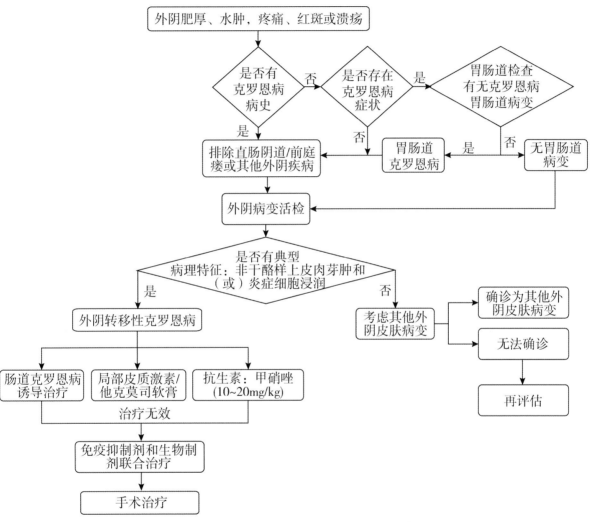

图 16.10　女性外阴转移性克罗恩病诊治策略

参 考 文 献

[1] Thrash B，Patel M，Shah KR，et al. Cutaneous manifestations of gastrointestinal disease：part Ⅱ. J Am Acad Dermatol，2013，68：211. e1－e33.

［2］Burisch J，Jess T，Martinato M，et al. The burden of inflammatory bowel disease in Europe. J Crohns Colitis，2013，7：322－337.

［3］Bhoyrul B，Lyon C. Crohn's disease of the vulva：a prospective study. J Gastroenterol Hepatol，2018，33（12）：1969－1974.

［4］Parks AG，Morson BC，Pegum JS. Crohn's disease with cutaneous involvement. Proc R Soc Med，1965，58：241－2.

［5］Mountain JC. Cutaneous ulceration in Crohn's disease. Gut，1970，11：18－26.

［6］Boxhoorn L，Stoof TJ，de Meij T，et al. Clinical experience and diagnostic algorithm of vulval Crohn's disease. Eur J Gastroenterol Hepatol，2017，29：838－843.

［7］Andrade P，Lopes S，Rodrigues S，et al. Vulvar inflammation as the presenting sign of Crohn's disease. Int J Colorectal Dis，2016，31：741－742.

［8］Barret M，de Parades V，Battistella M，et al. Crohn's disease of the vulva. J Crohns Colitis，2014，8：563－570.

［9］Granese R，Calagna G，Morabito G，et al. Vulvar involvement in pediatric Crohn's disease：a systematic review. Arch Gynecol Obstet，2018，297：3－11.

［10］Laftah Z，Bailey C，Zaheri S，et al. Vulval Crohn's disease：a clinical study of 22 patients. J. Crohns Colitis，2015，9：318－325.

［11］Aberumand B，Howard J. Metastatic Crohn's disease：an approach to an uncommon but important cutaneous disorder. Biomed Res Int，2017，2017：8192150.

［12］Emanuel PO，Phelps RG. Metastatic Crohn's disease：a histopathologic study of 12 cases. J Cutan Pathol，2008，35（5）：457－461.

［13］Siroy A. Metastatic Crohn disease：a rare cutaneous entity. Arch Pathol Lab Med，2012，136：329－332.

［14］Andreani SM，Ratnasingham K，Dang HH，et al. Crohn's disease of the vulva. Int J Surg，2010，8（1）：2－5.

［15］Foo WC，Papalas JA，Robboy SJ. Vulvar manifestations of Crohn's disease. Am J Dermatopathol，2011，33：588－593.

［16］Abboud ME，Frasure SE. Vulvar inflammation as a manifestation of Crohn's disease. World J Emerg Med，2017，8（4）：305－307.

［17］Wells LE. Delayed diagnosis of vulvar Crohn's disease in a patient with no gastrointestinal symptoms. Case Rep Dermatol，2018，10：263－267.

［18］Zhang AJ，Zhan SH，Chang H，et al. Crohn disease of the vulva without gastrointestinal manifestations in a 16-year-old girl. J Cutan Med Surg，2015，19：81－83.

［19］Landy J，Peake ST，Akbar A. Vulval Crohn's disease：a tertiary center experience of 23 patients. Inflamm Bowel Dis，2011，17：E77.

［20］Abdat R，Markova A，Farraye FA，et al. Ustekinumab for treatment of cutaneous Crohn's disease. Dermatol Online J，2016，22（10）：13030/qt6v402170.

第17章　肛管直肠狭窄

竺平　杨柏霖

　　肛管直肠狭窄(anorectal stricture)是指正常柔韧的肛管或远端直肠被纤维化组织替代,失去正常生理功能,使肛缘至肛提肌复合体之间肛管直肠异常变窄。根据形成原因,肛管直肠狭窄可分为原发性(基础疾病所致)和继发性(痔切除术或外科手术吻合等所致)两类[1]。克罗恩病导致的肛管直肠狭窄由肛管直肠透壁性炎症和溃疡发展而来,常因持续的直肠炎、复杂性肛瘘和直肠阴道瘘伴发[2]。17%的肛周克罗恩病患者会发生肛管直肠狭窄[3]。克罗恩病患者出现肛管直肠狭窄通常预示着肠道(尤其直肠)炎症未得到有效控制,往往预后较差,行造口转流或直肠切除的概率大大增加[4,5]。

17.1　流行病学

　　克罗恩病肛管直肠狭窄的患者可在很长一段时间内无明显临床症状,往往因肛周病变行肛门直肠指诊时偶然发现。与肛周瘘管性克罗恩病相比,肛管直肠狭窄的流行病学数据很少,缺乏基于人群大样本发生率的报道[6]。Keighley 和 Allan[3] 报道发生率为 9%,而 Wolff 等[7] 报道发生率高达 22%。因为很多患者没有临床症状,所以真实世界中克罗恩病肛管直肠狭窄的发生率可能会更高。肛管与远端直肠狭窄的病理性质有所不同,在该文献中分别占 34% 和 50%,多数患者(98%)同时伴有直肠炎[5]。法国两个转诊中心回顾性分析 647 例接受英夫利昔单抗治疗的克罗恩病患者,99 例为活动性非瘘管性肛周克罗恩病(溃疡/狭窄),其中 22%(22/99)为肛管直肠狭窄[8]。

17.2　病因病理

　　根据病因不同,肛管直肠狭窄分为原发性和继发性[1,9]。引起原发性狭窄的基础疾病包括克罗恩病、结核、恶性肿瘤、放疗和药物等,克罗恩病相关的慢性溃疡、肛瘘、肛周脓肿和(或)直肠炎症均能导致肛管直肠狭窄[5]。克罗恩病肛管直肠狭窄的病理机制尚未完全清楚,多数由肠道炎症和溃疡发展而来,可能是炎症长期未得到有效控制,抑或是炎症消退、组织愈合的结果。手术标本组织病理学所见往往包含成纤维细胞和胶原蛋白,伴或不伴有急性或慢性炎症细胞浸润。一项较大样本的回顾性研究发现,克罗恩病肛管直肠狭窄与直肠炎密切相关,96％炎性狭窄以及57％纤维性狭窄伴有直肠炎[10]。狭窄根据组织成分的差异,分为炎性、纤维性和混合性狭窄。肠壁炎症引起的组织损伤刺激间充质细胞积聚,继而分泌细胞外基质以修复病灶。消化道黏膜反复发生的炎症和修复是克罗恩病肠道纤维化的先决条件。持续而严重的炎症导致细胞外基质产生过量,富含胶原蛋白的细胞外基质过度堆积,间充质细胞或间充质样细胞扩增,最终导致以狭窄为特征的肠道纤维化[11]。

17.3　临床表现

　　随着疾病进展,克罗恩病肛管直肠狭窄表现出不同的临床特征。狭窄由慢性炎症发展而来,形成过程非常缓慢,患者能够适应肛管直肠的相对狭窄。因此,轻中度狭窄的患者仍然能正常排出不成形粪便,仅表现为大便变细,而很少有明显的临床症状;当患者到重度狭窄出现排便困难时才引起医患重视。狭窄早期常无明显症状,只有在内镜检查或肛门直肠指检时才被发现,易延误诊断[5,6,12]。肛管直肠狭窄的严重程度(狭窄的口径)、范围(位置和长度)以及对治疗的反应各不相同。狭窄最常发生在齿线和直肠远端,偶尔在直肠中段或近段,或累及直肠全长。狭窄分为膜状狭窄(狭窄长度＜2厘米;见图17.1A)或者管状狭窄(狭窄长度＞2厘米;见图17.1B)。

　　克罗恩病肛管直肠狭窄的临床症状包括肛门疼痛、排便困难或肛门失禁,以及黏液血便、里急后重感和排便不尽感,严重影响患者的生活质量[13]。肛管直肠狭窄常伴发其他肛周病变,如复杂性瘘管、溃疡、外痔或直肠炎,在体格检查时需要仔细辨别和详细记录(见图17.2)[5]。回顾性研究显示,肛管直肠狭窄伴发肛瘘和肛周脓肿的比例分别为61％(43/70)和50％(35/70),无狭窄的对照组分别为34％和17.1％[14]。

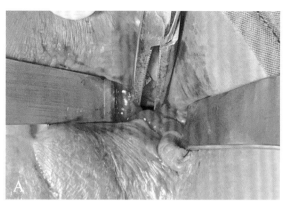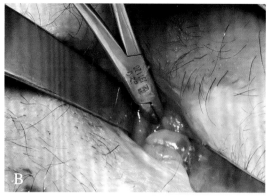

图 17.1　克罗恩病导致的肛管直肠狭窄。图 **A.** 膜状狭窄；图 **B.** 管状狭窄。（图片由南京中医药大学附属医院提供）

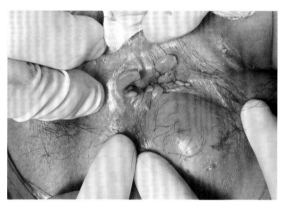

图 17.2　克罗恩病肛管直肠狭窄同时伴有肛瘘、肛周脓肿、溃疡、外痔。（图片由南京中医药大学附属医院提供）

17.4　临床分类与评估

17.4.1　临床分类

　　Hughes[15] 将克罗恩病肛周病变分为三大类，包括溃疡（ulceration，U）、肛瘘（fistulas，F）和狭窄（stricture，S）。Hughes-Cardiff 分型根据性质和严重程度将狭窄分为 S0（无狭窄）、S1（可逆性狭窄，轻－中度的临床影响）以及 S2（不可逆性狭窄，具有严重的临床影响），并根据部位分为肛门狭窄和直肠远端狭窄（见表 17-1 和图 17.3）。S1 型狭窄通常与炎症有关，S2 型狭窄则与组织纤维化相关。肛管狭窄多数与内括约肌痉挛有关（S1a 和 S1c），少数为肛管溃疡或感染导致的纤维化狭窄（S2a）。直肠狭窄则是器质性的，包括膜状狭窄和管状狭窄两种类型。①膜状狭窄：直肠环周浅溃疡、炎症水肿所致（S1b）。②管状狭窄：直肠深溃疡反复发生并修复，或者肛门直肠深部脓肿/肛瘘蔓延所致（S2b）。S1 型狭窄可以通过药物和（或）机械扩肛治疗，S2 型狭窄则需要外科干预。由于长期慢性炎症刺激，克罗恩病肛管直肠狭窄与肛门直肠癌的发生密切相关[16]。Hughes-Cardiff 分型缺少具有临床意义终点指标的前瞻性验证，临床使用较为复杂，一直未得到广泛应用。此外，在纤维化狭窄影像学中能观察到炎症持续存在，因此将狭窄简单分为炎症性和纤维化的二分法有待商榷[17]。美国胃肠病学会（AGA）在克罗恩病肛周病变分类中将肛管直肠狭窄分为无狭窄和有狭窄[12]，但这种简单分类对临床治疗缺乏指导意义。

表 17-1　克罗恩病肛管直肠狭窄的 Hughes-Cardiff 分型

狭窄（S）分型	描述	亚型
S0	无狭窄	
S1	可逆性狭窄（痉挛/膜状）	a. 肛管痉挛
		b. 低位直肠—膜状
		c. 痉挛伴严重疼痛—无感染
S2	不可逆性狭窄（严重纤维化）	a. 肛管狭窄
		b. 直肠狭窄

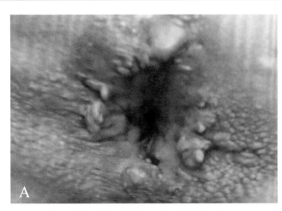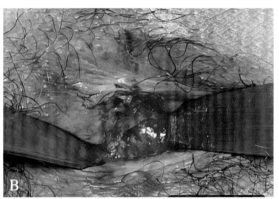

图 17.3　克罗恩病导致的肛管直肠狭窄。图 A：肛管纤维性狭窄，肛周见"象耳状"皮赘。图 B：直肠远端炎性狭窄，伴有明显直肠炎症。（图片由南京中医药大学附属医院提供）

17.4.2　临床评估

克罗恩病肛管直肠狭窄的初始评估应包括局部检查（必要时在麻醉下探查），直肠磁共振成像（MRI），内镜检查加组织活检（狭窄段及其近端肠道）[18]。需要准确描述狭窄下缘与肛缘的距离、狭窄长度和范围、狭窄性质、肛门直肠功能评估、是否伴发其他肛周病变（溃疡、瘘管和脓肿），以及肠道炎症特别是直肠炎的活动程度。根据这些信息进行综合评估，才能制订合适的治疗计划。

详细的局部检查对肛管直肠狭窄的评估极其重要。通过肛门和肛周皮肤视诊可以发现疾病活动的迹象，如溃疡、肛瘘、肛周脓肿等。通过肛门直肠指检可以初步判断狭窄的位置和严重程度,如食指可以通过轻度狭窄,但有异常的勒指感。对于疼痛剧烈无法完成检查或中重度狭窄食指不能通过的患者,应在麻醉下探查(examination under anesthesia,EUA)。EUA 有助于鉴别括约肌痉挛引起的狭窄和纤维化狭窄。括约肌痉挛在麻醉状态易松弛和张开,指诊能够通过狭窄环;而纤维化狭窄需要外力协助方可通过。

可以用不同直径的硬性扩肛器评估狭窄口径。相关图例见图 17.4A。狭窄长度可以通过测量狭窄近端、远端与肛缘的距离进行评估(狭窄长度=狭窄近端距肛缘长度-狭窄远端距肛缘长度)。指诊无法通过的中重度狭窄,我们通常应用以下方法来测量狭窄近端与肛缘的距离:直肠指检评估狭窄下缘与肛缘的距离(见图 17.4B);随后将 16 号导尿管插入直肠15cm 左右,球囊注入 6～8mL 生理盐水(直径 2～2.5cm),导尿管缓慢向外牵拉至有阻力为止,此时扩张的球囊下缘即为直肠狭窄上缘,用记号笔标记导尿管肛缘位置,拔出导尿管后测量球囊下缘至肛缘标记线的距离,此长度即为狭窄上缘距肛缘的长度(见图 17.4C)。增生肠壁的厚度和炎症性/纤维化狭窄可以通过 MRI 进行评估。

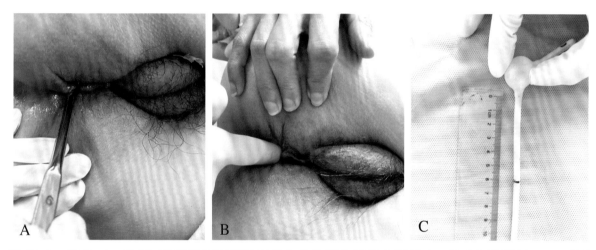

图 17.4 患者,女,41 岁,克罗恩病直肠狭窄伴女性外阴转移性克罗恩病。狭窄不能通过 **6mm** 硬性肛门镜(图 **A**);直肠指检判断狭窄下缘(图 **B**),导尿管测量狭窄上缘至肛缘的长度(图 **C**)。[狭窄长度=球囊下缘与肛缘长度(记号笔标记处)的距离-狭窄下缘与肛缘的距离](图片由南京中医药大学附属医院提供)

17.5　影像学检查

区分狭窄组织中炎症与纤维成分的相对比例,有助于内外科做出治疗决策。克罗恩病的炎症和纤维化是透壁性的,单纯经肛或内镜活检无法确定肠壁组织的炎症和纤维化程度。越来越多的研究建议应用 CTE 或 MRE 成像评估肠道狭窄的情况。然而,大多数狭窄具有不同程度的炎症和纤维化,而通过影像学成像检测和量化肠壁中纤维化程度有一定难度。研究显示,CTE 没有显示炎症迹象的小肠狭窄似乎并不能有效预测组织的纤维化程度[19]。

ECCO 指南推荐将 MRI 作为肛周瘘管型克罗恩病的首选检查[20]。但 MRI 对克罗恩病肛周非瘘管性病变的评估作用却甚少被关注。早期一项研究显示 MRI 对克罗恩病肛管直肠狭窄的诊断敏感性极低[21]。Van Assche 评分标准中，直肠壁增厚是直肠炎症的唯一指标，并可用于评估治疗效果[22,23]。正常直肠壁的厚度一般≤3mm；克罗恩病炎症累及后，肠壁厚度可达 5～10mm。透壁性炎症或纤维化导致的肠壁增厚已被证明是与克罗恩病疾病严重程度高度一致的影像学表现。荷兰的一项研究显示，肠壁增厚、直肠系膜的 MRI 特征性表现（如肠壁周围 T₂高信号、爬行脂肪以及直肠系膜淋巴结增大）与内镜下的直肠炎有显著相关性，并且这些指标在不同放射科医生之间具有良好的可重复性[24]。直肠往往呈半闭合状态，给影像评估和测量直肠狭窄带来一定困难。我们中心的做法是在 MRI 检查前，在肛管直肠内置入导尿管，球囊内注入 6～8mL 生理盐水或空气，检查前将导尿管下拉至狭窄上缘。通过该方法，MRI 可以清晰显示直肠狭窄段的全貌，并起到标志直肠腔的作用，从而提高肛管直肠狭窄评估的准确率，为临床医生提供狭窄近端距肛缘的高度、肠壁增生厚度、直肠壁各层组织结构增生情况，以及伴发的瘘管性病变等信息（见图 17.5）。以炎症为主的狭窄在 T₂WI 表现为高信号，T₂WI-FS 则表现为明显高信号（见图 17.6）；而炎症后期以纤维化为主的狭窄 T₂WI 表现为低信号，T₂WI-FS 表现为等信号或稍高信号（见图 17.7）。

使用常规 MRI 成像技术很难对肠道狭窄中炎症和纤维化进行定性区分，一些特殊的 MRI 成像技术可以帮助检测克罗恩病肠壁纤维化情况，包括弥散加权成像（diffusion-weighted imaging，DWI）MR，动态增强（dynamic contrast）MR，磁化传递（magnetization transfer，MT）MR。DWI-MR 是一种附加的 MRI 序列，借助水分子通过不同细胞密度组织的运动来提供图像对比度，常被用于帮助临床区分炎症和纤维化。炎症组织的细胞密度较高和弥散受限，因此在 DWI 上显得明亮[25]。动态增强 MR 用于检查延迟相的增强参数，从而

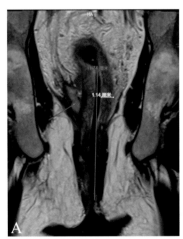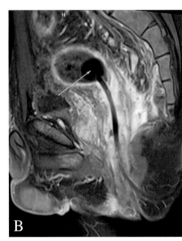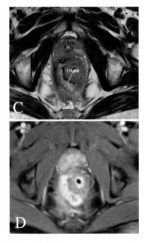

图 17.5 利用 MRI 对直肠狭窄进行评估。检查前在直肠腔内置入导尿管，并注入 6～8mL 生理盐水或空气使球囊扩张，检查前向下牵拉导尿管使导尿管球囊位于狭窄上缘，可以帮助显示直肠狭窄段的全貌。图 A：冠状位 T₂WI。直肠狭窄下缘距肛缘 11.74cm，直肠壁增厚达 1.14cm，右侧直肠系膜内脓肿形成。图 B：矢状位 T₂WI-FS。导尿管气囊（黄色箭头）位于狭窄上缘。图 C：横截位 T₂WI。增生的肠壁组织呈等信号，直肠壁增厚 1.15cm，肠壁右侧见脓肿形成。图 D：横截位 T₁WI 增强。直肠黏膜和脓肿明显强化，黏膜下层和固有肌层强化不明显，提示狭窄以纤维化为主。（图片由南京中医药大学附属医院提供）

区分炎症和纤维化组织,后者造影剂的保留时间更长[26]。MT-MR 是一种新颖的技术,可以量化高迁移率环境(例如自由水分子)和低迁移率环境(例如水性生理环境中的胶原蛋白)中氢核之间的质子交换(磁化转移),从而提供更直接的纤维化测量[27,28]。这些技术很有前景,但目前尚未作为临床的常规检查。

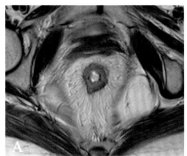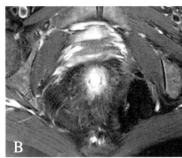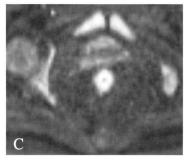

图 17.6　以炎症为主的直肠狭窄(MRI,横截位)。直肠壁明显增厚,管腔狭窄。图 A:增生的直肠壁在 T_2WI 序列呈稍高信号;图 B:直肠壁在 T_2WI-FS 序列呈高信号,周围系膜血管增生、模糊;图 C:DWI 序列呈明显高信号。(图片由南京中医药大学附属医院提供)

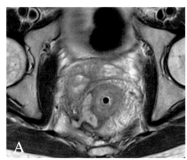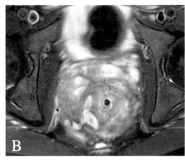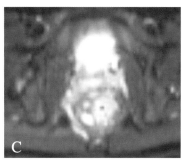

图 17.7　以纤维化为主的狭窄(MRI,横截面)。直肠壁增厚,管腔狭窄明显,伴右侧直肠系膜内脓肿形成。增生的直肠壁在 T_2WI 序列(图 A)、T_2WI-FS 序列(图 B)和 DWI 序列(图 C)均呈等信号。(图片由南京中医药大学附属医院提供)

与肛周瘘管性病变不同,克罗恩病肛管直肠狭窄的相关研究多为回顾性研究,样本量小且缺少对照组,诊断与治疗仍然是巨大的挑战。如狭窄没有明显症状,可以不治疗;当患者出现排便困难时,则应给予相应的治疗[5,29]。制订治疗计划需重点考虑狭窄性质,是否有排便困难、慢性梗阻或大便失禁,以及是否需要进一步排除狭窄部位和近端肠道癌变的可能性。对炎性狭窄,应首选药物治疗(如生物制剂和免疫抑制剂等),根据情况确定是否行器械扩肛;对有症状的短段纤维性狭窄,可选择器械扩肛、内镜下球囊扩张或麻醉下扩肛;对内镜无法通过或未进行充分活检的肛管直肠狭窄,应考虑外科治疗,包括狭窄切开术和狭窄切除术。如经过以上治疗效果不佳或有癌变风险,应及时行直肠切除[30]。

17.6.1　药物治疗

初始治疗包括补充液体、使用大便软化剂防止粪便嵌塞，减轻因排便困难引起的疼痛，并通过排便起到自动扩肛作用。以上措施可以作为轻中度狭窄患者的有效治疗，并作为严重狭窄患者缓解症状的临时措施。伴有严重肛周病变或直肠炎的患者应首选药物治疗。研究证实，早期使用免疫抑制剂可以延后肠道手术的时间，但并未降低肠道纤维性狭窄的发生率[31,32]。生物制剂可以抑制肠道炎症进展，但由于纤维化机制并不依赖于炎症通路，所以现有生物制剂对纤维性狭窄的治疗作用不确定[33,34]。

1.局部用药

经直肠应用栓剂、糊剂、泡沫剂和灌肠剂等直接作用于局部炎症，是目前治疗炎症性肠病直肠或肛管炎症的一线选择。局部应用 5-氨基水杨酸(5-ASA)是治疗溃疡性直肠炎的经典方案。荟萃分析显示，5-ASA 可以改善 $31\% \sim 80\%$（中位数 67%）的活动性直肠炎，而在安慰剂组只有 $7\% \sim 11\%$[35]。美沙拉秦栓剂 1g/d 单次给药与分次给药的效果相同，而患者耐受性更好[36]。经直肠给予糖皮质激素治疗肛管直肠炎诱导缓解的作用与局部使用 5-ASA 同效[37,38]。局部联合应用 5-ASA 和糖皮质激素在临床、内镜和组织学的改善作用均优于单独给药[39]。但以上研究结果均源于溃疡性结直肠炎的研究，它们对克罗恩病直肠炎及直肠狭窄的治疗作用有待进一步的研究。

2.系统性药物治疗

针对克罗恩病肛管直肠狭窄系统性药物治疗的研究很少。一项纳入 102 例肛管直肠狭窄患者的回顾性研究显示，抗 TNF-α 单抗可以减少顽固性狭窄，降低永久性造口或直肠切除等不良事件的发生风险[13]。另一项纳入 22 例应用英夫利昔单抗(IFX)治疗克罗恩病肛管直肠狭窄病例的回顾性研究显示，经 3 年随访，54.5%（12/22）的狭窄获得完全缓解。但该研究没有区分 S1 型（炎症性狭窄）和 S2 型（纤维性狭窄），获得完全缓解的患者 50%（6/12）同时接受扩肛治疗，提示英夫利昔单抗联合扩肛可能会提高疗效[8]。目前，尚缺少新型生物制剂（如维得利珠单抗和乌司奴单抗）治疗克罗恩病肛管直肠狭窄的临床证据。

17.6.2　麻醉下探查

非麻醉状态下进行查体会给肛管直肠狭窄的患者带来极大不适，也容易遗漏重要病情。麻醉下探查(EUA)是对肛周克罗恩病进行初步评估并制定后续治疗方案的重要手段，可以准确发现 91%（29/32）的隐匿性肛周病变[40,41]。肛管直肠狭窄麻醉下探查有两种方式。

1.行无痛肠镜时进行

丙泊酚深度镇静后，对肛门直肠区域进行检查和手指扩肛。对于普通肠镜无法通过的狭窄，用胃镜或小儿结肠镜可以提高内镜检查的成功率。根据探查情况可以对肛管直肠狭窄进行内镜下治疗，如球囊扩张术或针刀狭窄切开术。

2.手术室内 EUA

手术室内 EUA 可以选择腰麻或全麻,在俯卧折刀位或截石位下进行。松弛良好的肛管直肠有利于充分探查、处理伴发肛周病变,对伴有感染征象的肛周/会阴部瘘管性病变进行引流,并视具体情况决定是否同时对狭窄进行处理。

17.6.3　器械扩肛治疗

对于轻中度纤维化狭窄,应首先尝试单纯扩肛、扩肛联合药物和(或)饮食调节治疗,通常可以获得缓解。扩张直径以排便症状缓解、能通过内镜检查并活检为度,避免过度扩肛导致大便失禁。我们中心的标准是,对能够通过 10mm 以上硬性扩肛器的患者建议扩肛治疗。扩肛可以在门诊或手术室进行,麻醉后用经过润滑的扩肛器或食指轻柔地扩张,并在扩肛后充分检查肛管和直肠。随后,指导患者在家中使用相应直径的扩肛器自行扩肛,以维持治疗效果。使用的扩肛器应从能轻松插入的最大口径开始,逐渐过渡到 16mm 或 18mm 扩肛器以维持肛管直肠口径(见图 17.8)。扩肛频率从每日一次开始,逐步过渡到一周 2 次,至少维持 3 个月。

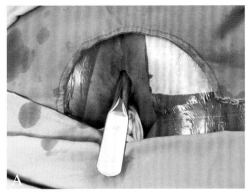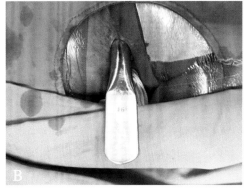

图 17.8　患者,女性,32 岁,肛管直肠狭窄。麻醉状态下最大能够通过 **12mm 硬性扩肛器(图 A)**,扩肛后能够顺利通过 **16mm 硬性扩肛器(图 B)**。(图片由南京中医药大学附属医院提供)

扩肛的目的是逐渐轻柔地拉伸纤维环,但对肛管皮肤或括约肌复合体的过度损伤可能会形成更严重的疤痕,从而加重纤维化和狭窄。目前,尚无临床试验或前瞻性研究数据来评估扩肛治疗克罗恩病肛管直肠狭窄的效果和持久性。早期研究显示,在 26 例接受手指扩肛和 5 例接受同轴球囊扩肛的患者中,70% 通过 1～2 次扩肛就足以改善狭窄的相关症状[5]。扩肛治疗相对安全,但直肠近端狭窄扩张仍有发生穿孔和腹膜炎的风险,而对伴有直肠炎的患者扩肛更易发生损伤。

17.6.4　狭窄切开/切除术

严重狭窄或保守治疗无效的患者需要手术治疗。克罗恩病肛管直肠狭窄的患者往往可能伴有透壁性炎症、潜在的肛门失禁、局部缺乏可供修补的健康组织以及伤口愈合不良,因此外科手术时需要非常谨慎。手术原则包括：切开或部分切除纤维化狭窄组织以维持正常排便功能，并最大限度地保护肛门括约肌功能。

狭窄切开术是治疗克罗恩病肛管直肠狭窄最常用的手术方式，适用于长度＜2cm 的膜状狭窄。患者取俯卧折刀位，使用肛门直肠牵开器使狭窄暴露于直视下操作。对于暴露困难的重度狭窄，可以用两片 Arun 拉钩牵开肛管皮肤，在血管钳的引导下沿狭窄纵轴用电刀或超声刀两点（截石位 3、9 点）或三点（截石位 3、6、9 点）切开狭窄（见图 17.9）。根据狭窄高度决定切开的长度，深度应以肛门内括约肌为界。创面可以开放二期愈合，或用 3-0 可吸收线横行缝合（狭窄成形术）。

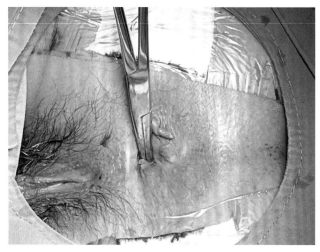

图 17.9　严重的肛管狭窄，手指无法探入。用两把 Arun 拉钩显露狭窄的下缘，在血管钳的引导下在截石位 9 点位纵形切开狭窄。（图片由南京中医药大学附属医院提供）

内镜下针刀或 IT(insulated tip) 刀狭窄切开/切除术是针对膜状狭窄的另一种选择。一项纳入 85 名不同部位克罗恩病肠道狭窄（包括 5 例肛管直肠狭窄）患者行内镜下针刀狭窄切除的研究中，大部分狭窄发生在吻合口，且内镜无法通过。所有患者经治疗后都获得成功（内镜可以通过），并发症发生率为 3.7％，一名患者发生穿孔需要手术和输血[1]。内镜下环形切除狭窄成形术的长期效果优于单纯球囊扩张术，患者耐受性更好，维持通畅排便的时间更长，但前者的出血风险更高[42]。与球囊扩张术相比，内镜下针刀环形肛管直肠狭窄切开/切除术可精确控制切除的方向（平行于肛门括约肌）、深度（局限在固有肌层以内）和位置（侧壁或后壁），可降低直肠前壁及邻近脏器（阴道和膀胱）损伤导致穿孔、肛门括约肌损伤或医源性直肠阴道瘘的风险。

对于狭窄长度＞2cm 的管状狭窄，纵形切开往往不能达到治疗效果。根据内镜下 IT 刀环形狭窄切除的思路，我们自行设计了经肛直肠狭窄弧形切除术（trans-anal circumferential stricturotomy，TACSt）。首先用电刀或超声刀在 3 和 9 点纵形切开狭窄，随后在牵拉引导下沿内括约肌表面切除肛管直肠后侧（截石位 3～9 点）增生的纤维化组织。选择在肛管直肠后壁行半环周弧形切除可以避免医源性直肠阴道瘘的风险，切除深度以内括约肌表面为限，可以尽可能控制损伤肛门括约肌，切除以麻醉状态下食指无明显阻力通过为度，以避免过度切除导致肛门失禁（见图 17.10）。

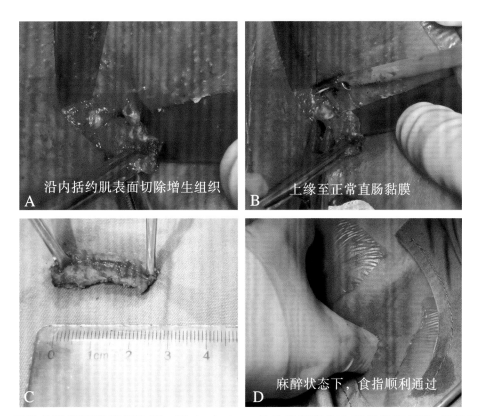

A　沿内括约肌表面切除增生组织

B　上缘至正常直肠黏膜

C

D　麻醉状态下，食指顺利通过

图 17.10　严重的肛管直肠管状狭窄。图 A：在 Arun 拉钩的暴露和血管钳的引导下，用超声刀行后侧
狭窄弧形切除，注意避免损伤正常的括约肌。图 B：切除后侧增生的组织至狭窄环的近端
正常直肠。图 C：切除组织长约 2.5cm。图 D：狭窄切除后，麻醉状态下食指可以通过。
（图片由南京中医药大学附属医院提供）

　　克罗恩病肛管直肠狭窄手术后发生再狭窄的风险较高，可能与直肠炎未得到有效控制和纤维化的再生有关，术后早期扩肛可以有效减少再狭窄的发生。目前，对术后开始扩肛的时机、频率和持续时间尚无标准方案。狭窄切开/切除术后若未及时扩肛，或两次扩肛间隔时间太长，则再狭窄的发生率会增加[43]。我们中心的经验是在确定性手术后的 7～10 天，创面开始愈合时，指导患者进行扩肛治疗，每周 2～3 次，持续时间至少 3 个月。选择适合患者情况的扩肛器口径是非常关键的，口径过大会造成患者疼痛和组织损伤，过小则起不到扩张效果。可以通过医生指诊来判断患者肛管直肠的平均直径，从而指导患者选择相应的扩肛器（见图17.11）[43]。原则上，扩肛器应该紧密贴合肛管进行充分扩张，并逐渐增加扩肛器直径达到目标值为止（16～18mm）。出院后，患者仍需按照医生的方案进行扩肛，并定期至门诊随访，防止肛门直肠狭窄的再发生。

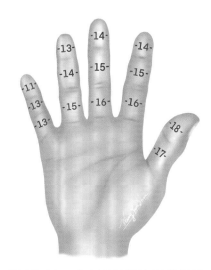

图 17.11　成人手指平均直径示意
（单位：mm）

17.6.5　粪便转流

虽然恢复肠道连续性的比例非常有限,但目前普遍认可粪便转流有助于改善难治性肛周克罗恩病的临床症状。10.8%(10/102)的肛管直肠狭窄患者在狭窄诊断后需要行粪便转流[13]。严重肛周克罗恩病行单纯造口转流的早期应答率可高达 81%～86%。然而,生物制剂临床应用之前,最终能够恢复肠道连续性的比例仅为 10%～22%[45,46]。研究显示,生物制剂广泛使用后,肛周病变行转流性造口的患者早期临床应答率(<3 个月)和总应答率分别为20% 和 41%,仅 27% 的患者恢复肠道连续性,但是因肛管直肠狭窄造口的患者最终均未能够造口回纳[47]。目前尚无可以提高造口回纳率的药物和方法,包括生物制剂在内[48,49]。相反,部分患者粪便转流后肛门狭窄和直肠炎可能持续恶化,甚至造成全身性中毒反应。目前具体原因尚不清楚,病情恶化可能与造口远端与肛管直肠狭窄之间发生严重的"闭环性"克罗恩病相关[50]。此外,粪便转流虽然可以缓解患者的排便状况,但可能掩盖局部病情进展,如狭窄加重或局部癌变等。因此,粪便转流更适合作为直肠切除术前的过渡,可以让患者有一个充分认识和适应的过程,同时为直肠切除术创造有利条件。

17.6.6　直肠切除

对于经上述治疗失败的患者建议行直肠切除术,如果存在癌变的风险,则需要按照肿瘤治疗的原则。尽管采取了积极的治疗措施,但仍有约 50% 的肛管直肠狭窄患者最终因病情进展而需要行直肠切除＋永久性肠造口[4,5]。文献报道克罗恩病肛管直肠狭窄的癌变率为2%,临床医生应高度警惕[13]。一旦怀疑恶性肿瘤但无明确的影像学证据,建议 EUA 帮助诊断和治疗[16]。严重肛管直肠狭窄的手术方式包括全结肠直肠切除术(total proctocolectomy,TPC)＋回肠造口术、直肠切除＋结肠造口术,或对少量合适的病例行直肠切除吻合术。ECCO-ESCP 关于克罗恩病外科手术的共识意见明确指出,严重的肛周疾病伴有直肠狭窄和结肠炎是永久性造口的强预测因素,对伴有严重肛管直肠狭窄的患者应考虑将全结肠直肠切除术作为初始治疗或尽早完成直肠切除术[20]。尽管关于全结肠直肠切除术在克罗恩病肛管直肠狭窄的治疗作用和最佳手术时机仍存在争议,但全结肠直肠切除术具有以下优势:①迅速改善患者整体健康状况;②接受直肠切除术加结肠造口的患者,尤其伴有肛周病变的患者,后期多数需要再次行结肠切除术;③随着生物制剂的广泛应用,全结肠直肠切除术＋回肠造口术后的复发率显著降低[51]。会阴入路应尽可能在括约肌间切除(intersphincteric resection,ISR),以降低会阴切口不愈合的风险。在因肛管直肠狭窄行直肠切除术的克罗恩病患者中,会阴切口并发症的发生率高达 35%[52]。Linares 等报道 19 例行直肠切除的患者(6 例为初始治疗,13 例因为反复扩张后未能有效控制狭窄的症状和并发症)中,7 例患者的会阴切口在手术后 4 周内早期愈合,9 例的会阴伤口延期愈合(1～12 个月),3 例的会阴切口一直无法愈合[5]。

254

17.7　克罗恩病肛管直肠狭窄诊治策略

克罗恩病肛管直肠狭窄的诊治策略见图 17.12。

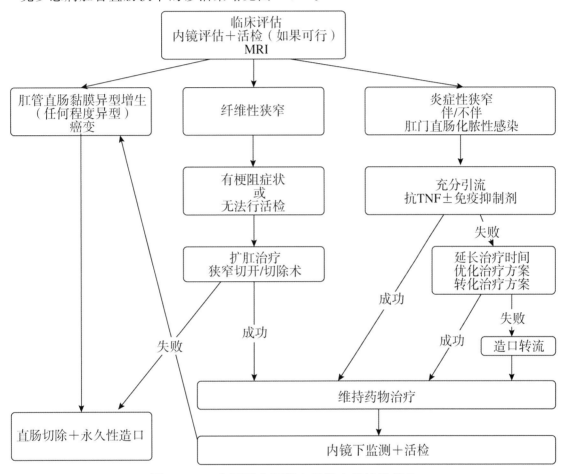

图 17.12　克罗恩病肛管直肠狭窄的诊治策略

参 考 文 献

[1] Lan N，Shen B. Endoscopic stricturotomy with needle knife in the treatment of strictures from inflammatory bowel disease. Inflamm Bowel Dis，2017，23（4）：502－513.

[2] Schoetz DJ，Murray JJ，Roberts PL，et al. Perianal Crohn's Disease：results of local surgical treatment. Dis Colon Rectum，1996，39（5）：529－535.

［3］Keighley MRB，Allan RN. Current status and influence of operation on perianal Crohn's disease. Int J Colorectal Dis,1986,1:104－107.

［4］Galandiuk S,Kimberling J,Al-Mishlab TG SA. Perianal Crohn disease:predictors of need for permanent diversion. Ann Surg,2005,241(5):796－801.

［5］Linares L,Moreira LF,Andrews H,et al. Natural history and treatment of anorectal strictures complicating Crohn's disease. Br J Surg,1988,75(7):653－655.

［6］Lightner AL. Perianal Crohn's Disease. Dis Colon Rectum,2020,63(8):1023－1026.

［7］Wolff BG,Culp CE,Beart RW,et al. Anorectal Crohn's Disease. A long-term perspective. Dis Colon Rectum,1985,28(10):709－711.

［8］Bouguen G,Trouilloud I,Siproudhis L,et al. Long-term outcome of non-fistulizing (ulcers, stricture) perianal Crohn's disease in patients treated with infliximab. Aliment Pharmacol Ther,2009,30(7):749－756.

［9］Chen M,Shen B. Endoscopic therapy in Crohn's disease:principle, preparation, and technique. Inflamm Bowel Dis,2015,21(9):2222－2240.

［10］Bouguen G,Siproudhis L,Bretagne JF,et al. Nonfistulizing perianal Crohn's disease:clinical features, epidemiology, and treatment. Inflamm Bowel Dis,2010,16(8):1431－1442.

［11］Danese S,Bonovas S,Lopez A,et al. Identification of endpoints for development of anti-fibrosis drugs for treatment of Crohn's disease. Gastroenterology,2018,155(1):76－87.

［12］Sandborn WJ, Fazio VW, Feagan BG, et al. American gastroenterological association technical review on Perianal Crohn's Disease. Gastroenterology,2003,125(5):1508－1530.

［13］Brochard C,Siproudhis L,Wallenhorst T,et al. Anorectal stricture in 102 patients with Crohn's disease:natural history in the era of biologics. Aliment Pharmacol Ther,2014,40(7):796－803.

［14］Fields S,Rosainz L,Korelitz BI,et al. Rectal strictures in Crohn's disease and coexisting perirectal complications. Inflamm Bowel Dis,2008,14(1):29－31.

［15］Hughes LE. Clinical classification of perianal Crohn's disease. Dis Colon Rectum,1992,35(10):928－932.

［16］Yamamoto T,Kotze PG,Spinelli A. Fistula-associated anal carcinoma in Crohn's disease. Expert Rev Gastroenterol Hepatol,2018,12:917－925.

［17］Panés J, Bouzas R, Chaparro M, et al. Systematic review:the use of ultrasonography,computed tomography and magnetic resonance imaging for the diagnosis, assessment of activity and abdominal complications of Crohn's disease. Aliment Pharmacol Ther,2011,34(2):125－145.

［18］Bouchard D, Abramowitz L, Bouguen G, et al. Anoperineal lesions in Crohn's disease：French recommendations for clinical practice. Tech Coloproctol，2017，21（9）：683－691.

［19］Adler J，Punglia DR，Dillman JR，et al. Computed tomography enterography findings correlate with tissue inflammation，not fibrosis in resected small bowel Crohn's disease. Inflamm Bowel Dis，2012，18（5）：849－856.

［20］Bemelman WA，Warusavitarne J，Sampietro GM，et al. ECCO-ESCP consensus on surgery for Crohn's disease. J Crohn's Colitis，2018，12（1）：1－16.

［21］Garros A，Siproudhis L，Tchoundjeu B，et al. Magnetic resonance imaging and clinical assessments for perianal Crohn's disease：gain and limits. Dig Liver Dis，2014，46（12）：1072－1076.

［22］Van Assche G，Vanbeckevoort D，Bielen D，et al. Magnetic resonance imaging of the effects of infliximab on perianal fistulizing Crohn's disease. Am J Gastroenterol，2003，98（2）：332－339.

［23］Horsthuis K，Ziech MLW，Bipat S，et al. Evaluation of an MRI-based score of disease activity in perianal fistulizing Crohn's disease. Clin Imaging，2011，35（5）：360－365.

［24］Tutein Nolthenius CJ，Bipat S，Mearadji B，et al. MRI characteristics of proctitis in Crohn's disease on perianal MRI. Abdom Radiol，2016，41（10）：1918－1930.

［25］Choi SH，Kim KW，Lee JY，et al. Diffusion-weighted magnetic resonance enterography for evaluating bowel inflammation in Crohn's disease：a systematic review and meta-analysis. Inflamm Bowel Dis，2016，22：669－679.

［26］Del Vescovo R，Sansoni I，Caviglia R，et al. Dynamic contrast enhanced magnetic resonance imaging of the terminal ileum：differentiation of activity of Crohn's disease. Abdom Imaging，2008，33（4）：417－424.

［27］Adler J，Swanson SD，Schmiedlin-Ren P，et al. Magnetization transfer helps detect intestinal fibrosis in an animal model of Crohn disease. Radiology，2011，259（1）：127－135.

［28］Li XH，Mao R，Huang SY，et al. Characterization of degree of intestinal fibrosis in patients with Crohn disease by using magnetization transfer MR imaging. Radiology，2018，287（2）：494－503.

［29］Singh B，George BD，Mortensen NJM. Surgical therapy of perianal Crohn's disease. Dig Liver Dis，2007，39：988－992.

［30］Bharadwaj S，Tandon P，Kulkarni G，et al. The role of endoscopy in inflammatory bowel disease. J Dig Dis，2015，16（12）：689－698.

［31］Cosnes J，Nion-Larmurier I，Beaugerie L，et al. Impact of the increasing use of immunosuppressants in Crohn's disease on the need for intestinal surgery. Gut，2005，54（2）：237－241.

［32］Ramadas AV，Gunesh S，Thomas GAO，et al. Natural history of Crohn's disease in a population-based cohort from Cardiff（1986－2003）：a study of changes in medical treatment and surgical resection rates. Gut,2010,59:1200－1206.

［33］ Fiorino G,Bonifacio C,Allocca M,et al. Bowel damage as assessed by the Lémann index is reversible on anti-TNF therapy for Crohn's disease. J Crohn's Colitis,2015,9:633－639.

［34］ Bouhnik Y,Carbonnel F,Laharie D,et al. Efficacy of adalimumab in patients with Crohn's disease and symptomatic small bowel stricture：a multicentre, prospective, observational cohort (CREOLE) study. Gut,2018,67:53－60.

［35］ Marshall JK,Irvine EJ. Rectal aminosalicylate therapy for distal ulcerative colitis：a meta-analysis. Aliment Pharmacol Ther,1995,9:293－300.

［36］ Andus T,Kocjan A,Müser M,et al. Clinical trial：a novel high-dose 1 g mesalamine suppository (salofalk) once daily is as efficacious as a 500-mg suppository thrice daily in active ulcerative proctitis. Inflamm Bowel Dis,2010,16(11):1947－1956.

［37］ Campieri M,Cottone M, Miglio F, et al. Beclomethasone dipropionate enemas versus prednisolone sodium phosphate enemas in the treatment of distal ulcerative colitis. Aliment Pharmacol Ther,1998,12(4):361－366.

［38］ Biancone L,Gionchetti P,Blanco GDV,et al. Beclomethasone dipropionate versus mesalazine in distal ulcerative colitis：a multicenter,randomized,double-blind study. Dig Liver Dis,2007,39(4):329－337.

［39］ Mulder CJ,Fockens P,Meijer JW, et al. Beclomethasone dipropionate (3 mg) versus 5-aminosalicylic acid (2 g) versus the combination of both (3 mg/2 g) as retention enemas in active ulcerative proctitis. Eur J Gastroenterol Hepatol,1996,8(6):549－553.

［40］ Schwartz DA, Wiersema MJ, Dudiak KM, et al. A comparison of endoscopic ultrasound,magnetic resonance imaging,and exam under anesthesia for evaluation of Crohn's perianal fistulas. Gastroenterology,2001,121(5):1064－1072.

［41］ Bemelman WA,Warusavitarne J,Sampietro GM,et al. ECCO-ESCP consensus on surgery for Crohn's disease. J Crohn's Colitis,2018,12(1):1－16.

［42］ Kotze PG,Shen B,Lightner A,et al. Modern management of perianal fistulas in Crohn's disease：future directions. Gut,2018,67:1181－1194.

［43］ Jumbi T,Kuria K,Osawa F,et al. The effectiveness of digital anal dilatation in preventing anal strictures after anorectal malformation repair. J Pediatr Surg,2019,54(10):2178－2181.

［44］ Burke JP. Role of fecal diversion in complex Crohn's disease. Clin Colon Rectal Surg,2019,32:273－279.

［45］ Yamamoto T,Allan RN,Ph D,Keighley MRB. Effect of fecal diversion alone on perianal Crohn's disease. World J Surg,2000,24:1258－1263.

［46］ Edwards CM,George BD,Jewell DP,et al. Role of a defunctioning stoma in the management of large bowel Crohn's disease. Br J Surg,2000,87:1063－1066.

［47］Myrelid P，Mortensen N，Keshav S，et al. The role of a defunctioning stoma for colonic and perianal Crohn's disease in the biological era biological era. Scand J Gastroenterol，2017，52(3):251－256.

［48］Régimbeau JM，Panis Y，Cazaban L，et al. Long-term results of faecal diversion for refractory perianal Crohn's disease. Colorectal Dis，2001，3(4):232－237.

［49］Gu J，Valente MA，Remzi FH，et al. Factors affecting the fate of faecal diversion in patients with perianal Crohn's disease. Colorectal Dis，2015，17(1):66－72.

［50］Williamson MER，Hughes LE. Bowel diversion should be used with ctaution in stenosing anal Crohn's disease. Gut，1994，35(8):1139－1140.

［51］Lopez J，Konijeti GG，Nguyen DD，et al. Natural history of Crohn's disease following total colectomy and end ileostomy. Inflamm Bowel Dis，2014，20(7):1236－1241.

［52］Allan RN，Keighley J-MRB. Audit of single-stage proctocolectomy for Crohn's disease postoperative complications and recurrence. Dis Colon Rectum，1997，43(2):249－256.

第18章 化脓性汗腺炎

陈红锦　杨柏霖

化脓性汗腺炎（hidradenitis suppurativa，HS）是一种慢性复发性炎症性皮肤病，又称为反常性痤疮。病变好发于腋窝、乳房下区、肛周等毛囊皮脂腺、顶泌汗腺分布丰富的部位，病程反复发作可达数十年。

化脓性汗腺炎是由法国外科医生 Verneuil 于 1864 年命名的，他认为化脓性汗腺炎的主要病理是汗腺的炎症。1939 年，Brunsting[1]确定病变的靶器官是大汗腺，而不是外分泌腺。1955 年，Shelley 和 Cahn[2]通过对 12 个男性志愿者进行腋下病灶病理解剖，在组织学上证实了化脓性汗腺炎与大汗腺导管的过度角化堵塞和扩张、伴随严重的炎症性浸润和腺体破坏有关。1975 年，PLewig 和 Kligman[3]提出化脓性汗腺炎的主要病因是毛囊滤泡堵塞，并将聚合性痤疮、头皮囊肿性穿凿性蜂窝组织炎、化脓性汗腺炎定义为毛囊闭锁三联征。

Ostlere[4]在 20 世纪 90 年代首次关注到炎症性肠病患者发生化脓性汗腺炎的风险较高，随后多个个案被报道。伴有化脓性汗腺炎的炎症性肠病患者在接受抗肿瘤坏死因子-α（TNF-α）抑制剂治疗时，化脓性汗腺炎症状可以明显缓解，使化脓性汗腺炎的治疗取得很大进展，并且提示化脓性汗腺炎和炎症性肠病可能有共同的发病机制。化脓性汗腺炎与克罗恩病之间的关联性得到公认，两者均为慢性复发性炎症性疾病，化脓性和肉芽肿性炎症为代表的相同病理特征，并可导致瘘管和窦道形成。化脓性汗腺炎和炎症性肠病在临床表现、遗传易感性和免疫学特征等方面有很多共同特征。两者之间的关联性有几种解释。①相同位点的遗传易感性。研究表明，化脓性汗腺炎和炎症性肠病有共同的基因位点，如 SULT1B1（OMIM 608436）和 SULT1E1（OMIM600043）与化脓性汗腺炎和炎症性肠病相关[5]。②相同免疫失调机制。化脓性汗腺炎和炎症性肠病中白介素 1（IL-1），IL-6，IL-17，IL-23 和 TNF-α等细胞因子水平显著升高[6,7]。③共同的微生物群改变。皮肤上皮和肠道黏膜的微生物群通过活化 Toll 样受体识别病原体和修复损伤，从而影响皮肤和肠道黏膜上皮的免疫和生理稳态。

18.1　流行病学

化脓性汗腺炎是一种易被忽视的疾病，临床流行病学数据稀疏。由于研究方法不同，文献报道化脓性汗腺炎患病率从 0.05％到 4.10％不等。化脓性汗腺炎经常被误诊或未确诊，实际患病率可能更高。最近的研究数据显示，随着对疾病了解和诊断水平的提高，化脓性汗腺炎的发病率不断升高，已上升到 9.6/10 万[8]。

流行病学研究进一步证实炎症性肠病与化脓性汗腺炎发病存在明显相关性，克罗恩病合并化脓性汗腺炎的发生率明显高于溃疡性结肠炎。一项纳入 3207 名确诊化脓性汗腺炎患者的研究显示，与对照组相比，化脓性汗腺炎与克罗恩病有显著相关性（OR＝2.03；95％CI：1.14～3.62；P＝0.01），但与溃疡性结肠炎不相关（OR＝1.82；95％CI：0.81～4.06；P＝0.15）[9]。美国明尼苏达州一项基于人群的队列研究显示，化脓性汗腺炎患病率为 1.2％，炎症性肠病患者化脓性汗腺炎的发病相对风险为普通人群的 9 倍，并且克罗恩病风险高于溃疡性结肠炎[10]。Kamal 等[11]统计法国 Huriez 医院数据显示，2003－2013 年间有 15 名克罗恩病患者伴发化脓性汗腺炎，而溃疡性结肠炎患者仅有 3 名伴发化脓性汗腺炎。作者同时统计 2013 年以来的 PubMed 报道的相关文献，在 61 名炎症性肠病合并化脓性汗腺炎的患者中，仅 1 名为溃疡性结肠炎。耐人寻味的是，文献报道显示克罗恩病患者中化脓性汗腺炎发病率是化脓性汗腺炎患者中克罗恩病发病率的数倍。Garg 和 Hundal[12]通过流行病学研究发现，化脓性汗腺炎患者克罗恩病的发病率为 2.0％（1025/51340），而未患化脓性汗腺炎人群的克罗恩病发病率为 0.6％（113360/18404260）。来自荷兰的 3 项队列研究显示，在 102、688 和 634 名克罗恩病患者中，化脓性汗腺炎的发病率分别是 17％、26％和 15％[5,13,14]。目前没有中国基于人群的化脓性汗腺炎与克罗恩病之间发病率的研究。

18.2　病因病理

目前认为化脓性汗腺炎是由于遗传易感个体和环境等众多因素共同作用的全身性炎症疾病[15]。在出现皮肤共生微生物群导致的临床症状之前即已产生病变，角质细胞因细菌刺激而异常产生抗微生物多肽和促炎因子，T 细胞和肥大细胞内流并分泌趋化因子和细胞因子，如 TNF-α，IL-1b 等。这种亚临床炎症导致表皮牛皮癣样增生和毛囊漏斗角质化，吸烟和机械摩擦放大了毛囊角质化；这种过度角质化充当继发感染的原始病灶，皮肤毛囊堵塞并扩大，局部炎症产生并伴随囊肿形成；扩张的毛囊或囊肿破裂，毛囊内容物渗入真皮层产生大量中性粒细胞和淋巴细胞，导致急性脓肿形成和炎性结节，出现典型的化脓性汗腺炎临床表现。然而，尽管毛囊闭塞是化脓性汗腺炎的重要临床表现，但是关于毛囊闭塞的发病机制仍存在争议。新的假说认为这些炎症事件继发于化脓性汗腺炎患者体内潜在的异常炎症状态，而不是致病的主要因素[16]。

吸烟和肥胖是与化脓性汗腺炎发生显著相关的危险因素[17]。法国的一项大型研究显示 70％以上的化脓性汗腺炎患者吸烟，德国研究显示 90％的化脓性汗腺炎患者吸烟，手术治疗后的患者在继续吸烟时会出现新的病变[18,19]。吸烟在化脓性汗腺炎发病机制中的潜在致病作用包括:①毛囊滤泡闭塞;②中性粒细胞趋化;③角质白蛋白细胞分泌 TNF-α 和诱导 Th17 细胞分化。强有力的证据表明,化脓性汗腺炎与高体重指数(BMI)相关,且高 BMI 与疾病严重程度之间呈正相关。高 BMI 可能以多种方式影响化脓性汗腺炎发病:①肥胖者的皮肤皱褶更多和更大,增加了皮肤接触产生的机械摩擦;②肥胖者的皮肤温度和湿度较高,有利于细菌生长;③肥胖与轻度的亚急性全身炎症密切相关。戒烟和减肥是治疗化脓性汗腺炎最安全和低成本的方案,但临床结果显示要改变这些习惯极其困难。

慢性炎症性疾病的发病机制与异常产生的炎性介质相关。研究显示,TNF-α 和 IL-23/Th17 信号通路与化脓性汗腺炎和克罗恩病发病密切相关,提示两者具有相同的免疫介导起源。多项研究显示,TNF-α 水平在化脓性汗腺炎患者血清和病变组织中升高,是化脓性汗腺炎的重要发病因素,并作为有效的治疗靶标促使阿达木单抗(adalimumab,ADA)成为第一个被批准应用于治疗化脓性汗腺炎的生物制剂[20,21]。研究发现,化脓性汗腺炎病变皮肤中巨噬细胞大量表达 IL-12 和 IL-23,伴随 Th17 和 CD4$^+$T 细胞浸润,结合 IL-12/IL-23 共有 p40 亚基,阻断下游的 Th1 和 Th17 效应通路可能是治疗这种顽固性疾病的新选择。乌司奴单抗是治疗克罗恩病的一种新型生物制剂,抗 IL-12/23 全人源化 IgG$_1$ 单抗。临床已经证实,乌司奴单抗(ustekinumab,UST)对化脓性汗腺炎有显著疗效[22]。

18.3　临床表现

18.3.1　化脓性汗腺炎诊断标准

与克罗恩病相同,化脓性汗腺炎常发病于 20～30 岁。化脓性汗腺炎基金会第二届大会(2009 年 5 月,旧金山)共识意见明确了化脓性汗腺炎的诊断标准[23]:①典型皮损:深在的疼痛性结节、脓肿、窦道和桥状疤痕;②典型发病部位:腋下、腹股沟、肛周、会阴、臀部和乳房下皱褶处;③慢性和复发性的特点。符合上述 3 点即可确诊。化脓性汗腺炎的典型临床特征包括炎性结节、广泛的窦道及疤痕,这是疾病持续进展与反复发作的结果。

1.炎性结节

炎性结节在病变早期是孤立、疼痛性结节(直径 0.5～2cm),在同一部位或同一皮肤区域内反复发作,持续数周或数月无变化或偶尔发炎,常被误诊为"毛囊炎"。但原发性化脓性汗腺炎病灶根深蒂固,呈圆头状,与毛囊炎尖锐凸起的外观不同。在一项涉及 24 个国家和地区 517 名患者的调查中,炎性结节平均诊断延迟时间 7.2 年[24]。这种结节通常疼痛明显,影响患者正常行走;在一段时间后发展形成脓肿,继而破溃并流出脓性或血清样分泌物。随后,病变反复发作并伴有间歇性浆液性脓血分泌物溢出,伴有厌氧菌感染而形成的恶臭味此起彼伏,迁延不愈。

2. 窦道

持续数月或数年的皮下广泛窦道是化脓性汗腺炎的典型表现。原发病灶在同一部位反复发作,毗邻毛囊产生新病变,逐渐在有限区域内形成多个复发性结节,皮下组织因活动性炎症呈蜂窝样改变,导致结节间皮下相互交通并形成窦道。窦道间歇性释放浆液性、脓血性并伴有恶臭的分泌物。窦道内注射液体或局部麻醉时,会发现液体从远离注射部位的毛囊溢出。

3. 瘢痕

反复发作的炎症性病变导致周围组织纤维化或形成化脓性肉芽肿,最终产生增生性绳索样纤维瘢痕。早期,炎性结节消退后为单个、凹坑状瘢痕;后期,患处形成片状的致密、纤维化斑块。瘢痕可能是萎缩性或凹陷性的,疾病活动时同时伴有炎性结节和多发性窦道(见图18.1)。

尽管文献报道很少,但化脓性汗腺炎长期慢性复发性炎症可能会继发鳞状细胞癌(squamous cell carcinoma,SCC),发生率为0.5%~4.6%,男性患者、病变发生在肛周或生殖器部位时更为常见[25]。据推测,自由基的产生和随后的DNA损伤为恶变提供适宜的环境。Lavogiez等[26]对1993—2008年法国里尔大学医学院附属克洛德-于希尔医院(Claude-Huriez Hospital)217例化脓性汗腺炎患者进行跟踪随访,其中13例发生鳞状细胞癌。所有患者均为男性,从化脓性汗腺炎发生到鳞状细胞癌明确诊断的平均时间为25.3年(7~40年),发生恶变的病灶部位均在肛周或会阴,其中5例同时伴有腋下病灶,但腋下病灶无鳞状细胞癌(见图18.2)。

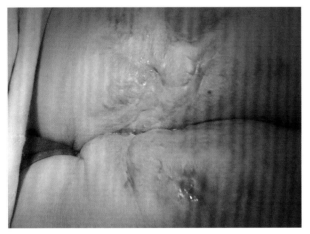

图 18.1 臀部化脓性汗腺炎(Hurley Ⅲ期)。局部广泛瘢痕形成,伴活动性炎性结节。(图片由南京中医药大学附属医院提供)

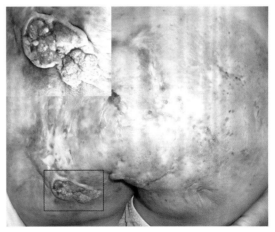

图 18.2 臀部化脓性汗腺炎,局部癌变形成鳞状细胞癌。(图片由南京中医药大学附属医院提供)

18.3.2 临床分期与评估

化脓性汗腺炎的严重程度通常按照Hurley分期(见表18-1)。Hurley分期对治疗药物选择、局部切开引流(Ⅰ期)和扩大切除(Ⅲ期)具有较好的指导意义。在一些临床研究中,更精确的评分系统——Sartorius评分(见表18-2)和化脓性汗腺炎-医生总体评估(hidradenitis suppurativa physician global assessment,HS-PGA)(见表18-3)已经被证实与Hurley分期在疼痛和化脓的严重程度，以及对患者生活质量的影响方面存在高度一致性。2014 年，Kimball 等[27]提出将化脓性汗腺炎临床反应（hidradenitis suppurativa clinical response，HiSCR）作为化脓性汗腺炎临床研究和治疗的有效参数。HiSCR 由三种类型的病变状态来定义：脓肿（波动、有或无分泌物、触痛或疼痛），炎性结节（触痛、红肿、化脓性肉芽肿病变），引流性窦道（窦道、与皮肤表面相通、脓性分泌物）。治疗有效定义为 HiSCR-50，即与基线相比：①炎性结节至少减少 50%；②脓肿的数量没有增加；③引流性窦道没有增加。

表 18-1　Hurley 分期

分期	临床表现
Ⅰ 期	脓肿形成，单发或多发，没有窦道形成和瘢痕
Ⅱ 期	反复脓肿伴窦道形成和瘢痕化；单个或多个，广泛但相对独立的病变
Ⅲ 期	弥漫性或近乎弥漫性累及，或整个区域内有多个相互连通的窦道和脓肿

表 18-2　化脓性汗腺炎 Sartorius 评分

	数目	系数	分值
1. 病变涉及的解剖部位：腋窝、乳房、腹股沟、肛周和会阴部位		×3	
2. 病变：——结节		×2	
——脓肿或窦道		×4	
——增生性瘢痕		×1	
——其他（毛囊炎，脓疱）		×1	
3. 两个相连病灶间距离或大小（仅有一个病变）： ＜5cm＝2；＜10cm＝4；＞10cm＝8；没有活动性病灶＝0		×1	
4. 病灶间相互有正常皮肤？是＝0；不是＝6		×1	
总分			

表 18-3　化脓性汗腺炎-医生总体评估（HS-PGA）

评分	解释
无（0 分）	无脓肿，无引流性窦道，无炎性结节和非炎性结节
轻微（1 分）	无脓肿，无引流性窦道，无炎性结节，但有非炎性结节
轻度（2 分）	无脓肿，无引流性窦道，炎性结节 1～4 个；或者，脓肿或引流性窦道 1 个，无炎性结节
中度（3 分）	无脓肿，无引流性窦道，炎性结节＞5 个；或者，脓肿或引流性窦道 1 个，炎性结节≥1 个；或者，脓肿或引流性窦道 2～5 个，炎性结节＜10 个
重度（4 分）	脓肿或引流性窦道 2～5 个，炎性结节＞10 个
非常严重（5 分）	脓肿或引流性窦道＞5 个

18.3.3　克罗恩病伴发化脓性汗腺炎

一些病例报道已经描述了克罗恩病与化脓性汗腺炎之间的临床关联。从临床角度来看，化脓性汗腺炎患者伴有消化系统症状或无法解释的生物学异常，如贫血、低铁蛋白血症、CRP升高等，应当引起主诊医师警惕，建议患者行胃肠镜检查以确定是否存在消化道病变并活检。而对于克罗恩病患者伴有化脓性汗腺炎样皮损，特别是肛周和会阴区的，需要进一步鉴别诊断以确诊是化脓性汗腺炎还是肛瘘。

肛周和会阴生殖三角区是化脓性汗腺炎侵犯的主要区域。临床上，克罗恩病伴发化脓性汗腺炎常被误诊为复杂性肛瘘。化脓性汗腺炎与肛瘘具有相同的临床症状，如脓肿或窦道，表现为肛周疼痛、红肿、瘙痒、出血和脓性分泌物增多等症状。但化脓性汗腺炎病灶常远离肛管直肠，绝大多数患者的窦道不会延伸到肛管齿线（齿线及以上部位没有顶泌腺）。然而，由于肛管远端存在大汗腺，所以部分患者可能存在与肛管相通的窦道。17%～40%的克罗恩病患者伴发肛周化脓性汗腺炎，病变常与肛周克罗恩病症状重叠（见图18.3和图18.4）。

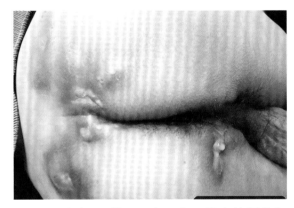 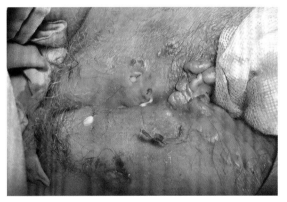

图18.3　患者，男性，40岁。克罗恩病伴腰背部化脓性汗腺炎，Hurley Ⅲ 期。（图片由南京中医药大学附属医院提供）

图18.4　患者，女性，16岁。克罗恩病伴会阴区化脓性汗腺炎，Hurley Ⅲ 期。（图片由南京中医药大学附属医院提供）

克罗恩病伴发化脓性汗腺炎通常表现为重症克罗恩病和结肠受累增加。Kamal 等[11]回顾分析了2003—2013年间美国西奈山依坎医学院病历系统，共有18名炎症性肠病患者合并化脓性汗腺炎（克罗恩病 vs. 溃疡性结肠炎＝15∶3）。在15名克罗恩病伴发化脓性汗腺炎的患者中，克罗恩病平均诊断年龄为22岁，女性73.3%（11/15）患者有吸烟史，33.3%（5/15）的患者 BMI>30mg/kg^2；67%的患者化脓性汗腺炎发生在克罗恩病诊断之后，克罗恩病诊断与化脓性汗腺炎诊断平均间隔时间为12年（2～27年）；46.7%（7/15）的患者表现为结肠克罗恩病，53.3%（8/15）为回结肠克罗恩病，没有单独的小肠或上消化道克罗恩病；66.7%（10/15）的患者伴有肛周病变。化脓性汗腺炎平均诊断年龄为34岁，病变部位为腋下（53.3%）、腹股沟（46.7%）和肛周/会阴部（73.3%）；13例（86.7%）为 Hurley Ⅱ 或 Ⅲ 期，1例患者发展至鳞状细胞癌。

18.4 影像学检查

化脓性汗腺炎是一种皮肤病变。在克罗恩病患者中，腹股沟部位的炎性病变可能被诊断为皮肤克罗恩病，但真正的皮肤克罗恩病很少见。化脓性汗腺炎和克罗恩病同时存在的发生率比之前想象的要高。然而，有时较难区分化脓性汗腺炎和克罗恩病肛瘘，两者组织学都可能存在肉芽肿和淋巴滤泡。肛周或会阴部化脓性汗腺炎的典型特征是窦道通常不与肛管直肠相通，而肛瘘却起源于齿线以上的肛管直肠，仅通过视诊或指诊检查很难评估这种差异。因此，影像学评估，尤其体表超声和 MRI 显得尤为重要。

18.4.1 超声检查

15～20MHz 的高频超声可以对毛囊结构进行详细的可视化显示。研究表明，与健康对照组相比，化脓性汗腺炎患者易感区域的毛囊顶端表现为较大的低回声或回声直径，准确反映了毛囊结构的改变与发展中的亚临床炎症，这种毛囊结构的改变有利于确定病变涉及的范围。

化脓性汗腺炎典型的超声改变如下：①皮肤积液（提示炎症反应）；②皮肤增厚（继发性炎症）；③皮肤回声减低（水肿）；④皮肤回声增强（纤维化或长期炎症改变），且毛囊扩大；⑤皮肤低回声局灶结节性病变（亚临床）。

18.4.2 磁共振检查

对于广泛、复杂、深层的化脓性汗腺炎病变，MRI 是一种重要的检查手段。MRI 显影优势在于能观察病变部位的皮下炎症水肿、肉芽肿及脓肿，辨别深层窦道形态及其走向以及窦道与肛门直肠是否相通。MRI 具体表现（见图 18.5）如下。①脓肿：皮下单个或多个类圆形或不规则形病灶，边界不清，T_1WI 为低信号，T_2WI、T_2WI-FS 及 DWI 序列为高信号影，增强后呈环形强化，且病变通常远离直肠和肛门；②窦道：在 T_2WI 或 T2W-FS 序列中表现为管状高信号结构，通常与膀胱、尿道或肛管直肠不相通；③皮肤增厚、皮下水肿及皮下硬结：T_1WI 为低信号，T_2WI 或 T_2WI-FS 序列表现为高信号影；④肌炎：T_2WI-FS 表现为臀大肌内片状高信号影；⑤腹股沟淋巴结肿大；⑥肛门括约肌受累较少见。

会阴部化脓性汗腺炎与复杂性肛瘘 MRI 鉴别诊断主要有：①化脓性汗腺炎发病范围更广泛，多位于腹股沟、骶尾部或臀部；②化脓性汗腺炎双侧炎症发生率更高，特征是皮下水肿，窦道较少累及肛门括约肌，复杂性肛瘘通常累及肛门括约肌。③化脓性汗腺炎窦道通常与肛管直肠不相通，复杂性肛瘘与肛管直肠有相通的内口。

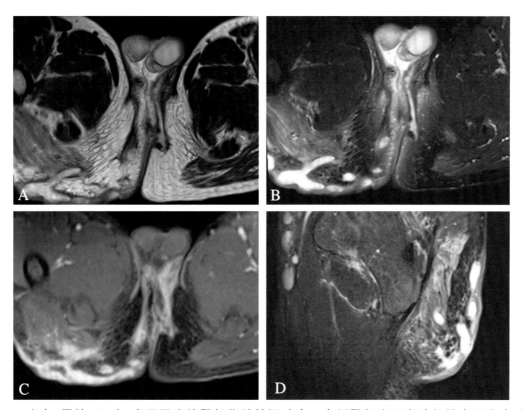

图 18.5　患者,男性,37 岁,克罗恩病伴臀部化脓性汗腺炎。右侧臀部皮下脂肪间隙内见多个结节状或条片状异常信号(多发脓肿形成),病灶局限在皮肤及皮下组织内,部分侵犯臀大肌,周围脂肪间隙伴炎症水肿。T_2WI(图 A)和 T_2WI-FS 病灶呈高信号(图 B 和图 D),T_1WI 增强病灶明显强化(图 C)。(图片由南京中医药大学附属医院提供)

18.5　治　疗

　　吸烟和肥胖与化脓性汗腺炎的严重程度密切相关,吸烟也是克罗恩病发病和复发的危险因素,因此强烈建议患者戒烟。此外,建议患者穿宽松衣服,以减轻机械压力和减小摩擦。

　　化脓性汗腺炎与克罗恩病目前都无法治愈,能够维持长期缓解的治疗方法很少,给医疗和社会带来巨大负担。近年来,生物制剂在临床广泛应用,现有多种药物及手术方式可以缓解病情并预防新病灶出现。传统的化脓性汗腺炎治疗方法主要有抗生素、手术和激素治疗。与单纯的化脓性汗腺炎患者不同,克罗恩病合并化脓性汗腺炎患者由于存在基础疾病,手术后创面常常难以愈合,所以应将系统性药物治疗放在首要位置。皮质类固醇对克罗恩病相关的肛瘘和化脓性汗腺炎无明显疗效,并有加重感染和导致败血症的风险,因此在化脓性汗腺炎急性期不建议使用皮质类固醇。一旦局部脓毒血症得到有效控制,就需要考虑应用免疫抑制剂和生物制剂,在肠道活动性病变得到有效控制的基础上可以考虑联合手术治疗。

18.5.1 药物治疗

1. 抗生素

目前，临床缺少应用抗生素治疗化脓性汗腺炎的高质量数据，特别是针对克罗恩病合并化脓性汗腺炎的患者。化脓性汗腺炎是继发性感染，可常规应用抗生素治疗。具有免疫调节作用的抗生素，如四环素、环丙沙星和利福平等有助于治疗化脓性汗腺炎。一项随机对照临床研究显示，对于 Hurley Ⅰ 期或 Ⅱ 期的患者，局部使用克林霉素（0.1%，2 次/日）与口服四环素（500mg，2 次/日）的效果相同[28]。一项前瞻性研究显示，克林霉素（300mg，2 次/日）和利福平（300mg，2 次/日）联合应用 12 周，73.1%（19/26）的患者初始治疗临床应答（HiSCR-50）；随访 1 年后，下降到 41.1%（7/17），58.8%（10/17）的患者复发，平均复发时间 4.2 个月；最常见的副作用是腹泻和恶心[29]。

2. 生物制剂

生物制剂为化脓性汗腺炎的治疗开辟了新途径[30]。TNF-α 是炎症进展的始动因子，化脓性汗腺炎患者血清和病变区域皮肤的 TNF-α 浓度显著高于正常人群[31]。尽管与化脓性汗腺炎发病相关的炎症因子种类繁多，但抗 TNF-α 单抗治疗能够有效控制多数促炎细胞因子。

（1）阿达木单抗（Adalimumab，ADA）

基于 PIONEER Ⅰ 和 Ⅱ 两项关键研究结果，2015 年 FDA 授予阿达木单抗用于治疗中-重度化脓性汗腺炎（Hurley Ⅱ 或 Hurley Ⅲ 病变）孤儿药资格，标准给药方案：第 0 周 160mg，第 2 周 80mg，随后每周 40mg，皮下注射给药。相对于治疗克罗恩病和银屑病已经取得的结果，阿达木单抗在化脓性汗腺炎的应用经验尚不足。

一项纳入 10 例重度化脓性汗腺炎患者接受阿达木单抗治疗的早期临床试验，患者接受首剂 160mg，第 2 周 80mg，随后 40mg 每 2 周一次（every other week，EOW）治疗 12 周，主要终点是 HiSCR-50。研究结束时，所有患者对治疗均无应答，4 名患者因疗效不佳而中止研究[32]。另一项研究纳入 8 例难治性化脓性汗腺炎患者，在接受阿达木单抗治疗银屑病的标准剂量治疗 1 年（第 0 周 80mg，第 1 周 40mg，随后 40mg EOW）后，患者局部疼痛、分泌物、C 反应蛋白和白细胞计数明显降低。停止治疗后，3 例患者无复发，2 例在第 10 个月复发，1 例在第 8 个月复发，另 2 例在第 6 个月复发（平均复发时间为 9.5 个月）；所有复发患者的疾病活动指数均低于基线活动指数[33]。一项双盲、安慰剂随机对照研究，21 例应用阿达木单抗（基线时为 80mg，随后为期 12 周 40mg EOW）治疗的患者疗效明显优于安慰剂组，第 6、12 周 Sartorius 评分显著降低（差异具有统计学意义，$P<0.05$）[34]。

大样本（$n=154$）随机对照临床试验证实，每周给药优于 EOW 给药方案[35]。该研究分为两个阶段：第一阶段是 16 周的安慰剂对照阶段，将所有患者按 1∶1∶1 的比例随机分为 40mg 每周给药组、40mg EOW 组和安慰剂组，主要终点指标被定义为第 16 周化脓性汗腺炎症状评分。研究结果显示，与安慰剂相比，每周给药组（而非 EOW 组）的患者到达主要终点的比例明显更高，病灶个数明显减少（在开始的 4 周内减少了至少一半）。第二阶段为每周用药提供了更多证据,EOW 组中的大多数患者(63%)在第 28 周或第 31 周时治疗反应欠佳,需要逐步升级为每周给药。

两个大型双盲、安慰剂随机对照临床试验,PIONEER Ⅰ($n=307$)和 PIONEER Ⅱ($n=326$)试验[36,37]中,HurleyⅡ或 HurleyⅢ的中重度化脓性汗腺炎患者被随机分入阿达木单抗组(第 0 周 160mg,第 2 周 80mg,第 4 周开始每周 40mg)或安慰剂组治疗 12 周。第 12 周之后,患者再重新分配进入不同治疗组。PIONEER Ⅰ试验中,接受安慰剂治疗的患者继续接受阿达木单抗标准方案治疗;接受阿达木单抗治疗的患者重新随机按照 1：1：1 的比例分为安慰剂组、阿达木单抗 40mg/W 组和阿达木单抗 40mg/EOW 组,持续 24 周。而 PIONEER Ⅱ试验中,安慰剂治疗的患者继续应用安慰剂 24 周,接受阿达木单抗治疗的患者则按照 1：1：1 的比例随机分为安慰剂组、阿达木单抗 40mg/W 组和阿达木单抗 40mg/EOW 组,持续 24 周。PIONEER Ⅰ试验在基线之前洗净口服抗生素 28 天。PIONEER Ⅱ试验允许继续采用口服抗生素(四环素)治疗。12 周时,与安慰剂组相比,阿达木单抗组有更多患者达到主要终点指标(HiSCR-50),PIONEER Ⅰ试验中为 42% vs. 26%,PIONEER Ⅱ试验中为 59% vs. 28%。此外,PIONEER Ⅱ试验还显示阿达木单抗治疗组患者病灶数、疼痛评分和疾病严重性显著改善,但在 PIONEER Ⅰ试验中并未观察到。随后继续接受维持治疗 3 年的开放性结果显示,52.3% 的患者在 168 周仍然能够维持 HiSCR-50,说明阿达木单抗具有持续的临床应答[38]。

(2)英夫利昔单抗(Infliximab,IFX)

在接受英夫利昔单抗治疗的克罗恩病患者中首先观察到对化脓性汗腺炎的疗效[39]。此后一系列病例报道证明英夫利昔单抗对化脓性汗腺炎尤其伴克罗恩病患者的疗效。一项纳入 38 名患者的随机对照试验明确了英夫利昔单抗治疗化脓性汗腺炎的效果(0、2、6 周 5mg/kg,随后每 8 周一次维持治疗,共 22 周),主要终点指标是化脓性汗腺炎严重指数(hidradenitis suppurativa severity index,HSSI)较基线下降 50%。研究结果显示,患者的 HSSI、ESR、CRP 和疼痛等均明显改善。在接受英夫利昔单抗治疗的患者($n=15$)中,26.7% 的患者 HSSI 下降 50% 以上,60% 的患者 HSSI 下降了 25%~50%,13.3% 的患者 HSSI 下降不足 25%;大多数安慰剂组患者(88.9%)的 HSSI 改善不足 25%[40]。

一项英夫利昔单抗与阿达木单抗对比研究表明,英夫利昔单抗在皮肤病生活指数(dermatology life quality index,DLQI)、患者和医生的临床评价、Sartorius 评分和疗效持续时间等指标优于阿达木单抗,说明英夫利昔单抗可能比阿达木单抗更适用于治疗重度化脓性汗腺炎[41]。

(3)乌司奴单抗(Ustekinumab,UST)

研究显示,IL-12 和 IL-23 受体亚基基因的特定遗传变异与重症化脓性汗腺炎相关。一项前瞻性、非对照的开放研究显示,17 名化脓性汗腺炎患者在第 0 周、第 4 周、第 16 周和第 28 周接受乌司奴单抗治疗,随访至 40 周,47.1%(8/17,95%CI:23.0%~72.2%)获得 HiSCR-50,82.4%(14/17,95%CI:56.6%~96.2%)mSS 评分中等程度改善[42]。

2019 年,美国 Wake Forest 医学院 Cline A 报道了一例两种生物制剂联合应用治疗克罗恩病伴发化脓性汗腺炎的病例。一名 39 岁女性克罗恩病患者经历了英夫利昔单抗、阿达木单抗、硫唑嘌呤等治疗,化脓性汗腺炎始终未能得到有效控制。在接受阿达木单抗(80mg 诱导治疗，随后每周 40mg 维持）和乌司奴单抗（每 8 周 90mg）联合治疗后，随访期间患者的化脓性汗腺炎首次得到有效控制[43]。

18.5.2 手术治疗

化脓性汗腺炎形成的慢性窦道和瘢痕通常需要手术治疗。Mehdizadeh 等[44]回顾分析了手术治疗化脓性汗腺炎的结局，广泛切除复发率最低（总复发率 13％，直接缝合复发率 15％，转移皮瓣复发率 8％，植皮复发率 6％），局部切除复发率 22％，而开窗引流复发率 27％。尽管手术切除大量的组织，但不一定能阻止疾病复发。

1.切开引流

切开引流不是治疗化脓性汗腺炎的最佳方法。当化脓性汗腺炎患者局部出现波动性脓肿时，切开引流可以快速缓解疼痛，部分患者可能治愈，但复发率很高（见图 18.6）。

对于活动性克罗恩病伴发化脓性汗腺炎的患者，鉴于手术创面可能存在愈合不佳的情况，相对理性的处理方法有单纯切开引流或在窦道间挂线引流，可以有效控制局部炎症，避免脓毒血症，为患者进行皮质类固醇、免疫抑制剂或生物制剂治疗提供条件。

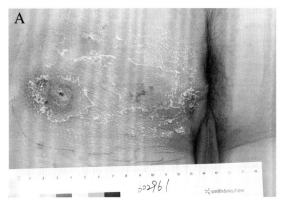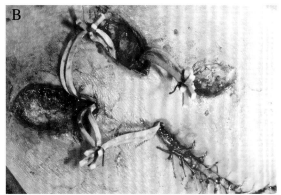

图 18.6 肛周化脓性汗腺炎，**Hurley Ⅱ 期**。图 A：手术前。图 B：切开引流，部分袋形缝合。（图片由南京中医药大学附属医院提供）

2.开顶术（局部或广泛切开）

手术开顶（局部或广泛切开）可用于治疗中重度化脓性汗腺炎（Hurley Ⅱ 或 Ⅲ 期）的炎性结节、脓肿和窦道。在局部麻醉或区域麻醉下，将炎性结节或窦道充分切开，然后用剪刀头或金属探针探查，连续切开窦道顶部，直至彻底清除所有的结节和窦道。每个窦道表面覆盖的皮肤都应彻底敞开，以便在其基底和边缘继续探查是否存在其他窦道开口。敞开的炎性结节和窦道用粗纱布或刮匙清除肉芽和坏死组织，创面完全敞开或做袋形缝合以二期愈合（见图 18.7）。

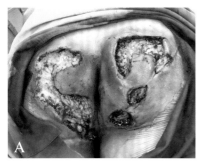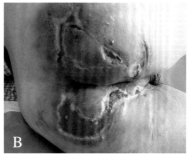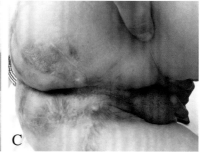

图 18.7　肛周化脓性汗腺炎,Hurley Ⅲ 期。广泛切开,创面袋型缝合,二期愈合。图 A:病变组织广泛切除。图 B:疮面二期愈合。图 C:2 年后随访。(图片由南京中医药大学附属医院提供)

3.广泛切除＋重建

当药物治疗或保守的外科治疗失败时,严重的化脓性汗腺炎(Hurley Ⅲ 期)可能需要广泛切除病灶。手术应切除全部的病灶,且切除的边缘需要超出病灶的边界,同时结合积极的药物治疗,这是最理想的治疗方案。尽管多数患者的化脓性汗腺炎不能彻底治愈,但在广泛切除后临床症状能够得到较长时间的控制。广泛切除一般仅需要切除包括病变的毛囊和皮脂腺组织,保留正常的皮下脂肪,遇到较深的窦道时需要切除更多的皮肤、附属器官和瘢痕组织。

关于广泛切除后的创面皮肤闭合方法,目前尚存在争议,闭合方法主要取决于病损切除的范围。切除的创面可以通过皮瓣游离直接缝合(通常需要减张缝合)、局部皮瓣转移和植皮闭合缺损的皮肤(见图 18.8 和图 18.9)。

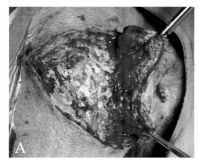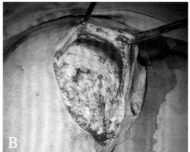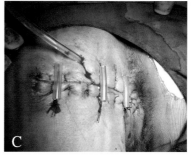

图 18.8　肛周化脓性汗腺炎,Hurley Ⅱ 期。广泛切除,游离皮瓣后无张力减张缝合。图 A:病变组织广泛切除。图 B:沿臀大肌表面游离皮瓣。图 C:减张缝合。(图片由南京中医药大学附属医院提供)

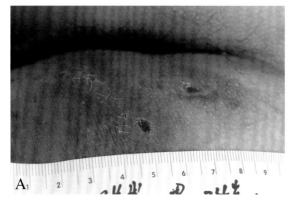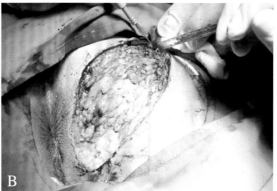

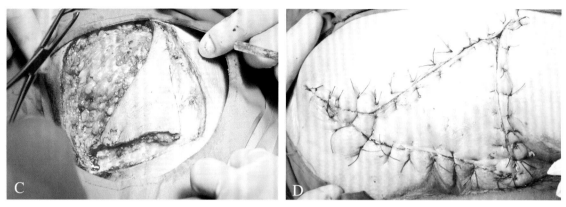

图 18.9 肛周化脓性汗腺炎，Hurley Ⅲ 期。广泛切除，带蒂皮瓣无张力缝合。图 A：手术前。图 B：病变组织广泛切除。图 C：游离侧方全层带蒂皮瓣。图 D：无张力缝合皮瓣。（图片由南京中医药大学附属医院提供）

18.5.3　多模式治疗

化脓性汗腺炎患者需要多模式治疗（multimodal therapy），特别是克罗恩病伴发化脓性汗腺炎的患者。回顾性研究显示，生物制剂联合手术治疗局部复发率（13.8%；95%CI：3.9%～31.7%）显著低于单一手术组（38.5%；95%CI：20.2%～59.4%）；生物制剂维持治疗至少 6 个月的患者疾病进展显著降低（治疗前后：50% vs. 18%）；手术部位无病间隔平均时间为18.5个月（4.0～30.0 个月），而单纯手术的为 6 个月（1.5～15.0 个月）（$P<0.01$）[45]。

Kamal 等[11]回顾分析了 2003—2013 年美国西奈山依坎医学院 15 例克罗恩病伴肛周化脓性汗腺炎的治疗结果，93.3%（14/15）的患者接受药物治疗克罗恩病：抗生素（100%）、皮质类固醇（64%）、美沙拉秦（71%）、硫唑嘌呤或 6-MP（78%）和抗 TNF-α 单抗（80%）；12 名接受抗 TNF-α 单抗治疗的患者（英夫利昔单抗 11 人，阿达木单抗 4 人）中，75%的患者需要优化治疗（增加用药剂量或缩短给药间隔），91.7%（11/12）的患者表现对抗 TNF-α 单抗治疗应答。66.7%（10/15）的患者需要联合手术治疗。

18.6　克罗恩病合并肛周化脓性汗腺炎诊治策略

克罗恩病合并肛周化脓性汗腺炎诊治策略见图 18.10。

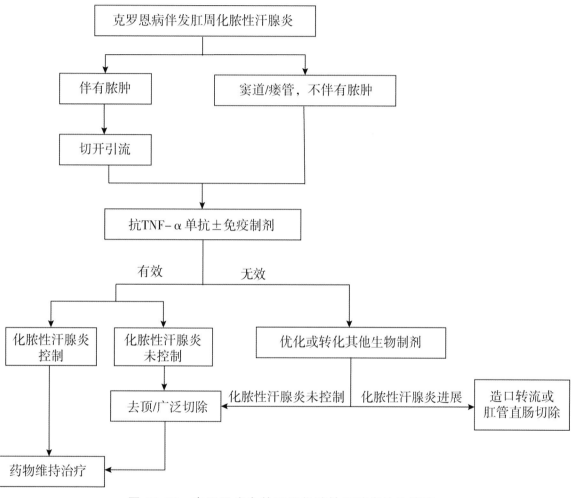

图 18.10　克罗恩病合并肛周化脓性汗腺炎诊治策略

参 考 文 献

[1] Brunsting HA, Hidradenitis suppurativa; abscess ofthe apocrine sweat glands. Arch Derm Syphilol, 1939, 59: 108－120.

[2] Shelley WB, Cahn MM. The pathogenesis of hidradenitis suppurativa in man;

experimental and histologic observations. AMA Arch Derm,1955,72(6):562-565.

［3］ Plewig G，Kligman AM. Acne. Morphogenesis and Treatment. Berlin：Springer,1975.

［4］ Ostlere LS,Langtry JA,Mortimer PS,et al. Hidradenitis suppurative in Crohn's disease. Br J Dermatol,1991,125:384-386.

［5］ Janse IC,Koldijk MJ,Spekhorst LM,et al. Identification of clinical and genetic parameters associated with hidradenitis suppurativa in inflammatory bowel disease. Inflamm Bowel Dis,2016,22(1):106-113.

［6］ Duerr RH,Taylor KD,Brant SR,et al. A genome-wide association study identifies IL23R as an inflammatory bowel disease gene. Science,2006,314(5804):1461-1463.

［7］ Schlapbach C,Hanni T,Yawalkar N,et al. Expression of the IL-23/Th17 pathway in lesions of hidradenitis suppurativa. J Am Acad Dermatol,2011,65(4):790-798.

［8］ Vazquez BG,Alikhan A,Weaver AL,et al. Incidence of hidradenitis suppurativa and associated factors：a population-based study of Olmsted County，Minnesota. J Invest Dermatol,2013,133(1):97-103.

［9］ Shalom G,Freud T,Ben Yakov G,et al. Hidradenitis suppurativa and inflammatory bowel disease：a cross-sectional study of 3,207 patients. J Invest Dermatol,2016,136:1716-1718.

［10］ Yadav S,Singh S,Edakkanambeth Varayil J,et al. Hidradenitis suppurativa in patients with inflammatory bowel disease：a populationbased cohort study in Olmsted County,Minnesota. Clin Gastroenterol Hepatol,2016,14:65e70.

［11］ Kamal N,Cohen B L,Buche S,et al. Features of patients with Crohn's disease and hidradenitis suppurativa. Clinical Gastroenterology and Hepatology,2016,14(1):71-79.

［12］ Garg A，Hundal J. Overall and subgroup prevalence of Crohn disease among patients with hidradenitis suppurativa：a population-based analysis in the United States. JAMA Dermatol,2018,154:814-818.

［13］ van der Zee HH,van derWoude CJ,Florencia EF,et al. Hidradenitis suppurativa and inflammatory bowel disease：are they associated? results of a pilot study. Br J Dermatol,2010,162(1):195-197.

［14］ van der Zee HH，de Winter K，van der Woude CJ,et al. The prevalence of hidradenitis suppurativa in 1093 patients with inflammatory bowel disease. Br J Dermatol,2014,171(3):673-675.

［15］ Smith MK,Nicholson CL,Parks-Miller A. Hidradenitis suppurativa：an update on connecting the tracts. F1000Res,2017,6:1272.

［16］ van der Zee HH,de Ruiter L,Boer J,et al. Alterations in leucocyte subsets and histomorphology in normal-appearing perilesional skin and early and chronic hidradenitis suppurativa lesions. Br J Dermatol,2012,166(1):98-106.

［17］Saunte DML. Hidradenitis suppurativa：advances in diagnosis and treatment. JAMA，2017，318：2019－2032.

［18］Revuz JE，Canoui-Poitrine F，Wolkenstein P，et al. Prevalence and factors associated with hidradenitis suppurativa：results from two case-control studies. J Am Acad Dermatol，2008，59(4)：596－601.

［19］König A，Lehmann C，Rompel R，et al. Cigarette smoking as a triggering factor of hidradenitis suppurativa. Dermatology，1999，198(3)：261－264.

［20］van der Zee HH，Laman JD，de Ruiter L，et al. Adalimumab (antitumour necrosis factor-α) treatment of hidradenitis suppurativa ameliorates skin inflammation：an *in situ* and *ex vivo* study. Br J Dermatol，2012，166(2)：298－305.

［21］Kimball AB，Okun MM，Williams DA，et al. Two phase 3 trials of adalimumab for hidradenitis suppurativa. N Engl J Med，2016，375(5)：422－434.

［22］Blok JL，Li K，Brodmerkel C，et al. Ustekinumab in hidradenitis suppurativa：clinical results and a search for potential biomarkers in serum. Br J Dermatol，2016，174(4)：839－846.

［23］Hidradenitis suppurativa foundation 7895 via Belfiore ♯，San Diego，California 92129. www. hs. foundation. org.

［24］Saunte DM，Boer J，Stratigos A，et al. Diagnostic delay in hidradenitis suppurativa is a global problem. Br J Dermatol，2015，173：1546.

［25］Kohorst JJ，Kimball AB，Davis MD. Systemic associations of hidradenitis suppurativa. J Am Acad Dermatol，2015，73(5 Suppl 1)：S27－S35.

［26］Lavogiez C，Delaporte E，Darras-Vercambre S，et al. Clinicopathological study of 13 cases of squamous cell carcinoma complicating hidradenitis suppurativa. Dermatology，2010，220(2)：147－153.

［27］Kimball AB，Jemec GB，Yang M，et al. Assessing the validity，responsiveness and meaningfulness of the hidradenitis suppurativa clinical response (HiSCR) as the clinical endpoint for hidradenitis suppurativa treatment. Br J Dermatol，2014，171：1434－1442.

［28］Clemmensen OJ. Topical treatment of hidradenitis suppurativa with clindamycin. Int J Dermatol，1983，22(5)：325－328.

［29］Dessinioti C，Zisimou C，Tzanetakou V，et al. Oral clindamycin and rifampicin combination therapy for hidradenitis suppurativa：a prospective study and 1-year follow-up. Clin Exp Dermatol，2016，41(8)：852－857.

［30］Savage KT，Flood KS，Porter ML，et al. TNF-α inhibitors in the treatment of hidradenitis suppurativa. Therapeutic advances in chronic disease，2019，10：2040622319851640.

［31］Kelly G，Hughes R，McGarry T，et al. Dysregulated cytokine expression in lesional and nonlesional skin in hidradenitis suppurativa. Br J Dermatol，2015，173：1431－1439.

［32］Amano M，Grant A，Kerdel FA. A prospective open-label clinical trial of adalimumab for the treatment of hidradenitis suppurativa. Int J Dermatol, 2010, 49:950 — 955.

［33］ Arenbergerova M, Gkalpakiotis S, Arenberger P. Effective long-term control of refractory hidradenitis suppurativa with adalimumab after failure of conventional therapy. Int J Dermatol, 2010, 49:1445 — 1449.

［34］ Miller I, Lynggaard CD, Lophaven S, et al. A double-blind placebo-controlled randomized trial of adalimumab in the treatment of hidradenitis suppurativa. Br J Dermatol, 2011, 165:391 — 398.

［35］ Kimball AB, Kerdel F, Adams D, et al. Adalimumab for the treatment of moderate to severe hidradenitis suppurativa: a parallel randomized trial. Ann Intern Med, 2012, 157:846 — 855.

［36］ Kimball AB, Okun MM, Williams DA, et al. Two phase 3 trials of adalimumab for hidradenitis suppurativa. N Engl J Med, 2016, 375:422 — 434.

［37］ Kimball AB, Sundaram M, Shields AL, et al. Adalimumab alleviates skin pain in patients with moderate-to-severe hidradenitis suppurativa: secondary efficacy results from the PIONEER Ⅰ and PIONEER Ⅱ randomized controlled trials. J Am Acad Dermatol, 2018, 79: 1141 — 1143.

［38］ Zouboulis CC, Okun MM, Prens EP, et al. Long-term adalimumab efficacy in patients with moderate-to-severe hidradenitis suppurativa/acne inversa: 3-year results of a phase 3 open-label extension study. J Am Acad Dermatol, 2019, 80:60 — 69. e2.

［39］ Martínez F, Nos P, Benlloch S, et al. Hidradenitis suppurativa and Crohn's disease: response to treatment with infliximab. Inflamm Bowel Dis, 2001, 7:323 — 326.

［40］ Grant A, Gonzalez T, Montgomery MO, et al. Infliximab therapy for patients with moderate to severe hidradenitis suppurativa: a randomized, double-blind, placebo-controlled crossover trial. J Am Acad Dermatol, 2010, 62:205 — 217.

［41］ van Rappard DC, Leenarts MFE, Meijerink-Van't Oost L, et al. Comparing treatment outcome of infliximab and adalimumab in patients with severe hidradenitis suppurativa. J Dermatol Treat, 2012, 23:284 — 289.

［42］ Blok JL, Li K, Brodmerkel C, et al. Ustekinumab in hidradenitis suppurativa: clinical results and a search for potential biomarkers in serum. Br J Dermatol, 2016, 174(4): 839 — 846.

［43］ Cline A, Pichardo RO. Successful treatment of hidradenitis suppurativa in the setting of Crohn disease with combination adalimumab and ustekinumab. Dermatology online Journal, 2019, 25(9):13030(qt0hw2w4nr).

［44］ Mehdizadeh A, Hazen PG, Bechara FG, et al. Recurrence of hidradenitis suppurativa after surgical management: a systematic review and meta-analysis. J Am Acad Dermatol, 2015, 73(5)(suppl 1):S70 — S77.

［45］DeFazio MV，Economides JM，King KS，et al. Outcomes after combined radical resection and targeted biologic therapy for the management ofrecalcitrant hidradenitis suppurativa. Ann Plast Surg，2016，77（2）：217－222.

第19章 肛门失禁

廖秀军

肛门失禁又称大便失禁,是"在不适合的社交时间或场所不自控地排便或遗粪",指肛门控便功能受到损害,大便次数增多,固体、液体、气体不受控制地排出肛外的一种临床综合征。肛门失禁可由多方面因素引起,例如创伤、产伤、神经性、先天性和医源性损伤等。粪便沾染衣物、肛门漏气、漏液或无意识地粪便排出肛门外等相应的失禁症状常令患者处于难以启齿的尴尬境地,给患者的工作、生活及社交造成极为不利的影响。

19.1 流行病学

由于肛门失禁的定义存在差异、患者羞于主动求医等,所以确切的患病率目前尚不清楚,既往大规模研究提示患病率从 0.004% 到 18% 不等[1,2]。老年患者占据该疾病相当大的一部分比例。在中国,3% 的 65 岁以上老年人存在肛门失禁的问题[1]。克罗恩病患者发生肛门失禁并不少见,但具体的发生率目前并没有准确可靠的数据。Viviane 等报道 141 例克罗恩病患者中 49.6%(70/141)有肛门失禁症状[3]。Francesco 等报道的克罗恩病患者肛门失禁发生率为 20%[4]。总体认为,克罗恩病患者肛门失禁的发生率显著高于一般人群,发生率在 20% 到 73% 不等[3-6]。

19.2 病因及发病机制

肛门失禁的发病机制极其复杂,肛门对粪便的随意控制机制并不像我们一般认为的那么简单。人体的控便能力依赖于多种因素:精神状态、大便的量和形状、结肠传输、直肠扩张能力、肛门括约肌功能、肛门直肠感觉和肛门直肠反射等。正常的肛门控便是由肛门括约肌、盆底肌、直肠顺应性及所属支配神经功能等共同完成的。

19.2.1　解剖基础

肛门失禁的发生机制与肛门括约肌、盆底肌解剖与功能以及复杂的神经支配密切相关。①肛门内括约肌为不随意平滑肌,由直肠环肌在肛管直肠环处增厚形成,主要作用是闭合肛门及协助排便。静息状态呈持续收缩,维持肛管直肠静息压,防止直肠内容物流出,不易疲劳。直肠内充满粪便后可自动开启,协助排便。②肛门外括约肌是肛管最外层肌肉,为横纹肌,是受体神经支配的随意肌,分为皮下部、浅部及深部,包绕肛管一周。肛门外括约肌有括约肛门的功能,但易疲劳,仅可在一小段时间内控制排便,一般只能维持 1 分钟左右。③肛提肌是盆底的重要组成部分,它由髂尾肌、耻骨直肠肌、耻骨尾骨肌组成,受阴部神经丛、肛门神经及会阴神经的分支支配。其中,耻骨直肠肌将肛管直肠向前拉伸,形成肛直角,在控便功能中发挥重要作用。

19.2.2　肛门失禁常见病因

引起肛门失禁的原因可以是一种或多种。常见的病因如先天性因素、产伤或创伤、结直肠疾病、医源性创伤及神经系统疾病等。①先天性因素:如肛门直肠畸形(肛门闭锁等)、先天性巨结肠及脑脊髓膜膨出、脊柱裂等。这些疾病本身常可导致严重的肛门失禁,而手术治疗疾病的同时可能增加肛门失禁的风险。②产伤或创伤:如产后会阴撕裂伤、括约肌损伤、穿透伤、骨盆骨折、盆底神经去神经损伤等。③炎症性肠病:克罗恩病、溃疡性结肠炎。④结直肠疾病:如痔脱出、肛瘘、直肠阴道瘘、肛周皮肤疾病、性传播疾病、肛门直肠肿瘤、直肠黏膜脱垂等导致肛门闭合问题而出现真性或假性失禁。⑤医源性损伤造成肛门失禁,如肛管直肠手术不恰当操作导致肛门括约肌损伤,直肠手术造成盆底功能异常和直肠容量减低等。⑥神经系统疾病:脑、脊髓、外周神经病变导致肛门失禁,如中枢神经疾病、脊髓病变或损伤、糖尿病导致的周围神经病变等。⑦其他原因:如腹泻、药物性以及便秘粪便嵌塞等。

19.2.3　克罗恩病引起肛门失禁的原因

克罗恩病引起的肛门失禁可能是由严重的直肠及其周围炎症导致肛门括约肌进行性破坏或纤维化、括约肌功能下降引起的,多数患者最终要接受近端肠管造瘘或直肠切除。克罗恩病引起肛门失禁的原因主要有以下几点。①直肠受累导致直肠壁僵硬,直肠的顺应性下降,肛门直肠抑制反射受损,当稀便或大量粪便进入直肠时,因直肠感应性下降而出现肛门失禁。②肛管尤其齿线附近受累,使肛门直肠的排便感觉功能受影响,导致液体、气体控制困难。③肛管直肠透壁性炎症导致肛门括约肌进行性破坏,括约肌张力下降而无法控制大便。④肛管直肠纤维化狭窄形成梗阻和排便困难而出现里急后重和大便次数增多,甚至稀便自发性溢出。⑤复杂性肛周克罗恩病反复手术导致医源性肛门括约肌损伤。⑥肠道炎症或肠道切除手术后引起的便次增多,稀水样便腹泻。然而,大多数克罗恩病患者肛门失禁有可能是医源性的,主要是由激进的外科医生进行复杂性肛瘘和直肠阴道瘘手术导致的。

19.3 临床表现

19.3.1 临床分类

肛门失禁有以下两种分类。①完全失禁和不完全失禁。完全失禁指不能随意控制粪便及气体的排出。不完全失禁指可控制干便排出，但不能控制稀便和气体排出。②被动性失禁（passive incontinence）和急迫性失禁（urge incontinence）。被动性失禁的特征是患者在不自觉的情况下排便，对失禁没有知觉，比较常见于老年人，是直肠脱垂、老年性失禁、神经源性失禁的常见表现。急迫性失禁的特征是患者知晓但无法控制失禁，常见于盆底或肛门括约肌受损但感觉功能正常的人群，比较常见于直肠狭窄或炎症（如炎症性肠病或放射性直肠炎）患者。

克罗恩病患者肛门失禁的发生主要与疾病本身相关，多为不完全性失禁，由于肛管直肠的感觉神经并未受到影响，所以多见急迫性失禁。部分患者表现为假性肛门失禁，是由于肠道炎症引起直肠的顺应性下降、粪便排出困难而导致的充盈性失禁，但这部分患者的肛门控制功能正常。肛管直肠狭窄的克罗恩病患者，在排便困难的同时常伴有充盈性肛门失禁；在狭窄解除后，肛门失禁常好转。

19.3.2 病　史

应仔细询问病史，如外伤、是否服用导致便秘或腹泻的药物、肛门直肠手术、产伤、伴发的肛管直肠疾病等，以了解失禁的可能原因。需要仔细询问大便性状的改变，任何引起腹泻的原因都有可能是造成肛门失禁的潜在病因。通过询问病史，判断是功能性原因还是器质性病变导致的失禁。如患者存在急便感，表明感觉系统正常，可能是由括约肌功能损伤引起的；而无法感觉粪便排出，则可能是由内括约肌或其他神经系统病变导致的。对于炎症性肠病患者，应该重点询问排便的次数、性状、炎症活动度、肛周伴随症状等，克罗恩病患者易伴发肛周脓肿、肛瘘，这些因素会影响肛门控便功能而引起失禁，在采集病史时应该重点关注。此外，对克罗恩病患者还应该重视肛周手术病史的询问，多次手术是克罗恩病患者肛门失禁的高危因素。

19.3.3 病情评估

对肛门失禁的评估，需详细记录患者的排便频率、粪便稀稠度以及失禁发作频率等。症状评分是较好的评价方法。1993 年，Jorge 和 Wexner 提出了克利夫兰肛门失禁评分系统（cleveland clinic florida fecalincontinence scores，CCF-FI），如今已被广泛应用（见表 19-1）[7]。1999 年，美国结肠和直肠外科医师学会（ASCRS）学术代表组成的共识小组提出大便失禁严重指数（fecal incontinence severity index，FISI），以气体、黏液、稀便和固体粪便这 4 种失禁事件的频率评估肛门失禁（见表 19-2）[8]。CCF-FI 有很高的应用价值，易于评估基线肛门失禁的严重程度。但是作为一种量化指标，该评分系统在临床实践中易忽略临床症状的真正意义及其给患者造成的影响。大便失禁严重指数在评估患者治疗后控制功能的改善情况方面更有有效性。对克罗恩病患者肛门失禁的评估可应用现行的常用评分方法。

表 19-1　克利夫兰肛门失禁评分系统（CCF-FI）

	从不	很少	有时	经常	总是
固体	0	1	2	3	4
液体	0	1	2	3	4
气体	0	1	2	3	4
需用护垫	0	1	2	3	4
影响生活	0	1	2	3	4

注：这里分为两个部分。①评分总分：0 分＝没有失禁，20 分＝完全失禁；②每个项目评分：从不＝0 分，很少（＜1 次/月）＝1 分，有时（＞1 次/周，但≤1 次/月）＝2 分，经常（≥1 次/周，但＜1 次/天）＝3 分，总是（≥1 次/天）＝4 分。

表 19-2　大便失禁严重指数（FISI）

	每天≥2 次	1 次/天	每周≥2 次	1 次/周	1～3 次/月	从不
气体	☐	☐	☐	☐	☐	☐
黏液	☐	☐	☐	☐	☐	☐
稀便	☐	☐	☐	☐	☐	☐
固体粪便	☐	☐	☐	☐	☐	☐

19.3.4　体格检查

肛门失禁的局部查体：①观察会阴部情况，有无粪便残留、手术疤痕、肛瘘、痔疮、直肠脱垂，肛管直肠环是否完好，静息状态下肛管开闭情况，以及肛门周围皮肤对刺激的收缩反射等。②通过肛门指检，可粗略评估静息肛门括约肌的张力、直肠静息压力、括约肌收缩力和括约肌缺损程度，有无直肠肿瘤、包块等。对克罗恩病患者的肛门指检还应该注意肛管直肠的柔韧度，部分纤维化较重的患者直肠及肛管均较僵硬，导致直肠顺应性差而发生失禁。同时，应注意伴发的肛门直肠瘘管及脓肿情况，以及因克罗恩病疾病进展损伤肛门括约肌导致控便功能降低。③必要时借助肛门镜等检查,明确是否存在直肠炎、肿瘤等。对炎症性肠病患者尤应重视直肠炎症情况,及时行结肠镜检查,评估结直肠炎症与肛门失禁症状的关系。④会阴功能评估,通过经肛门、阴道检查,来评估有无直肠前突、肠疝、子宫阴道脱垂等。

19.4　辅助检查

对于肛门失禁的评估,病史和查体所提供的信息不够客观,而肛门直肠的生理学检查和影像学检查可以提供更客观的信息,能辅助制定治疗决策。对于克罗恩病患者肛门失禁,不应该仅关注失禁本身,还应该关注导致失禁发生的克罗恩病自身疾病状况。

19.4.1　克罗恩病相关的炎症指标

由于克罗恩病疾病本身的控制是治疗其相关失禁的前提,所以在治疗克罗恩病患者肛门失禁时,应密切关注肠道病变控制相关的炎症指标,如白细胞、C反应蛋白、超敏C反应蛋白、红细胞沉降率、粪钙卫蛋白等。

19.4.2　肛门直肠腔内超声

超声检查是肛门和盆底疾病诊断技术的一次革命,包括肛管二维超声和三维经直肠腔内超声。在肛门失禁诊断中,通过超声检查可以分别识别肛门内、外括约肌的厚度和肛管直肠环的完整性。

直肠腔内超声检查是肛门失禁的重要评估手段,是评价直肠生理功能和肛门失禁的基础。该检查耐受性好,能够提供患者肛门直肠解剖的重要信息,可实现对内、外括约肌的可视化,评估括约肌的完整性以及任何疤痕组织或缺陷存在的可能性[9]。对于炎症性肠病患者肛管直肠评估,直肠腔内超声具有非常重要的临床价值,不仅可以显示患者肛门括约肌复合体的状况,以及伴发的肛周脓肿、瘘管等病变,而且可以在一定程度上评估肛管直肠周围组织的纤维化程度。

19.4.3　肛管直肠压力测定

肛管直肠压力测定虽然不能直观地反映器质性病变,但能对疾病导致的肛门内、外括约肌、盆底和直肠功能与协调情况进行客观描述。①肛管静息压(anal resting pressur,ARP):指静息状态肛管内、外括约肌的压力总和。约80%的肛管静息压由肛门内括约肌产生,20%由肛门外括约肌产生。肛管静息压增高主要见于直肠周围炎症刺激、盆底失弛缓综合征、肛裂等。在炎症较轻时，克罗恩病患者肛门括约功能正常，可表现为肛管静息压增高；当炎症严重或手术损伤肛门括约肌时，肛管静息压降低，可以导致失禁。②直肠肛门抑制反射（recto-anal inhibitory reflex，RAIR）：在正常生理情况下，直肠扩张由大脑皮层控制，粪便通过直肠引起直肠扩张后使肛门内括约肌反射性松弛，肛管上皮感知细胞通过直肠肛门抑制反射分辨远端直肠中的固体、气体和液体。目前认为，若 50mL 气囊仍不能引出直肠肛门抑制反射，视为直肠肛门抑制反射消失；若 30mL≤气囊≤50mL，视为直肠肛门抑制反射减弱。克罗恩病患者在直肠严重受累及肛管直肠狭窄、纤维化时，可能导致直肠肛门抑制反射减弱或消失。③直肠感觉的变化可导致排便功能下降，充盈性肛门失禁多由直肠感觉功能减退引起。克罗恩病患者直肠感觉功能多数正常，因为炎症，部分甚至处于高敏状态。④直肠顺应性与直肠感觉密切相关，反映了直肠壁的可扩张性，是直肠最大耐受量减去初始感觉量，再除以两者压力差。克罗恩病患者直肠受累时顺应性下降，导致直肠贮存粪便能力下降，易出现肛门失禁[10]。

高分辨率肛管直肠测压是新型的肛门测压方法，通过 256 个传感器可检测到肛门括约肌各个方向的压力值，形成三维空间轮廓图，并结合时空地形图完整记录肛管直肠动力数据，通过提供动力学的生理图和分析曲线，帮助评价括约肌功能，是肛管直肠压力测定技术发展的趋势[11]。

19.4.4　肌电图

肌电图能够记录肛门括约肌复合体对静息状态、最强收缩、模拟排便等反射做出的肌电活动。常用的肌电检测方法有同心针肌电图、单极线电极肌电图、单肌纤维肌电图、体表或肛门栓电极肌电图。肌电图通过检测动作电位和肌纤维密度，可鉴别神经性大便失禁和判断肛门括约肌损伤部位，与肛管直肠测压联合检测有助于发现潜在病变和阐明发病机制。但在检测括约肌功能缺损方面，由于肛管直肠腔内超声和磁共振成像似乎更加精准，所以肌电图的应用价值发生了变化，加之检查时插入电极针给患者造成疼痛和不适，许多学者认为其在肛门失禁诊疗中的重要性已明显下降。在已经确诊炎症性肠病患者的相关失禁中，肌电图的检测意义较有限。

19.4.5　磁共振成像

磁共振成像（MRI）已实现对肛门括约肌的高分辨率成像，且精确度和易操作性与经直肠超声类似，在肛门失禁的评估中占有重要地位。Briel 等首次将 MRI 用于评估肛门外括约肌萎缩并进行量化，对 20 例平均年龄 50 岁（28～75 岁）的女性患者进行评估，发现其中 8 例（20%）存在肛门外括约肌萎缩[12]。Stoker[13] 在文献综述中提到，MRI 对肛门外括约肌的可视化评估优于腔内超声，有利于确定是否存在肛门括约肌萎缩，MRI 应作为肛门括约肌修补术的术前常规检查项目。对克罗恩病肛门失禁患者，尤应重视肛管直肠 MRI 检查，因为克罗恩病患者常常伴有肛瘘、肛周脓肿等问题，而 MRI 在此方面更具有诊断优势。

19.5 治　疗

肛门失禁的治疗仍然是临床难题，多数治疗手段不能获得满意疗效，克罗恩病相关肛门失禁也面临同样的问题。有效缓解失禁症状的主要方法是解除引起肛门失禁的病因，其次是根据疾病导致肛门直肠功能降低的具体原因选择不同的治疗方案。治疗关键是维持肛门括约肌复合体的完整性。对于肛门括约肌完整的患者，非手术治疗是安全有效的首选治疗方法；对于肛门括约肌缺损较大、直肠僵硬且顺应性差者，需要考虑外科手术干预。当所有治疗方法均不能缓解失禁症状时，粪便转流是最佳选择。

控制克罗恩病肠道症状是治疗克罗恩病相关肛门失禁的最基本的方法。目前针对克罗恩病肠道病变的治疗药物主要有 5-氨基水杨酸、抗生素、糖皮质激素、免疫抑制剂及多种类型的生物制剂。克罗恩病基础药物治疗请参考相关章节和书籍。本部分重点介绍克罗恩病相关肛门失禁的针对性治疗方法。

19.5.1 非手术治疗

非手术治疗主要通过饮食、药物、心理调节以及会阴部功能训练等，改善患者肛门失禁症状及生活质量。

1.一般治疗

教育患者改变饮食和生活习惯，同时结合药物治疗，调整粪便的形态与排空，这对减轻肛门失禁的症状和频率是至关重要的。固体粪便能减少失禁的发生，伴有肛门失禁的克罗恩病患者应努力达到粪便固体状态并完全排空，但这对于克罗恩病患者来说很困难。教育患者适当摄入纤维和水分，并定时排便。对于由粪便稀溏引起的失禁，应用膨胀剂（如小麦纤维素）促使粪便成形，往往可使失禁症状得到一定程度的改善[14,15]。对于肠道炎症控制欠佳的克罗恩病患者，需要强化肠道病变的系统治疗；对于肠切除术后腹泻所致的失禁，可以适当使用复方樟脑酊、复方苯乙哌啶和洛哌丁胺等。洛哌丁胺不仅可以拮抗直肠平滑肌收缩、减少肠道蠕动，而且可以增加肛门括约肌的张力，固化大便并增加直肠顺应性。

定时排空大便是应对肛门失禁的有效措施。如果很难达到合理排空，那么灌肠或直肠灌洗排空直肠也可以减少失禁的发生。在患有脊髓脊膜膨出症的儿童中证明，排空直肠是肛门失禁最好的干预方式之一[16]。但克罗恩病患者因小肠、结肠存在的病变造成排便无规律，很难通过规律灌肠减少排便次数。对于粪便嵌塞导致充盈性失禁（假性失禁）的患者，应常规使用缓泻药使直肠空虚以有效防止粪便嵌塞的发生。克罗恩病患者常伴有肛管直肠狭窄，对轻度狭窄的患者可以通过应用缓泻剂促使直肠排空，而对中重度狭窄的患者应及时通过手术解决狭窄问题，从而避免慢性梗阻的发生。

会阴部功能锻炼能促使肛门内括约肌张力增加，增加肛门外括约肌、耻骨直肠肌和肛提肌的肌肉体积和自主收缩力，从而增强患者的控便能力，改善失禁症状[17]。功能锻炼对于提高克罗恩病患者肛门括约肌张力有一定益处，应鼓励患者多进行会阴部功能锻炼。

2.生物反馈

生物反馈是一项费时、强度大但安全性高，且可以有效改善轻中度神经源性失禁或括约肌功能损伤肛门失禁的治疗方式，前提条件是患者要有一定程度的直肠感觉功能和自主收缩功能。Norton 等[18]回顾分析了生物反馈治疗肛门失禁的临床试验，所纳入的 70 项非对照研究和 11 项对照研究均显示生物反馈训练能够有效改善失禁症状，但失访率接近 20%，且大部分研究样本量偏小，缺少长期随访结果。在 11 个对照研究的系统分析中，所纳入的 592 例患者中有 70% 的病情得到改善。理论上，克罗恩病导致的直肠顺应性下降（没有纤维化狭窄）或肛管直肠感觉敏感性降低的失禁，生物反馈具有良好的疗效，但是目前缺少这方面研究的临床数据支撑。

3.骶神经调节

骶神经调节术（sacral neuromodulation，SNM）是利用低频电脉冲连续施加于特定骶神经，以此兴奋或抑制神经通路，调节异常的骶神经反射弧，进而影响并调节膀胱、尿道/肛门括约肌、盆底等骶神经支配靶器官的功能，从而达到治疗效果的一种神经调节技术。

骶神经调节术最初用于治疗无明显括约肌器质性损伤的盆底肌功能障碍患者，后续研究发现该技术对盆底肌薄弱的肛门失禁患者亦有益[19]。随后，骶神经调节术治疗肛门失禁取得了令人满意的效果。研究显示，骶神经调节术可以降低肛门失禁发作的严重程度和频率，69%～83% 的患者每周失禁症状的短期和长期改善程度超过 50%，35%～40% 的患者排便完全得到控制[21-23]。骶神经调节术是一种非侵入性治疗方法，最大的优点是不需要在会阴区域干预，因此特别适合于伴有肛门会阴病变的肛门失禁患者，如克罗恩病相关肛门失禁。Vitton 等[23]报道应用骶神经调节术治疗 5 例（其中有 3 例为女性）克罗恩病伴括约肌损伤导致肛门失禁的患者，结果显示平均随访 14 个月后，患者肛门功能得到显著改善，Wexner's 评分从 15 分下降到 6 分，每日的排便次数从 7 次减少到 2 次。骶神经调节术的手术范围远离肛周区域，虽然使用了植入物，但手术并不受克罗恩病肛周病变的影响，因此对于克罗恩病相关肛门失禁可以使用该治疗方式。

骶神经调节术一般分两步完成，首先安装一个临时骶神经刺激引导器，采用低强度电流持续刺激传入神经，以调节神经反射的平衡，患者需要自己做日记，观察 2 周左右，如果证实有效，则植入永久性的刺激装置。骶神经调节术是治疗肛门失禁的一种安全有效的方法，具有创伤小、可逆、无明显副作用的优点。但骶神经调节术费用比较昂贵，目前在国内开展的病例数有限。

目前，只有骶神经调节术被美国 FDA 批准用于治疗肛门失禁。其他形式的神经调节，如经皮胫神经刺激（percutaneous tibial nerve stimulation，PTNS）正在进行临床研究以评估对肛门失禁的治疗作用。

4.干细胞治疗

干细胞是具有自我更新能力的未分化细胞，主要包括胚胎干细胞和成体干细胞，后者又可分成间充质干细胞(MSCs)、造血干细胞和肠道干细胞等。间充质干细胞是来源于中胚层的具有免疫抑制及促进组织修复的非造血多功能干细胞,在不同微环境下可分化成脂肪细胞、骨细胞、软骨细胞等不同类型的间质细胞。间充质干细胞可从骨髓、脂肪、脐带、胎盘或大多数器官的结缔组织中分离。间充质干细胞表达低水平的人类白细胞抗原-Ⅰ(HLA-Ⅰ),免疫原性极低。间充质干细胞不表达人类白细胞抗原-Ⅱ(HLA-Ⅱ)类分子和共刺激分子(如B7-1、B7-2、CD40 或 CD40L),T 细胞因缺少第二信号不能激活,导致 T 辅助细胞无应答,间充质干细胞因此具有免疫豁免的特点。

间充质干细胞可以定向分化成骨骼肌细胞。用富含间充质干细胞的明胶补片修补大鼠损伤的括约肌,具有减少瘢痕和促进组织血管生成的作用,该研究结果证实,间充质干细胞能修复损伤的肛门括约肌,其作用机制与促进局部血管生成、定向分化为骨骼肌细胞有关[24]。2010 年,Frudinger 等[25]首次报道应用自体干细胞治疗肛门失禁。研究纳入 10 名经阴道分娩导致会阴Ⅲ°～Ⅳ°撕裂伤并伴有肛门括约肌受损的患者,超声引导下在受损外括约肌处注射自体肌源性干细胞。随访 12 个月后,所有患者的肛门失禁症状都得到了改善,CCF-FI 失禁评分平均下降了 13.7 分,生活质量指数平均提高了 30 分。这项临床研究为干细胞治疗肛门失禁的临床应用打下了基础。

干细胞用于治疗炎症性肠病有着巨大的前景,尤其是治疗克罗恩病肛瘘。异体骨髓间充质干细胞治疗克罗恩病肛瘘患者,随访 4 年,61.5%的患者获得瘘管临床闭合,44%的患者可见瘘管影像学闭合[26]。由于干细胞疗法对克罗恩病肠道病变和肛瘘有疗效,所以间充质干细胞治疗克罗恩病相关肛门失禁可能具有独特优势。但是干细胞治疗克罗恩病相关肛门失禁目前仍处于临床前研究,还需要较多时间去解决现存的技术难题和验证临床疗效才能顺利进入临床使用。

19.5.2 手术治疗

在非手术治疗失败后,应进一步评估患者是否适合手术治疗,对于合适的患者,可以考虑外科手术。肛门失禁的外科治疗方式主要是括约肌修补,包括括约肌缺损直接修复或括约肌增强。对外科修补失败的患者,最终可能行造口粪便转流手术。

1.外括约肌端端重叠修补手术

外括约肌端端重叠修补手术仍然是治疗女性产科肛门括约肌损伤所致肛门失禁的金标准[27,28],同样也适用于手术或外伤导致外括约肌缺损不超过120°的肛门失禁患者。手术的短期疗效较为理想,但随着时间推移,效果逐渐下降[29]。

手术前行全肠道准备,全身麻醉或椎管内麻醉,患者取俯卧折刀位。对于损伤在前方的女性患者,在会阴体上做弧形切口,目的是将肛门和阴道分开。对于损伤在肛门其他部位的情况,一般在创缘的两侧做弧形切口,将损伤后的外括约肌和瘢痕与皮肤小心分离。对于伴有肛门内括约肌损伤的患者,内侧游离是在黏膜下层进行的。将肌束游离至足够完成重叠修补,用两或三根可吸收缝线将括约肌-瘢痕复合体进行垂直褥式重叠缝合。

对于因手术导致括约肌缺损的克罗恩病相关肛门失禁患者,可以采用括约肌修补术。由于克罗恩病患者免疫抑制等原因，修补术后感染风险增加了手术失败的可能性，所以应选择合适的手术时机，并注意术后伤口的护理。

2. 股薄肌成形术

对于非手术治疗不能控制的肛门失禁或括约肌成形手术失败的患者，可以采用肌肉移植代替括约肌行原位肛门成形，术后能够在一定程度上改善肛门失禁患者的生活质量。其中，股薄肌成形术是最常用的术式。股薄肌位于大腿最内侧，神经支配单一，主要供血血管位于肌肉近端，分离肌腱连接部位通常不会损伤肌肉活性，用于重建肛门括约肌具有较好的功能效果。

Pickrell 等首次报道了股薄肌成形术；随后，该术式被临床广泛应用[30]。股薄肌是快速收缩、易疲劳的 Ⅱ 型横纹肌，股薄肌成形术后有可能仍存在肛门失禁而被质疑。但由于手术技术改进，且可以避免异体植入物移植而增加感染的风险，所以股薄肌成形术在治疗肛门失禁中仍然占据一定地位。20 世纪 90 年代，该手术通过引入一定工作频率的刺激器（动态股薄肌成形术，dynamic graciloplasty），刺激肌纤维类型从快缩型（Ⅱ 型）转变为慢动型（Ⅰ 型）。Mege 等对法国一家三级转诊中心 31 例肛门失禁患者应用动态股薄肌成形术进行治疗并长期随访（平均 11 年），结果显示，术后总并发症发生率为 64%（20/31），手术相关并发症发生率为 55%（17/31），严重并发症发生率为 23%（7/31），55%（18/31）的患者仍然维持控便功能[31]。

对于克罗恩病患者而言，股薄肌成形术具有一定的应用价值。对于没有复杂性肛周病变、肛门括约肌功能严重丧失、缺少有效治疗手段又拒绝粪便转流的克罗恩病肛门失禁患者，可以尝试使用该手术方法。

3. 人工肠道括约肌

人工肠道括约肌（artificial bowel sphincter，ABS）已被 FDA 批准应用于临床。器械组成包括环绕肛门可充水的袖套与埋植于大阴唇或阴囊内的控制泵相连。挤压气泵时，袖套内的水通过控制泵内的单向阀门流向埋植于耻骨后隙的储水球，袖套因无水充盈而塌陷松弛，开放肛门排便；排便完成后，气泵得以放松，储水球内的水通过控制泵自动流回袖套，使之充盈并重新封闭肛门。最近的研究结果显示，人工肠道括约肌长期疗效并不满意，仅 1/3 患者能够长期维持控便功能，一半以上的患者不得不接受永久性粪便转流手术[32]。

目前认为，只有对无法做标准手术或既往手术失败的严重肛门失禁患者才能考虑行括约肌替代手术。为保证植入成功，肛门周围必须有足够的健康组织，以防止人工肠道括约肌置入后植入物感染造成手术失败。因此，人工肠道括约肌不宜用于有盆腔放疗史、炎症性肠病、糖尿病或应用免疫抑制剂病史的患者。显然，对克罗恩病患者不推荐人工肠道括约肌植入术。

4. 粪便转流术

对肛门失禁的患者行结肠或回肠末端粪便转流标志着前期治疗的失败；但是对于某些严重的肛门失禁患者，该方案却是有效、安全且合适的。结肠造口术或回肠造口术可应用于多种原因诱发的肛门失禁，包括严重的神经源性失禁、严重的肛周创伤以及因身体或精神无法正常排便而导致生活质量严重下降的患者。如所有的其他治疗失败,粪便转流可以显著改善患者的生活质量,恢复正常活动[33,34]。对伴有严重肛周感染的克罗恩病相关肛门失禁患者,粪便转流是非常有效的治疗措施,尤其对于伴有反复发作、难以处理的肛周脓肿、肛瘘、直肠阴道瘘的肛门失禁患者,应果断选择造口治疗。当然,粪便转流可能发生一系列与造口相关的并发症,如狭窄、脱垂、造口周围炎症和回缩等,但是这些并不能掩盖造口给患者带来的益处。

总之,对克罗恩病相关的肛门失禁患者需进行严格、充分的评估,选择最为恰当的方案进行治疗。其治疗应始终秉持简便有效、低损伤的原则,只有在其他治疗均无效且失禁严重影响患者工作及生活质量时,才考虑那些复杂、成功率低或并发症高的治疗方式。肛门失禁是克罗恩病的相关并发症,更重要的是治疗克罗恩病原发病。干细胞治疗或许是克罗恩病相关肛门失禁治疗领域有前景的治疗方式。

参 考 文 献

[1] Johanson JF,Lafferty J. Epidemiology of fecal incontinence:the silent affliction. Am J Gastroenterol,1996,91(1):33-36.

[2] Faltin DL,Sangalli MR,Curtin F,et al. Prevalence of anal incontinence and other anorectal symptoms in women. Int Urogynecol J Pelvic Floor Dysfunct,2001,12(2):117-121.

[3] Nóbrega VG,Silva INN,Brito BS,et al. The onset of clinical manifestations in inflammatory bowel disease patients. Arq Gastroenterol,2018,55(3):290-295.

[4] Litta F,Scaldaferri F,Parello A,et al. Anorectal function and quality of life in IBD patients with a perianal complaint. J Invest Surg,2021,34(5):547-553.

[5] Norton C,Dibley LB,Bassett P. Faecal incontinence in inflammatory bowel disease:associations and effect on quality of life. J Crohns Colitis,2013,7(8):e302-e311.

[6] Vollebregt PF,Visscher AP,van Bodegraven AA,et al. Validation of risk factors for fecal incontinence in patients with Crohn's disease. Dis Colon Rectum,2017,60(8):845-851.

[7] Jorge JM,Wexner SD. Etiology and management of fecal incontinence. Dis Colon Rectum,1993,36(1):77-97.

[8] Rockwood TH,Church JM,Fleshman JW,et al. Patient and surgeon ranking of the severity of symptoms associated with fecal incontinence:the fecal incontinence severity index. Dis Colon Rectum,1999,42(12):1525-1532.

[9] Engin G. Endosonographic imaging of anorectal diseases. J Ultrasound Med,2006,25(1):57-73.

［10］ Van Koughnett JA，da Silva G. Anorectal physiology and testing. Gastroenterol Clin North Am，2013，42（4）：713－728.

［11］ Rezaie A，Iriana S，Pimentel M，et al. Can three-dimensional high-resolution anorectal manometry detect anal sphincter defects in patients with faecal incontinence? Colorectal Dis，2017，19（5）：468－475.

［12］ Briel JW，Zimmerman DD，Stoker J，et al. Relationship between sphincter morphology on endoanal MRI and histopathological aspects of the external anal sphincter. Int J Colorectal Dis，2000，15（2）：87－90.

［13］ Stoker J. Magnetic resonance imaging in fecal incontinence. Semin Ultrasound CT MR，2008，29（6）：409－413.

［14］ Staller K，Song M，Grodstein F，et al. Increased long-term dietary fiber intake is associated with a decreased risk of fecal incontinence in older women. Gastroenterology，2018，155（3）：661－667. e1.

［15］ Bliss DZ，Savik K，Jung HJ，et al. Dietary fiber supplementation for fecal incontinence：a randomized clinical trial. Res Nurs Health，2014，37（5）：367－378.

［16］ Marte A，Borrelli M. Transanal irrigation and intestinal transit time in children with myelomeningocele. Minerva Pediatr，2013，65（3）：287－293.

［17］ Lin YH，Yang HY，Hung SL，et al. Effects of pelvic floor muscle exercise on faecal incontinence in rectal cancer patients after stoma closure. Eur J Cancer Care（Engl），2016，25（3）：449－457.

［18］ Norton C，Cody JD. Biofeedback and/or sphincter exercises for the treatment of faecal incontinence in adults. Cochrane Database Syst Rev，2012，（7）：CD002111.

［19］ Steele SS. Sacral nerve stimulation：50 years in the making. Can Urol Assoc J，2012，6（4）：231－232.

［20］ Thin NN，Horrocks EJ，Hotouras A，et al. Systematic review of the clinical effectiveness of neuromodulation in the treatment of faecal incontinence. Br J Surg，2013，100（11）：1430－1447.

［21］ Hull T，Giese C，Wexner SD，et al. Long-term durability of sacral nerve stimulation therapy for chronic fecal incontinence. Dis Colon Rectum，2013，56（2）：234－245.

［22］ Matzel KE，Lux P，Heuer S，et al. Sacral nerve stimulation for faecal incontinence：long-term outcome. Colorectal Dis，2009，11（6）：636－641.

［23］ Vitton V，Gigout J，Grimaud JC，et al. Sacral nerve stimulation can improve continence in patients with Crohn's disease with internal and external anal sphincter disruption. Dis Colon Rectum，2008，51（6）：924－927.

［24］ 丁召，陈炜，袁玉峰，等. 富含自体骨髓间充质干细胞的聚 ε-己内酯/明胶补片修复大鼠肛门括约肌损伤. 中华实验外科杂志，2012，29（11）：2205－2207.

［25］ Frudinger A，Kölle D，Schwaiger W，et al. Muscle-derived cell injection to treat anal incontinence due to obstetric trauma：pilot study with 1 year follow-up. Gut，2010，59(1)：55－61.

［26］Barnhoorn MC，Wasser M，Roelofs H，et al. Long-term evaluation of allogeneic bone marrow-derived mesenchymal stromal cell therapy for Crohn's disease perianal fistulas. J Crohns Colitis，2020，14(1)：64－70.

［27］Goetz LH，Lowry AC. Overlapping sphincteroplasty：is it the standard of care? Clin Colon Rectal Surg，2005，18(1)：22－31.

［28］Halverson AL，Hull TL. Long-term outcome of overlapping anal sphincter repair. Dis Colon Rectum，2002，45(3)：345－348.

［29］Simonsen OS，Stolf NA，Aun F，et al. Rectal sphincter reconstruction in perineal colostomies after abdominoperineal resection for cancer. Br J Surg，1976，63(5)：389－391.

［30］Kalra GD，Sharma AK，Shende KS. Gracilis muscle transposition as a workhorse flap for anal incontinence：quality of life and functional outcome in adults. Indian J Plast Surg，2016，49(3)：350－356.

［31］Mege D，Omouri A，Maignan A，et al. Long-term results of dynamic graciloplasty for severe fecal incontinence. Tech Coloproctol，2021，25(5)：531－537.

［32］van der Wilt AA，Breukink SO，Sturkenboom R，et al. The artificial bowel sphincter in the treatment of fecal incontinence，long-term complications. Dis Colon Rectum，2020，63(8)：1134－1141.

［33］Norton C，Burch J，Kamm MA. Patients' views of a colostomy for fecal incontinence. Dis Colon Rectum，2005，48(5)：1062－1069.

［34］Colquhoun P，Kaiser R Jr，Efron J，et al. Is the quality of life better in patients with colostomy than patients with fecal incontience? World J Surg，2006，30(10)：1925－1928.

第20章 粪便转流及直肠切除治疗复杂性肛周克罗恩病

许奕晗　朱以鹏　李毅

肛周是克罗恩病患者常见的疾病部位,病变包括肛周脓肿、肛瘘,以及直肠阴道瘘等。1932年,Crohn首次报道克罗恩病;6年后,他又首次报道了伴发肛周瘘管的"节段性回肠炎"[1]。目前,学界普遍认为克罗恩病肛周病变的发生率在3%～80%[2,3],并且肛瘘也是克罗恩病患者预后不良的独立危险因素[4,5],因此如何处理好克罗恩病患者的肛周病变是临床医生需要重视的问题。肛周病变会导致患者肛周持续炎症,反复流脓流液,且频繁复发,极大地影响患者的生活质量。肛周克罗恩病需要多学科评估和治疗,对简单的肛周病变可采取切开引流、挂线等处理手段,而对复杂性肛周病变则需要采取粪便转流术以及直肠切除术等外科手段。本章主要介绍复杂性肛周病变的相关外科治疗方法。

20.1 粪便转流治疗复杂性肛周病变

对于合并复杂性肛周病变的克罗恩病患者,简单的切开引流、挂线治疗等方式通常已经无法有效控制肛周病变,此时需要采取粪便转流的外科手术方式。粪便转流即肠造口,在控制疾病症状、改善生活质量、为后续治疗争取时间等方面具有显著优势,是目前治疗复杂性肛周病变的一种有效手术方式。

20.1.1 粪便转流的指征

粪便转流(肠造口)术是治疗严重且复杂难治性肛周克罗恩病的一种有效外科手术方式。粪便转流的目的主要在于控制临床症状,改善生活质量;其次,转流粪便可以减少会阴区污染及组织感染,有利于后续的药物治疗以及肛周手术操作。严重肛周瘘管型克罗恩病(perianal fistulizing Crohn's disease,PFCD)是粪便转流术的主要指征[6]。当肛周瘘管型克罗恩病患者存在严重肛周感染性并发症且引流或挂线效果不佳时,可以考虑粪便转流术(见图20.1)。同时,粪便转流可以作为一种临时性措施,以改善患者的一般状况、提高患者的生活质量,为后续药物治疗或者手术治疗争取时间[7]。另外，粪便转流还适用于因肛周瘘管导致感染无法控制、组织破坏或保守治疗失败的患者[8]。但值得注意的是，有相当比例行粪便转流术的患者，因主观及客观原因后续无法顺利造口还纳、恢复肠道连续性。有研究发现，合并结肠病变和肛门狭窄是后续无法行造口还纳而变成永久性造口的两个独立危险因素[9]。复杂肛周瘘管、大便失禁以及多次腹部手术史也与永久性造口可能性增加有关[10]。因此，粪便转流仅对部分肛周克罗恩病有效，且目前尚无合适的预测指标来确保其有效性及后续顺利还纳[11]。

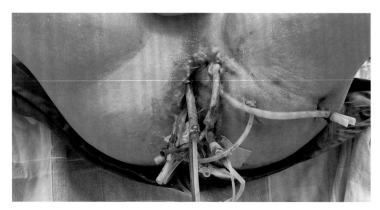

图 20.1 一例患者多发肛瘘、严重肛周感染性并发症且引流或挂线效果不佳。(图片由东部战区总医院提供)

20.1.2 粪便转流术的术式选择及要点

粪便转流术可以选择开腹手术，也可以选择腹腔镜微创手术。研究表明，腹腔镜下粪便转流术可以有效降低并发症发生率、再手术率以及相关死亡率，患者术后恢复较快，住院时间较短[12-14]。粪便转流术的肠造口部位可以选择回肠或者结肠，并各有优缺点。回肠袢式造口具有操作简单、并发症发生率低的优点(见图 20.2)。研究显示，回肠袢式造口的并发症发生率低，如感染性并发症、造口脱垂、造口旁疝等；且造口还纳后切口感染和切口疝发生率较结肠造口更低[15]，首次通便时间和住院时间也更短。但值得注意的是，由于缺少结肠对水电解质的吸收，回肠袢式造口发生脱水的比例相较于结肠袢式造口更高，水电解质异常、皮炎的发生率也显著高于结肠袢式造口。尽管如此，临床还是倾向于将回肠造口作为首选[16]。结肠双腔造口有其优点：虽然结肠双腔造口患者造口脱垂、造口还纳后并发症(切口感染、切口疝)的发生率明显高于回肠双腔造口患者，但结肠造口液的丢失量显著低于回肠造口[17]。由于结肠对水分的吸收能力强，所以结肠造口明显的优势是术后脱水及急性肾功能损伤的发生率更低；由于结肠造口排出物量少、性状稠，所以利于术后造口的护理。在安全性方面，结肠单腔造口总体并发症的发生率最高，其次依次为结肠袢式造口及回肠袢式造口[18]。尽管有研究发现，结肠单腔造口的并发症发生率比结肠双腔造口和回肠双腔造口低[19]，但总体而言，结肠双腔造口相较于结肠单腔造口更安全，且能缩短住院时间、减少术中出血量以及降低术后并发症的发生率[20]。

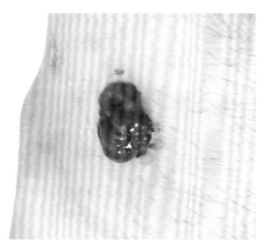

图 20.2　一例患者的回肠袢式造口。（图片由东部战区总医院提供）

20.1.3　治疗效果及术后结局

粪便转流术对盆腔骚扰小，甚至无须涉及对盆腔组织器官的操作，因而少见直肠相关的并发症。盆腔手术与男性勃起功能障碍有关；但在克罗恩病患者中，性功能障碍与肛周疾病或活动性肛周疾病无关[21]。大部分研究表明，手术对炎症性肠病患者的性功能没有明显影响[22,23]。这可能与炎症性肠病这一良性疾病的特点有关，不需要清扫淋巴结等操作，使得手术对神经损伤及侵扰较少。但是需要注意造口相关并发症对造口术后患者心理和生理的影响，主要包括造口分离等近期并发症和造口脱垂等远期并发症。

粪便转流有助于加快克罗恩病肛周病变的愈合速度。粪便转流后，肛周病变早期缓解率可达 81%，但是持续缓解率仅有 26%～50%[8]；粪便转流的早期有效性可达 70%～80%，但肛周疾病的复发率可高达 75%，且仅有 10% 的患者可以恢复肠道的永久连续性[10]。对于未合并直肠病变的患者，粪便转流效果较好，后期行造口还纳恢复肠道连续性的比例高达 89%；但是对于合并直肠病变的患者，则效果不佳[24]。粪便转流能够提高肛周克罗恩病患者的生活质量[5]。与未行粪便转流的肛周克罗恩病患者相比，粪便转流后患者的生活质量并未明显下降，甚至还优于未行粪便转流者。总体而言，粪便转流可以有效减轻 2/3 肛周克罗恩病患者的症状，并提高生活质量，但后期能造口还纳、成功恢复肠道连续性的患者比例并不高[25,26]。

虽然临时性粪便转流可以缓解难治性结直肠或者肛周克罗恩病的临床症状，但造口还纳后长期维持缓解的概率很低，后期还需要确定性手术或治疗。研究表明，如果粪便转流后不采取有针对性的治疗措施控制直肠炎及肛周病变，大部分患者会在造口还纳后出现疾病复发[7]。近 2/3 肛周克罗恩病患者接受临时性粪便转流后两年内仍需再次行转流手术或者结肠切除术[27]。但在一部分患者，临时性造口可以为后期确定性手术争取时间，提高确定性手术的成功率[28]，是快速控制症状、提高生活质量的重要手段，同时也为后期的确定性治疗手段提供选择窗口期[29]。

尽管粪便转流在控制肛周感染及大便失禁等方面效果明显，但后续成功进行造口还纳、重建肠道连续性的比例很低[30]。仅 35％ 的患者可以有机会尝试恢复肠道连续性，17％ 的患者最终可以获得成功[6]。肛周克罗恩病患者合并结肠或直肠受累会影响造口还纳的成功率。研究显示，在尝试造口还纳的患者中，26.5％ 因肛周病变复发而需再次行粪便转流。直肠是否累及是后期能否行造口还纳的主要因素[25]。持续进展的直肠炎症、多处挂线与造口还纳不能成功显著相关，目前没有特定的治疗方式能够提高造口还纳的成功率[31,32]。生物制剂临床应用改变了克罗恩病的自然进程，但粪便转流术后无论是否使用生物制剂，患者最终恢复肠道连续性的比例基本相似[33]。有研究者认为，免疫抑制剂联合粪便转流对患者后续肠道连续性恢复有一定益处，并可以延迟确定性手术时间，但造口还纳后肛周病变仍易复发[34]。

总之，粪便转流能有效缓解克罗恩病患者的肛周局部炎症，有助于肛周瘘管愈合，但是后期疾病复发及后续的造口还纳失败是粪便转流后必须面临的两个棘手难题，且目前可采用的干预措施有限[35]。

20.2　直肠切除治疗复杂性肛周病变

复杂性肛周病变病情持续恶化，特别是深部肛周病变的存在使治疗非常棘手，在切开挂线引流、粪便转流等外科手段失败后，直肠切除＋永久性造口是难治性复杂性肛周克罗恩病患者的最后治疗选择。

20.2.1　直肠切除的指征

直肠切除的手术指征包括克罗恩病导致的顽固性盆腔感染、大便失禁，以及因克罗恩病变引发的肛周瘘管持久不愈合和生活质量显著降低[36]。直肠切除＋永久性造口术是严重肛周瘘管型克罗恩病患者的最后治疗选择[25]。以下情况建议及时行直肠切除术：严重的肛周病变且处于长期慢性的活动状态，肛周病变导致肛门括约肌受损而出现肛门失禁，直肠受累且直肠重度狭窄段长度＞4cm，肛周感染导致难以控制的脓毒血症，以及药物治疗联合局部外科手术干预（如脓肿切开引流术、肛瘘挂线引流术、经括约肌间瘘管结扎术、直肠推移瓣修补术以及肛瘘栓等）失败的肛周感染[7,9,10]。即便在如今生物治疗的时代，积极的抗 TNF-α 单抗治疗显著提高了肛周病变的治愈率，也仍有 10％～20％ 的肛周克罗恩病患者最终需直肠切除手术治疗[37-39]。因此，对于多模式治疗失败的难治性肛周克罗恩病病情持续进展导致临床症状无法控制，生活质量严重受影响的患者，需考虑直肠切除＋永久性造口术。

20.2.2　手术方式选择及要点

直肠切除术的方式主要为切除病变直肠并行永久性造口术。如果肛周情况允许，会阴手术一般建议经括约肌间切除（intersphincteric resection，ISR）全部肛管直肠，能够避免残余直肠反复出现炎症病变所致的盆腔和肛周脓肿，以及小肠内瘘等并发症，并可免除残余直肠癌变之虞。对极少部分患者，肛门括约肌功能良好、盆腔无感染、无肛门狭窄者，可考虑行直肠切除吻合术。腹腔镜手术在减小切口、降低术后并发症发生率、缩短住院时间方面有着明显的优势[40]，适用于盆腔无明显粘连、初次手术的患者。对于腹盆腔内存在内瘘或有腹部手术史的患者，开腹手术仍然是较好的选择，因为此类患者多存在盆腔广泛的肠管间粘连、肠管与膀胱等邻近组织器官的粘连、巨大的炎症包块或脓肿以及内瘘形成等情况，腹腔镜下切除受累直肠不仅操作艰难，而且还有误伤邻近组织器官的风险[41]。

　　直肠切除术的具体术式一般有两种：低位直肠切除吻合术和全直肠切除＋近端肠管永久性造口术。传统腹会阴联合切除术（abdominoperineal resection，APR）因创面大、切口愈合困难、术后并发症较多，一般较少用于治疗克罗恩病等良性疾病及其合并症。低位直肠切除吻合术是指全直肠系膜切除术并将直肠吻合口缝合于邻近齿状线水平，因保留了直肠远端和肛管，故残留的直肠黏膜仍有克罗恩病复发的可能，并可能再次形成会阴部瘘管，如果直肠吻合口破裂则易导致骶前脓肿形成[42-44]。另外，经腹部进行低位直肠前切除术会因为术野小、手术创伤大、病变部位位于盆腔深部而使手术操作困难大、风险性高、成功率低，所以仅适用于部分高选择性的患者。经腹会阴全直肠切除术是目前广泛应用的推荐术式，通过经腹和经肛联合完整切除全部的直肠肠管，避免残余直肠癌变的可能，从而极大限度降低癌变风险[45]。此外，经肛操作推荐 ISR 术式（见图 20.3），与传统的腹会阴联合切除术相比，ISR 会阴部切口的并发症发生率明显降低[46,47]。

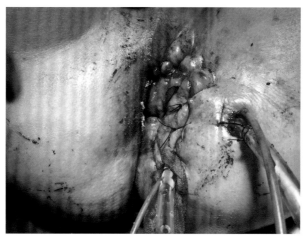

图 20.3　一例患者经腹经肛行 ISR 术式。（图片由东部战区总医院提供）

　　随着经肛操作手术方式及技术的日趋成熟，完全经肛操作已成为可能，并逐步得以推广[48]。经肛内镜微创手术（transanal endoscopic microsurgery，TEM）直肠切除已经成为经腹部手术困难患者的选择，经肛手术具有精确、安全、切除完整及预后良好等优点[46,47]。此外，也有观点认为，克罗恩病是良性疾病，不需要行直肠全系膜切除术，这样能够减少手术操作对盆腔神经的骚扰、降低误伤盆腔神经的概率，保留的直肠系膜能够最大限度地减少切除区域死腔的形成，有效减少骶前间隙脓肿的形成，并在一定程度上降低小肠坠入盆底引发肠梗阻的可能性[8]。

关于直肠前切除术和直肠全切除术疗效与预后比较的研究较少。有文献报道，行直肠前切除的患者在长期随访中克罗恩病复发风险较高[49]，直肠残端发生恶变的可能性高达20%，部分患者需行二次手术治疗[50]。尽管如此，仍有近50%的患者能通过直肠前切除术摆脱肛周瘘管的困扰、解除直肠狭窄，重要的是保留了正常的排便功能。但如果患者存在结肠病变、严重的肛门狭窄、大便失禁或有直肠切除术史等危险因素，则建议行直肠全切除术，可有效降低术后肠道克罗恩病和肛周病变的复发率[5]。

20.2.3　并发症

直肠切除术后的并发症主要包括骨盆神经损伤、会阴切口愈合不良以及骶前窦道长期不愈合，后两者的发生率均在40%左右[8,51,52]。肛门失禁与既往肛门和结直肠手术史明显相关（包括回肠或结肠造口术）。尿失禁多见于女性患者（79%），尿失禁评分高的患者出现肛门失禁的比例会同步升高[53]。肛周病变严重的患者，手术可能会导致肛周皮肤和皮下组织缺失，造成会阴部切口愈合不良。研究显示，直肠切除术后，约58%的患者会阴部切口完全愈合需要12个月甚至更长时间[54]，残留直肠系膜的促炎作用也会进一步阻碍会阴部切口的愈合[55]。对此，术中采用臀肌皮瓣、股薄肌皮瓣（gracilis flaps）、腹直肌肌皮瓣（myocutaneous rectus abdominus pedicle flaps）等带蒂皮瓣进行组织转移以覆盖会阴缺损，可以有效地促进缺损伤口愈合，降低感染的可能，提高患者的生活质量[56-58]。直肠切除后造成的骶前空隙会形成解剖死腔，导致引流不畅形成脓肿而出现一系列临床症状[11]。针对145名直肠切除术后克罗恩病患者的一项回顾性研究发现，23%的患者存在持续性骶前窦道不愈合的现象，同时伴有触电样刺痛的感觉异常[51]。此外，行直肠切除术会导致性功能障碍。研究显示，约10%的患者在手术治疗后无法进行正常的性生活[59]。值得注意的是，直肠前切除的患者术后易出现直肠前切除综合征，由于直肠结构发生改变，括约肌和神经等组织受到损伤，直肠储袋功能和排便反射下降，会引起以排便紊乱为主要表现的各种肠道功能障碍，严重影响患者的日常生活和社会功能[60]。

总之，在决定采取直肠切除术之前，应综合评估患者的疾病特点、年龄和性别等个体因素，与患者充分沟通、共同商讨，以平衡手术的获益和风险，力争减少或避免术后并发症的发生，并取得患者的理解和支持。

参 考 文 献

[1] Penner A，Crohn BB. Perianal fistulae as a complication of regional ileitis. Ann Surg，1938，108(5)：867－873.

[2] McClane SJ，Rombeau JL. Anorectal Crohn's disease. Surg Clin North Am，2001，81(1)：169－ix.

［3］ Homan WP，Tang C，Thorgjarnarson B. Anal lesions complicating Crohn disease. Arch Surg，1976，111（12）：1333－1335.

［4］ Beaugerie L，Seksik P，Nion-Larmurier I，et al. Predictors of Crohn's disease. Gastroenterology，2006，130（3）：650－656.

［5］ Kasparek MS，Glatzle J，Temeltcheva T，et al. Long-term quality of life in patients with Crohn's disease and perianal fistulas：influence of fecal diversion. Dis Colon Rectum，2007，50（12）：2067－2074.

［6］ Burke JP. Role of fecal diversion in complex Crohn's disease. Clin Colon Rectal Surg，2019，32（4）：273－279.

［7］ Panés J，Rimola J. Perianal fistulizing Crohn's disease：pathogenesis，diagnosis and therapy. Nat Rev Gastroenterol Hepatol，2017，14（11）：652－664.

［8］ Gecse KB，Bemelman W，Kamm MA，et al. A global consensus on the classification，diagnosis and multidisciplinary treatment of perianal fistulising Crohn's disease. Gut，2014，63（9）：1381－1392.

［9］ Galandiuk S，Kimberling J，Al-Mishlab TG，et al. Perianal Crohn disease：predictors of need for permanent diversion. Ann Surg，2005，241（5）：796－802.

［10］ Mueller MH，Geis M，Glatzle J，et al. Risk of fecal diversion in complicated perianal Crohn's disease. J Gastrointest Surg，2007，11（4）：529－537.

［11］ Yamamoto T，Allan RN，Keighley MR. Effect of fecal diversion alone on perianal Crohn's disease. World J Surg，2000，24（10）：1258－1263.

［12］ Schwandner O，Schiedeck TH，Bruch HP. Stoma creation for fecal diversion：is the laparoscopic technique appropriate?. Int J Colorectal Dis，1998，13（5－6）：251－255.

［13］ Liu J，Bruch HP，Farke S，et al. Stoma formation for fecal diversion：a plea for the laparoscopic approach. Tech Coloproctol，2005，9（1）：9－14.

［14］ Gorgun E，Gezen FC，Aytac E，et al. Laparoscopic versus open fecal diversion：does laparoscopy offer better outcomes in short term?. Tech Coloproctol，2015，19（5）：293－300.

［15］ Geng HZ，Nasier D，Liu B，et al. Meta-analysis of elective surgical complications related to defunctioning loop ileostomy compared with loop colostomy after low anterior resection for rectal carcinoma. Ann R Coll Surg Engl，2015，97（7）：494－501.

［16］ Rondelli F，Reboldi P，Rulli A，et al. Loop ileostomy versus loop colostomy for fecal diversion after colorectal or coloanal anastomosis：a meta-analysis. Int J Colorectal Dis，2009，24（5）：479－488.

［17］ Gavriilidis P，Azoulay D，Taflampas P. Loop transverse colostomy versus loop ileostomy for defunctioning of colorectal anastomosis：a systematic review，updated conventional meta-analysis，and cumulative meta-analysis. Surg Today，2019，49（2）：108－117.

［18］ Malik T，Lee MJ，Harikrishnan AB. The incidence of stoma related morbidity—a systematic review of randomised controlled trials. Ann R Coll Surg Engl，2018，100（7）：501－

508.

[19] Caricato M，Ausania F，Ripetti V，et al. Retrospective analysis of long-term defunctioning stoma complications after colorectal surgery. Colorectal Dis，2007，9(6)：559－561.

[20] Bruns BR，DuBose J，Pasley J，et al. Loop versus end colostomy reversal：has anything changed?. Eur J Trauma Emerg Surg，2015，41(5)：539－543.

[21] Rivière P，Zallot C，Desobry P，et al. Frequency of and factors associated with sexual dysfunction in patients with inflammatory bowel disease. J Crohns Colitis，2017，11(11)：1347－1352.

[22] Riss S，Schwameis K，Mittlböck M，et al. Sexual function and quality of life after surgical treatment for anal fistulas in Crohn's disease. Tech Coloproctol，2013，17(1)：89－94.

[23] Mantzouranis G，Fafliora E，Glanztounis G，et al. Inflammatory bowel disease and sexual function in male and female patients：an update on evidence in the past ten years. J Crohns Colitis，2015，9(12)：1160－1168.

[24] Régimbeau JM，Panis Y，Cazaban L，et al. Long-term results of faecal diversion for refractory perianal Crohn's disease. Colorectal Dis，2001，3(4)：232－237.

[25] Singh S，Ding NS，Mathis KL，et al. Systematic review with meta-analysis：faecal diversion for management of perianal Crohn's disease. Aliment Pharmacol Ther，2015，42(7)：783－792.

[26] Bemelman WA，Warusavitarne J，Sampietro GM，et al. ECCO-ESCP consensus on surgery for Crohn's disease. J Crohns Colitis，2018，12(1)：1－16.

[27] Bafford AC，Latushko A，Hansraj N，et al. The use of temporary fecal diversion in colonic and perianal Crohn's disease does not improve outcomes. Dig Dis Sci，2017，62(8)：2079－2086.

[28] Mennigen R，Heptner B，Senninger N，et al. Temporary fecal diversion in the management of colorectal and perianal Crohn's disease. Gastroenterol Res Pract，2015：286315.

[29] Sauk J，Nguyen D，Yajnik V，et al. Natural history of perianal Crohn's disease after fecal diversion. Inflamm Bowel Dis，2014，20(12)：2260－2265.

[30] Spinelli A，Armuzzi A，Ciccocioppo R，et al. Management of patients with complex perianal fistulas in Crohn's disease：optimal patient flow in the Italian clinical reality. Dig Liver Dis，2020，52(5)：506－515.

[31] Hong MK，Craig Lynch A，Bell S，et al. Faecal diversion in the management of perianal Crohn's disease. Colorectal Dis，2011，13(2)：171－176.

[32] Gu J，Valente MA，Remzi FH，et al. Factors affecting the fate of faecal diversion in patients with perianal Crohn's disease. Colorectal Dis，2015，17(1)：66－72.

[33] Hain E，Maggiori L，Orville M，et al. Diverting stoma for refractory ano-perineal Crohn's Disease：Is It Really Useful in the anti-TNF Era? A multivariate analysis in 74

consecutive patients. J Crohns Colitis,2019,13(5):572－577.

［34］Wang X,Shen B. Management of Crohn's disease and complications in patients with ostomies. Inflamm Bowel Dis,2018,24(6):1167－1184.

［35］Fichera A,Zoccali M; Crohn's & Colitis Foundation of America,Inc. Guidelines for the surgical treatment of Crohn's perianal fistulas. Inflamm Bowel Dis,2015,21(4):753－758.

［36］Lee MJ,Heywood N,Sagar PM,et al. ; pCD Collaborators. Surgical management of fistulating perianal Crohn's disease:a UK survey. Colorectal Dis,2017,19(3):266－273.

［37］Gionchetti P,Dignass A,Danese S,et al. 3rd European evidence-based consensus on the diagnosis and management of Crohn's disease 2016:Part 2:surgical management and special situations. J Crohns Colitis,2017,11(2):135－149.

［38］Schwartz DA,Ghazi LJ,Regueiro M,et al. Guidelines for the multidisciplinary management of Crohn's perianal fistulas:summary statement. Inflamm Bowel Dis,2015,21(4):723－730.

［39］Gaertner WB,Decanini A,Mellgren A,et al. Does infliximab infusion impact results of operative treatment for Crohn's perianal fistulas?. Dis Colon Rectum,2007,50(11):1754－1760.

［40］Seifarth C,Ritz JP,Kroesen A,et al. Effects of minimizing access trauma in laparoscopic colectomy in patients with IBD. Surg Endosc,2015,29(6):1413－1418.

［41］Ren J,Liu S,Wang G,et al. Laparoscopy improves clinical outcome of gastrointestinal fistula caused by Crohn's disease. J Surg Res,2016,200(1):110－116.

［42］Lock MR,Fazio VW,Farmer RG,et al. Proximal recurrence and the fate of the rectum following excisional surgery for Crohn's disease of the large bowel. Ann Surg,1981,194(6):754－760.

［43］Bernell O,Lapidus A,Hellers G. Recurrence after colectomy in Crohn's colitis. Dis Colon Rectum,2001,44(5):647－654.

［44］Guillem JG,Roberts PL,Murray JJ,et al. Factors predictive of persistent or recurrent Crohn's disease in excluded rectal segments. Dis Colon Rectum,1992,35(8):768－772.

［45］Cirincione E,Gorfine SR,Bauer JJ. Is Hartmann's procedure safe in Crohn's disease? Report of three cases. Dis Colon Rectum,2000,43(4):544－547.

［46］Bremers AJ,van Laarhoven KJ,van der Kolk BM,et al. Transanal endoscopic microsurgery approach for rectal stump resection as an alternative to transperitoneal stump resection. Br J Surg,2013,100(4):568－571.

［47］吕腾飞,龚剑峰.经肛微创手术在直肠良性疾病中的应用.腹部外科,2018,31(3):160－162.

［48］Gardenbroek TJ,Tanis PJ,Buskens CJ,et al. Surgery for Crohn's disease:new developments. Dig Surg,2012,29(4):275－280.

[49] Tozer PJ,Burling D,Gupta A,et al. Review article: medical, surgical and radiological management of perianal Crohn's fistulas. Aliment Pharmacol Ther,2011,33(1): 5－22.

[50] Schlegel N,Kim M,Reibetanz J,et al. Sphincter-sparing intersphincteric rectal resection as an alternative to proctectomy in long-standing fistulizing and stenotic Crohn's proctitis?. Int J Colorectal Dis,2015,30(5):655－663.

[51] Yamamoto T,Bain IM,Allan RN,et al. Persistent perineal sinus after proctocolectomy for Crohn's disease. Dis Colon Rectum,1999,42(1):96－101.

[52] Maeda Y,Heyckendorff-Diebold T,Tei TM,et al. Gracilis muscle transposition for complex fistula and persistent nonhealing sinus in perianal Crohn's disease. Inflamm Bowel Dis,2011,17(2):583－589.

[53] Norton C,Dibley LB,Bassett P. Faecal incontinence in inflammatory bowel disease:associations and effect on quality of life. J Crohns Colitis,2013,7(8):e302－e311.

[54] Schaden D,Schauer G,Haas F,et al. Myocutaneous flaps and proctocolectomy in severe perianal Crohn's disease－a single stage procedure. Int J Colorectal Dis,2007,22(12): 1453－1457.

[55] de Groof EJ,van der Meer JHM,Tanis PJ,et al. Persistent mesorectal inflammatory activity is associated with complications after proctectomy in Crohn's disease. J Crohns Colitis,2019,13(3):285－293.

[56] Hurst RD,Gottlieb LJ,Crucitti P,et al. Primary closure of complicated perineal wounds with myocutaneous and fasciocutaneous flaps after proctectomy for Crohn's disease. Surgery,2001,130(4):767－773.

[57] Collie MH,Potter MA,Bartolo DC. Myocutaneous flaps promote perineal healing in inflammatory bowel disease. Br J Surg,2005,92(6):740－741.

[58] Geltzeiler CB,Wieghard N,Tsikitis VL. Recent developments in the surgical management of perianal fistula for Crohn's disease. Ann Gastroenterol,2014,27(4):320－330.

[59] Adam,Shorthouse. Perineal wound morbidity following proctectomy for inflammatory bowel disease (IBD). Colorectal Dis,2000,2(3):165－169.

[60] Pachler J,Wille-Jørgensen P. Quality of life after rectal resection for cancer,with or without permanent colostomy. Cochrane Database Syst Rev,2012,12(12):CD004323.

第21章　溃疡性结肠炎相关肛周疾病

李玥

肛周病变与克罗恩病密切相关,是克罗恩病与其他肠道炎症性疾病的鉴别要点之一,我国克罗恩病患者中29.1%合并肛周病变[1]。肛周病变与克罗恩病的临床表型进展、直肠肛管肿瘤发生风险相关[2,3]。溃疡性结肠炎合并肛周疾病(如肛周脓肿、瘘管)虽不常见,但溃疡性结肠炎合并肛周病变应当引起临床医生的重新审视,并与克罗恩病结肠炎或炎症性肠病类型待定相鉴别。溃疡性结肠炎与克罗恩病肛周病变的特点比较见表21-1。本章结合数量有限的文献报道以及多位专家经验,对溃疡性结肠炎合并肛周病变的特点、诊断与鉴别诊断、高危因素与预后进行总结。

表 21-1　溃疡性结肠炎与克罗恩病肛周病变特点的比较

	溃疡性结肠炎	克罗恩病
肛周病变	痔、肛裂、肛周脓肿、肛瘘	肛裂、肛周脓肿、肛瘘、肛门狭窄
发生率	5%～16%	29%～45%
发生机制	肛隐窝腺感染多见	多数因直肠病变,少部分肛隐窝腺感染
危险因素:性别	男性多见	男性多见
危险因素:年龄	40岁以下	40岁以下
危险因素:病变部位	广泛性结肠炎多见	存在结肠、直肠或回结肠病变的患者更常出现肛周病变
预后	较好;复杂性肛瘘需对诊断进行再审视	疾病进展、手术

21.1　溃疡性结肠炎合并肛周病变的流行病学特点

溃疡性结肠炎合并肛周病变相对少见,一项对住院炎症性肠病儿童患者的队列分析显示,肛周病变(肛周脓肿、肛裂、肛瘘)的发生率为4.1%(511/12465),其中93.9%为克罗恩病患者，仅 6.1％为溃疡性结肠炎患者[4]。溃疡性结肠炎合并肛周病变的发生率高于普通人群。来自西班牙的回顾性队列研究报道，溃疡性结肠炎患者合并肛周脓肿或瘘管的比例约为5％(37/758)，其中一半为复杂性肛周病变[5]。该研究报道的 37 例合并肛周病变的溃疡性结肠炎患者中，男性占比为 62％，直肠型占 16％。24％患者的肛周病变出现于溃疡性结肠炎诊断前，11％出现于溃疡性结肠炎诊断后 1 个月内，65％出现于溃疡性结肠炎诊断后 1 年。另一项队列研究报道，溃疡性结肠炎合并肛周病变(包括痔、肛裂、肛周脓肿、肛瘘)5 年、10 年的累积发病率分别为 8.1％和 16.0％。不同类型的肛周病变，如出血性痔、肛裂、肛周脓肿和肛瘘，在溃疡性结肠炎发病 10 年的发生率分别为 6.7％、5.3％、2.6％和 3.4％[6]。韩国基于国家数据库以人群为基础的队列研究报道显示，溃疡性结肠炎患者肛周病变的每年发病率为 3.74/1000 人(95％CI：3.25～4.31)，与普通人群对比的标化发病率是 2.88/1000 人(95％CI：2.50～3.32)。以首尔峨山医疗中心 2022 名患者为基础的队列研究中，肛周病变在溃疡性结肠炎诊断后 1 年、5 年、10 年和 20 年的诊断率分别为 1.0％、2.3％、4.0％和 6.3％[7]。

21.2　溃疡性结肠炎合并肛周病变的病理生理机制

肛门直肠周围脓肿通常起源于感染的肛隐窝腺。肛隐窝在齿状线水平环周分布于肛管，通常 8～10 个，腺导管穿过内括约肌，止于括约肌间肛腺腺体。肛隐窝腺被黏液、粪便残渣堵塞后，局部感染在中央间隙形成脓肿，随后沿阻力最小的路径蔓延至括约肌间间隙、坐骨直肠间隙、肛提肌上间隙，形成直肠周围脓肿和肛瘘。溃疡性结肠炎与克罗恩病肛周脓肿形成的机制有所不同，溃疡性结肠炎多起源于肛隐窝腺感染，克罗恩病多起源于直肠病变(如直肠深溃疡)，影像学多可见坐骨直肠间隙、直肠周围脂肪密度增高。由于肛周病变的发生机制不同，所以复杂性肛瘘多见于克罗恩病患者，少见于溃疡性结肠炎患者。

21.3　溃疡性结肠炎合并肛周病变的危险因素

根据有限的文献报道，溃疡性结肠炎合并肛周病变的独立危险因素包括男性、诊断时广泛结肠炎等[6,7]。在合并肛周病变的溃疡性结肠炎诊断时，患者年龄更小(32.5 岁 vs 37.7 岁)；年龄特异性发病率中，20～29 岁年龄组高于其他年龄组；男性多见(男性与女性：79.5％ vs 59.0％)[7]。与未合并肛周病变相比，溃疡性结肠炎合并肛周病变的肠道病变范围广泛，激素、巯嘌呤、抗 TNF 药物使用率增高[7]，提示合并肛周病变的患者疾病炎症活动度高。关于疾病活动程度是否是溃疡性结肠炎合并肛周病变的独立危险因素，仍需要更多的研究证据支持。

21.4 溃疡性结肠炎合并肛周病变的预后

对于溃疡性结肠炎合并肛周病变特别是复杂性肛瘘的患者,需在随访中不断审视和修正诊断。在西班牙报道的 37 名溃疡性结肠炎合并肛周病变住院患者中,6 例患者的诊断发生改变,其中 5 例诊断克罗恩病(2 例手术标本提示透壁病变,2 例出现小肠受累,4 例内镜下表现支持克罗恩病),1 例诊断未分类结肠炎。36%合并复杂肛瘘最初诊断溃疡性结肠炎的患者,最终确诊为克罗恩病[5]。对于合并复杂肛周病变的溃疡性结肠炎患者,需要重新进行疾病评估,对诊断进行再审视。

溃疡性结肠炎合并肛周病变预后较好,大部分患者对初始治疗反应好;在随访的 9.6 年中,87.5%患者未出现复发,未出现因肛周病变难以控制而行直肠切除等致残性手术的情况[7]。但也有研究显示,与没有肛周病变的患者有比较,溃疡性结肠炎合并肛周病变患者更多更早需要激素治疗,虽未达统计学显著差异,但他们住院、结肠切除手术风险升高[5]。目前,相关临床研究有限,且均为部分数据缺失的回顾性研究,溃疡性结肠炎合并肛周病变的预后值得临床医生重视,前瞻性收集数据,进一步明确肛周病变与溃疡性结肠炎预后的关系。

21.5 溃疡性结肠炎合并肛周病变病例分享

患者,女性,38 岁,黏液脓血便 14 年,加重 7 个月,肛旁肿痛 3 个月。

2006 年,患者无诱因下出现反复黏液脓血便,诊断溃疡性结肠炎(左半结肠,轻中度),予以柳氮磺吡啶口服治疗有效。间断地每 2～3 年复发 1 次,2015 年病情反复,美沙拉秦维持 3 年停药。2019 年 11 月,症状加重,脓血便每天 10 余次,无发热。纤维结肠镜显示(见图 21.1):回肠末端黏膜充血,散在糜烂;全结肠充血水肿,结肠袋消失,铅管状,弥漫分布浅溃疡,可见自发性出血;Mayo 内镜评分 3 分。给予美沙拉秦治疗,症状控制不满意。2020 年 5 月,出现肛周肿痛,肿块逐渐增大,无发热。入院查体:(截石位)7－9 点位距肛缘 3cm 见片状红肿硬结,波动感明显,大小约 3cm×4cm;直肠指诊 6 点位齿线处触及硬结。实验室检查:血常规 WBC $12.82×10^9$/L,NEUT $6.05×10^9$/L,PLT $844×10^9$/L。直肠 MRI(见图 21.2):右侧高位经括约肌脓肿,乙状结肠直肠肠壁明显增厚。麻醉下探查:右侧坐骨直肠间隙脓肿,内口位于 6 点位齿线处。予以切开挂线引流。术后抗感染治疗,并更换英夫利昔单抗(IFX)控制肠道症状后愈合。

病例总结:本例溃疡性结肠炎患者病程长,伴随疾病炎症活动度增高,病变范围由左半结肠发展至全结肠,病情控制不佳合并肛周脓肿。本例患者直肠病变相对轻,溃疡性结肠炎肛周病变与溃疡性结肠炎疾病的整体活动度相关。在肛周脓肿挂线引流的基础上,应加强对溃疡性结肠炎原发病的治疗,尽早控制疾病活动程度,促进肛周病变愈合。

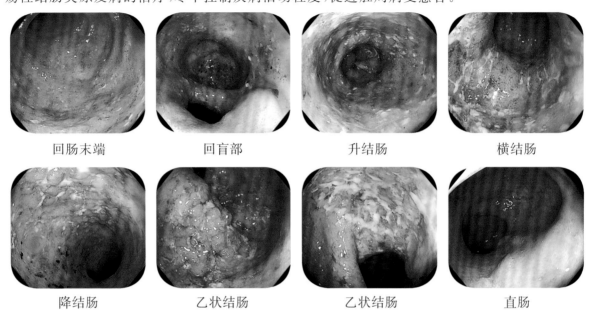

| 回肠末端 | 回盲部 | 升结肠 | 横结肠 |

| 降结肠 | 乙状结肠 | 乙状结肠 | 直肠 |

图 21.1 **2019 年 11 月 25 日结肠镜检查提示病情重度活动(全结肠、倒灌性回肠炎、Mayo 内镜评分 3 分)。** (图片由南京中医药大学附属医院提供)

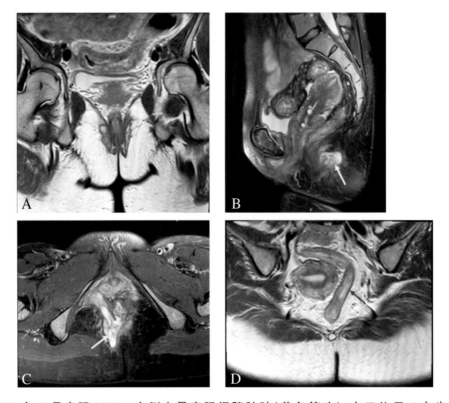

图 21.2 **2020 年 5 月直肠 MRI。右侧坐骨直肠间隙脓肿(黄色箭头),内口位于 6 点齿线部位。图 A:T_2WI,冠状位。图 B:T_2WI-FS,矢状位。图 C:T_2WI-FS,横截面。图 D:T_2WI,横截面。乙状结肠肠壁增厚(红色箭头)。(图片由南京中医药大学附属医院提供)**

参 考 文 献

［1］Li Y，Chen BL，Gao X，et al．Current diagnosis and management of Crohn's disease in China：results from a multicenter prospective disease registry．BMC gastroenterol，2019，19 (1)：145．

［2］Tarrant KM，Barclay ML，Frampton CM，et al．Perianal disease predicts changes in Crohn's disease phenotype—results of a population-based study of inflammatory bowel disease phenotype．Am J Gastroenterol，2008，103：3082－3093．

［3］Beaugerie L，Carrat F，Nahon S，et al．High risk of anal and rectal cancer in patients with anal and/or perianal Crohn's disease．Clin Gastroenterol Hepatol，2018，16（6）：892－899．

［4］Zwintscher NP，Shah PM，Argawal A，et al．The impact of perianal disease in young patients with inflammatory bowel disease．Int J Colorectal Dis，2015，30（9）：1275－1279．

［5］Zabana Y，Van Domselaar M，Garcia-Planella E，et al．Perianal disease in patients with ulcerative colitis：a case-control study．J Crohns Colitis，2011，5（4）：338－341．

［6］Choi YS，Kim DS，Lee DH，et al．Clinical characteristics and incidence of perianal diseases in patients with ulcerative colitis．Ann Coloproctol，2008，34（3）：138－143．

［7］Song EM，Lee HS，Kim YJ，et al．Incidence and clinical impact of perianal disease in patients with ulcerative colitis：a nationwide population-based study．Gastroen Hepatol，2019，34：1011－1017．